国家卫生健康委员会"十四五"规划教材

全国高等职业教育专科教材

供护理、助产专业用

老年护理学

第 5 版

主　编　张先庚

副主编　杨术兰　孙　超

编　者　（以姓氏笔画为序）

王红艳（四川护理职业学院）（兼秘书）

付志华（承德护理职业学院）

冯晓敏（河南护理职业学院）

孙　超（北京医院）

李秋颖（贵州护理职业技术学院）

杨术兰（重庆三峡医药高等专科学校）

张　健（四川省人民医院医疗集团·成都青城山医院）

张先庚（四川护理职业学院）

周　雪（山西医科大学汾阳学院）

孟丽娜（哈尔滨医科大学大庆校区）

徐　婷（安徽卫生健康职业学院）

程东阳（黑龙江护理高等专科学校）

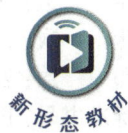

新形态教材

人民卫生出版社
·北　京·

图书在版编目（CIP）数据

老年护理学 / 张先庚主编. -- 5 版. -- 北京：人民卫生出版社，2024.9（2025.5重印）. --（高等职业教育专科护理类专业教材）. -- ISBN 978-7-117-36873-5

Ⅰ. R473

中国国家版本馆 CIP 数据核字第 20248MW134 号

人卫智网	www.ipmph.com	医学教育、学术、考试、健康，购书智慧智能综合服务平台
人卫官网	www.pmph.com	人卫官方资讯发布平台

老年护理学
Laonian Hulixue
第 5 版

主　　编：张先庚
出版发行：人民卫生出版社（中继线 010-59780011）
地　　址：北京市朝阳区潘家园南里 19 号
邮　　编：100021
E - mail：pmph @ pmph.com
购书热线：010-59787592　010-59787584　010-65264830
印　　刷：保定市中画美凯印刷有限公司
经　　销：新华书店
开　　本：850×1168　1/16　　印张：14
字　　数：395 千字
版　　次：2004 年 7 月第 1 版　　2024 年 9 月第 5 版
印　　次：2025 年 5 月第 2 次印刷
标准书号：ISBN 978-7-117-36873-5
定　　价：52.00 元
打击盗版举报电话：010-59787491　E-mail：WQ @ pmph.com
质量问题联系电话：010-59787234　E-mail：zhiliang @ pmph.com
数字融合服务电话：4001118166　E-mail：zengzhi @ pmph.com

高等职业教育专科护理类专业教材是由原卫生部教材办公室依据原国家教育委员会"面向21世纪高等教育教学内容和课程体系改革"课题研究成果规划并组织全国高等医药院校专家编写的"面向21世纪课程教材"。本套教材是我国高等职业教育专科护理类专业的第一套规划教材,于1999年出版后,分别于2005年、2012年和2017年进行了修订。

随着《国家职业教育改革实施方案》《关于深化现代职业教育体系建设改革的意见》《关于加快医学教育创新发展的指导意见》等文件的实施,我国卫生健康职业教育迈入高质量发展的新阶段。为更好地发挥教材作为新时代护理类专业技术技能人才培养的重要支撑作用,在全国卫生健康职业教育教学指导委员会指导下,经广泛调研启动了第五轮修订工作。

第五轮修订以习近平新时代中国特色社会主义思想为指导,全面落实党的二十大精神,紧紧围绕立德树人根本任务,以打造"培根铸魂、启智增慧"的精品教材为目标,满足服务健康中国和积极应对人口老龄化国家战略对高素质护理类专业技术技能人才的培养需求。本轮修订重点:

1. **强化全流程管理**。履行"尺寸教材、国之大者"职责,成立由行业、院校等参与的第五届教材建设评审委员会,在加强顶层设计的同时,积极协同和发挥多方面力量。严格执行人民卫生出版社关于医学教材修订编写的系列管理规定,加强编写人员资质审核,强化编写人员培训和编写全流程管理。

2. **秉承三基五性**。本轮修订秉承医学教材编写的优良传统,以专业教学标准等为依据,基于护理类专业学生需要掌握的基本理论、基本知识和基本技能精选素材,体现思想性、科学性、先进性、启发性和适用性,注重理论与实践相结合,适应"三教"改革的需要。各教材传承白求恩精神、红医精神、伟大抗疫精神等,弘扬"敬佑生命、救死扶伤、甘于奉献、大爱无疆"的崇高精神,契合以人的健康为中心的优质护理服务理念,强调团队合作和个性化服务,注重人文关怀。

3. **顺应数字化转型**。进入数字时代,国家大力推进教育数字化转型,探索智慧教育。近年来,医学技术飞速发展,包括电子病历、远程监护、智能医疗设备等的普及,护理在技术、理念、模式等方面发生了显著的变化。本轮修订整合优质数字资源,形成更多可听、可视、可练、可互动的数字资源,通过教学课件、思维导图、线上练习等引导学生主动学习和思考,提升护理类专业师生的数字化技能和数字素养。

第五轮教材全部为新形态教材,探索开发了活页式教材《助产综合实训》,供高等职业教育专科护理类专业选用。

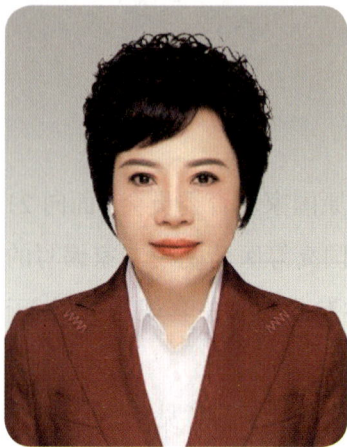

张先庚

二级教授

现任四川护理职业学院院长，博士研究生导师，兼任中华护理学会护理职业教育专业委员会副主任委员，中国健康管理协会护理分会副会长，国家卫生行业指导委员会委员，四川省护理学会副理事长，四川省护理学会护理教育专业委员会主任委员，四川省第四届评议委员会委员，四川省卫生健康委员会医养结合专家库护理照护组组长，国家级精品在线"老年护理学"课程负责人。全国教书育人楷模，国务院政府特殊津贴专家，黄炎培职业教育杰出校长，全国疫情防控最美志愿者，中华护理学会杰出护理工作者，四川省学术和技术带头人。

主要研究方向为老年护理、中西医结合临床、护理教育及管理，牵头主持国家自然科学基金面上项目及省部级项目34项，获成果奖23项，获全国卫生健康职业教育教学指导委员会教学成果一等奖、国家教学成果二等奖、四川省教学成果特等奖及一等奖各1项；主编国家级教材和专著28部；公开发表SCI与核心期刊论文283篇。

古人云："百善孝为先"。尊敬老人、关爱老人、孝敬老人是新时代年轻人的义务、责任和美德。在老龄化不断加剧的今天，护理作为老年服务的主力军，你们温馨的关爱、专业的知识、娴熟的技能是老人健康幸福的重要保障。

老年护理学是研究、诊断和处理老年人对自身存在和潜在的健康问题的反应及相应护理措施的学科。随着国际老龄化的加剧，我国老年人口规模居全球首位，"十四五"末我国 60 岁及以上人口占总人口比例将超过 20%，人口老龄化将成为我国重要国情，健康老龄化和积极老龄化已成为国家战略需求。《老年护理学》教材是培养提供标准化、专业化、普及化和优质化护理服务人才的核心，也是顺应新时代人口老龄化服务需求，推动老年护理高质量发展的关键。

《老年护理学》第 5 版遵循全国高等职业教育专科护理类专业第五轮规划教材编写的指导思想和原则，结合第 4 版教材使用中的反馈、建议和老龄化进程带来的新问题、新思考、新成果等进行修订与优化。教材结构编排以护理程序为框架，内容做到顺应需求、守正创新、融会贯通、适应发展，充分体现教材的思想性、科学性、先进性、启发性和适用性。

本教材具有四大特点。一是凸显老年护理专业特色：注重与相关专业课程内容的衔接与整合，根据老年人特征，采用多维度综合评估，重点阐释老年期最常见的疾病与健康问题。二是教材逻辑框架更清晰：根据老年人健康演变进程，以健康—衰弱—疾病—临终为逻辑，对教材进行优化、整合与更新，引导学生理清学习思维、精准把握老年护理特点，达到易学、易懂、易会。三是丰富创新教材内容：将课程思政内容融入各章节，将国内外医院、养老机构、社区临床养老护理实践的新知识、新技术与新进展写入教材。四是教材形式多元化：教材分纸质教材与数字教材。每章内容设有学习目标、情景导入、知识链接、思考题，随文设有二维码，数字内容包括教学课件、视频 / 图片、思路解析等多媒体资源，集趣味性、可读性、科学性、延展性和信息化为一体，满足学生个性化学习与发展需求。

本书主要供高等职业教育专科层次护理、助产、老年照护、智慧老年管理与服务等专业使用，也可作为临床护理人员、老年护理专研人员继续教育、老年护理岗位培训、养老护理员资格培训及老年护理机构工作人员的参考用书。

教学大纲
（参考）

在本书编写过程中，得到全国护理学专业教材评审委员会的专业指导，得到编写单位的大力支持，得到业界护理专家的友情帮助，在此一并表示诚挚的谢意！

尽管我们在本教材的编写中付出辛勤与努力，但由于能力和水平有限，教材中难免存在不足与疏漏，恳请专家、读者、使用本教材的师生和护理界同仁不吝指正。

张先庚

2024 年 10 月

目　录

第一章 | 绪 论

ER 1-1
教学课件

ER 1-2
思维导图

学习目标

1. 掌握老化、人口老龄化、老龄化社会、健康预期寿命、平均预期寿命、健康老龄化及老年护理学的概念。
2. 熟悉老年人年龄划分、人口老龄化的常用指标、中国人口老龄化带来的影响及解决策略、老年护理的目标与原则。
3. 了解人口老龄化的现状与趋势、老年护理学的发展。
4. 具有尊老敬老的专业情怀，能以足够的责任心、爱心、细心和耐心对待老年人，全身心地投入老年护理工作。

人口老龄化是社会进步，经济发展，人民生活水平不断提高，医疗卫生条件改善和卫生保健工作取得卓越成就的必然结果，也是现代社会发展的必然趋势。党的二十大报告指出，实施积极应对人口老龄化国家战略，发展养老事业和养老产业，优化孤寡老人服务，推动实现全体老年人享有基本养老服务。老年护理针对老年人这一特殊群体，研究其健康状况和健康需求，促进老年人自我护理能力，同时提供优质护理服务，最大限度地提高老年人的健康水平和生活质量，实现健康老龄化的战略目标。

第一节 老年人与人口老龄化

情景导入

我国自 1999 年进入老龄化社会，老年人口规模日益庞大、老龄化程度日益加深。根据《中华人民共和国 2022 年国民经济和社会发展统计公报》显示，我国 60 周岁及以上人口 2.8 亿人，占总人口 19.8%；65 周岁及以上人口 2.09 亿人，占总人口 14.9%。"十四五"时期，我国 60 周岁及以上人口占总人口比例将超过 20%，我国将进入中度老龄化社会。

请思考：
1. 人口老龄化的主要原因有哪些？
2. 庞大的老年人群给社会带来哪些挑战？
3. 护理如何助力健康老龄化？

生老病死是一切生物物种普遍存在的自然规律，人类从出生、发育、成熟乃至死亡的整个生命历程中，其生理和心理均会随着年龄的增加而逐渐发生改变。

一、老化的定义及特点

老化（senility）即衰老，是所有生物种类在生命延续过程中的一种生命现象。人体自出生到成熟期后，随着年龄的增长，在形态和功能上所发生的进行性、衰退性的变化，称为老化。

老化可分为生理性老化和病理性老化。生理性老化（physiological senility）是符合自然规律的，即机体在生长过程中随增龄而发生的生理性、衰退性的变化，是一种正常的老化现象。病理性老化（pathological senility）即在生理性老化的基础上，因某些生物、心理、社会及环境等因素的异常老化。两者很难严格区分，往往结合在一起，从而加快了老化的进程。老化具有如下特征：

累积性（cumulative）：老化并非一朝一夕所致，而是在日复一日、年复一年的岁月变迁中，机体结构和功能上的一些微小变化长期逐步积累的结果，这些变化一旦表现出来，便不可逆转。

普遍性（universal）：老化是多细胞生物普遍存在的，且同种生物的老化进程大致相同。

渐进性（progressive）：老化是一个循序渐进的演变过程，且逐步加重，而非跳跃式发展，往往在不知不觉中即出现了老化的征象，且同一物种所表现出来的老化征象相同。

内生性（intrinsic）：老化源于生物本身固有的特性（如遗传）。环境因素只能影响老化的进程，或加速老化，或延缓老化，但均不能阻止老化。

危害性（deleterious）：老化过程是机体的结构和功能衰退的过程，导致机体功能下降乃至丧失，因而往往对生存不利，使机体越来越容易感染疾病，终致死亡。

这即是所谓老化的丘比特（Cupid）标准。由此可见，老化是从生殖成熟后才开始或逐渐加速的，是可以预计的。在整个生命历程中，机体功能逐渐丧失，疾病易感性增强，最终导致死亡。

二、老年人的年龄划分

由于影响人体衰老的因素很多，且人体各器官的衰老进度不一，个体差异很大，故"老年"只能是个概括的含义，很难准确界定个体进入老年的时间。为科学研究和医疗护理等工作方便，常以大多数人的变化时期即日历年龄为年龄划分标准。

世界卫生组织（World Health Organization，WHO）对老年人年龄的划分有两个标准：在发达国家将 65 岁以上的人群定义为老年人，而在发展中国家则将 60 岁以上人群称为老年人。根据中国国家统计局发表的老年人口统计数字，为了同时兼顾我国国内问题研究和与国外统计数字相匹配的需要，常以 60 岁和 65 岁两种标准同时公布。

老年期是生命周期的最后一个阶段，事实上对老年期还可以再作详细划分。

（一）世界卫生组织（WHO）老年期的年龄划分标准

根据现代人生理、心理结构上的变化，将人的年龄界限作了新的划分：44 岁以下为青年人，45~59 岁为中年人，60~74 岁为年轻老人（the young old），75~89 岁为老老年人（the old old），90 岁以上为非常老的老年人（the very old）或长寿老年人（the longevous）。

（二）我国老年期的年龄划分标准

中华医学会老年医学学会于 1982 年建议：我国以 60 岁以上为老年人老年期，按 45~59 岁为老年前期，即中老年人；60~89 岁为老年期，即老年人；90 岁以上为长寿期，即长寿老人。民间常以"年过半百"为进入老年，并习惯以六十花甲，七十古稀，八十为耋，九十为耄代表老年不同的时期。

人类年龄划分的其他标准

1. 时序年龄（又称历法年龄） 是指按出生年月计算出的年龄，指个体离开母体后在地球上生存的时间。

2. 心理年龄 一般有两个含义，首先常用心理年龄反映心情状态，心理年龄与时序年龄可不相符，心理年龄可较时序年龄年轻，亦可较时序年龄年老；其次心理年龄是心理学"智力测验"的术语，系根据标准化测量表的常模衡量智力水平。将心理年龄与时序年龄相对照，可看出其智力绝对水平的高低。

3. 生理学年龄（又称生物学年龄） 是以正常个体生理学上或解剖上的状况所推算的年龄，通常是同一功能状态的人的时序年龄的平均值。

三、人口老龄化

人口老龄化（aging of population）简称人口老化，是指社会人口年龄结构中，老年人口在总人口中所占的比例不断上升的过程。影响人口年龄结构变化的两个主要因素是出生率与死亡率。人口老龄化是人类生命科学的一种发展和进步，意味着出生率和死亡率的下降，平均寿命的延长。

（一）人口老龄化的常用指标

1. 老年人口系数（coefficient of aged population） 又称老年人口比例（proportion of aged population），即在某国家或地区的总人口构成中，老年人口数占总人口的比例，是反映人口老龄化的主要指标。计算公式为：

$$老年人口系数（\%）=（60岁或65岁以上人口数 / 总人口数）\times 100\%$$

2. 老年人口负担系数 又称老年人口指数（index of aged population），即老年人口数占劳动人口数的百分比，说明劳动者负担老年人的轻重程度。计算公式为：

$$老年人口负担系数（\%）=（60岁或65岁以上人口数 /15\sim59岁人口数）\times 100\%$$

3. 老少比（aged-child ratio） 又称老龄化指数（index of aging），即老年人口数与少年儿童人口数之比，亦可反映人口老龄化的程度。计算公式为：

$$老龄化指数（\%）=（60岁或65岁以上人口数 /0\sim14岁人口数）\times 100\%$$

4. 长寿水平（longevity level） 又称高龄老人比，即80岁以上人口数与60岁以上人口数之比。长寿水平的高低，直接反映一个国家（或地区）医疗卫生保健的水平，特别是反映老年保健服务水平的高低。计算公式为：

$$长寿水平（\%）=（80岁以上人口数 /60岁以上人口数）\times 100\%$$

5. 平均期望寿命（average life expectancy） 即某一地区或国家总人口的平均生存年限，简称平均寿命。是指通过回顾性死因统计和其他统计学方法，计算出特定人群能生存的平均年数，简称平均寿命或预期寿命。它代表一个国家或地区人口的平均存活年龄，可以概括地反映该国家或地区人群寿命的长短。一般常用出生时的平均预期寿命，作为衡量人口老化程度的重要指标。平均寿命表示生命的长度，是以死亡作为终点。

6. 健康期望寿命（active life expectancy） 是指在健康条件下的期望寿命，即个人在良好状态下的平均生存年数，也就是老年人能够维持良好的日常生活活动功能的年限。

健康期望寿命的终点是日常生活自理能力的丧失，即进入寿终前的依赖期，故平均寿命是健康预期寿命和寿终前依赖期的总和。

测定健康期望寿命的方法与日常生活活动（activities of daily living, ADL）的指标相结合，广泛用于计算和评定各年龄组的健康期望寿命。健康期望寿命约占平均期望寿命的80%~90%。

健康期望寿命是人口健康状况的一个综合指标，是可持续发展的目标之一。2022年7月发布的《我国卫生健康事业发展统计公报》，2021年人均寿命提高至78.2岁；根据《"十四五"国民健康规划》，我国人均预期寿命提高1岁左右，展望2035年，人均预期寿命达到80岁以上，人均健康预期寿命逐步提高。由此可见，我国将建立与基本实现社会主义现代化相适应的卫生健康体系，中国特色基本医疗卫生制度将更加健全，养老服务体系将更加完善。

7. 年龄中位数（median age）　系指按年龄自然顺序所排列的总人口构成一个连续的变量数列，而年龄变量数列的中间值，即为年龄中位数。如某地区总人口数为20万人，其中35岁以上为10万人，35岁以下亦为10万人，则35岁即为该地区的年龄中位数。年龄中位数愈大，则人口愈趋向老年人口类型。目前多数发达国家的年龄中位数已达40岁。计算公式为：

年龄中位数＝中位数组的年龄下限值＋（人口总数/2－中位数组之前各组人数累计）
÷中位数组的人口数×组距

知识链接

最高寿命的探索

1. 测定最高寿命的常用方法

（1）按性成熟期计算：最高寿命（岁）＝性成熟期（年）×（8~10）。

（2）按生长期计算：Buffon认为，哺乳类动物的最高寿命约为其生长期的5~7倍，一般称为Buffon寿命系数。最高寿命（岁）＝生长期（年）×（5~7）。

（3）按二倍体细胞分裂次数计算：美国著名老年医学专家Hayflick（1965年）发现，不同种属动物的二倍体细胞在体外培养传代的次数各不相同，且传代次数与其寿命是有一定的内在联系的。二倍体细胞传代次数多者，寿命则长，反之，寿命则短。

2. 人类最高寿命的探索按性成熟时期来计算，人类的性成熟期14~15年，乘以8~10倍，最高寿命应为110~150岁；如按Buffon系数计算，人类的生长期为20~25年，乘以5~7倍，最高寿命为110~175岁；如按Hayflick细胞分裂极限学说推算，人类二倍体细胞传代次数为50次，推算人的最高寿命应为120岁。而法国生理学家Flourens研究认为，人的最高寿命应为110~120岁。德国老年病学家Franke通过对百岁老人的研究认为，人类的最高寿命应为110~113岁。

（二）老龄化社会

人口年龄结构是指一定时期内各年龄组人口在全体人口中的比重。它是过去和当前人口出生、死亡、迁移变动对人口发展的综合作用，也是经济增长和社会发展的结果。随着老年人口总数的增加，在社会中老年人口总数比例不断上升，使社会形成"老年型人口"或"老龄化社会"。WHO对老龄化社会的划分有两个标准（表1-1）。

表1-1　老龄化社会的划分标准

项目	发达国家	发展中国家
老年人年龄界定	65岁及以上	60岁及以上
青年型（老年人口系数）	<4%	<8%
成年型（老年人口系数）	4%~7%	8%~10%
老年型（老年人口系数）	>7%	>10%

1. 发达国家的标准 65 岁以上人口占总人口的 7% 以上,定义为老龄化社会(老龄化国家或地区)。

2. 发展中国家的标准 60 岁以上人口占总人口的 10% 以上,定义为老龄化社会(老龄化国家或地区)。

(三)人口老龄化的现状与趋势

人口老龄化是世界人口发展的普遍趋势,体现了生命科学与社会经济的不断进步和发展。人口老龄化在全世界呈不可逆的趋势,联合国有关老龄化议题的报告中指出,人口老龄化现象是前所未有的,今后 50 年处于发展阶段的国家人口将迅速老龄化。

1. 世界人口老龄化趋势与特点

(1)**人口老龄化的速度加快**:世界总人口以每年 0.839% 的速度增长(参考 2022 年世界人口一览表)。据最新公布的联合国人口预测修订版显示,预计到 2050 年全球老年人口数量将上升至 21 亿,较 2017 年增加 2 倍左右,人口老龄化率从 2017 年的 13% 上升到 25%。

(2)**发展中国家老年人口增长快**:从 20 世纪 60 年代开始持续到现在,发展中国家老年人口的增长率已是发达国家的 2 倍。目前 65 岁老年人口数量每月以 80 万的速度增长,预计到 2050 年,发达国家老年人口将从 2.62 亿增至 4.06 亿,而发展中国家将从 4.81 亿增至 16 亿,全球 80% 的老年人将生活在发展中国家。

(3)**人口平均寿命不断延长**:19 世纪许多国家的平均寿命只有 40 岁,20 世纪末则达到 60~70 岁。WHO 在 2020 年发布的报告显示,全球人口平均寿命在 2000 年至 2016 年间增加了 5.5 岁,达到 72.7 岁。日本女性平均寿命为 87.1 岁,瑞士男性为 81.2 岁,其中,寿命的最大增幅出现在非洲,当地人均寿命提高 9.4 岁,达到 60.0 岁。《2023 世界卫生统计报告》显示,全球出生时预期寿命从 1950 年的 46.5 岁增加到 2019 年的约 73.0 岁,尽管新型冠状病毒大流行造成了挫折,但预计到 2048 年世卫组织成立 100 周年时,预期寿命的增长幅度相似,所有区域预计将增加 4~6 岁,预期寿命将达到 77.0 岁。

(4)**高龄老年人增长速度最快**:从 1950 年到 2050 年,80 岁以上高龄老人平均每年以 3.8% 的速度增长。2020 年全球 80 岁以上老年人口超过 1.46 亿,预计 2050 年将达 4.26 亿,在世界总人口中的占比将升至 4.4%。

(5)**女性占老年人口中的多数**:《2023 世界卫生统计报告》显示,全球人口期望寿命,女性 75.9 岁、男性 70.8 岁;日本居于首位女性 86.9 岁、男性为 81.5 岁;美国,女性 81.7 岁、男性为 76.3 岁;中国,女性 80.5 岁、男性 74.7 岁。这种性别差异致使多数国家老年人口中女性超过男性。

2. 中国人口老龄化趋势及特点 《中国人口老龄化发展趋势预测研究报告》提出 21 世纪中国的人口老龄化可以划分为三个阶段,从 2001 年到 2020 年是快速老龄化阶段,老年人口已达到 2.64 亿;从 2021 年到 2050 年是加速老龄化阶段,老年人口最终将超过 4 亿;从 2051 年到 2100 年是稳定的重度老龄化阶段,老年人口规模将稳定在 3 亿 ~4 亿。中国将面临人口老龄化和人口总量过多的双重压力。与其他国家相比,我国的人口老龄化社会进程有以下特点:

(1)**老年人口规模庞大**:根据国家统计局《中华人民共和国 2022 年国民经济和社会发展统计公报》,截至 2023 年 2 月,全国 60 岁及以上老年人口达到 28 004 万,占总人口的 19.8%;65 岁及以上老年人口达 20 978 万,占总人口的 14.9%。

(2)**老龄化速度极快**:65 岁以上老年人占总人口的比例从 7% 提升到 14%,发达国家用了 27 年(日本)到 115 年(法国)的时间。《中国发展报告 2020:中国人口老龄化的发展趋势和政策》指出,中国将用约 23 年(1999—2022 年)完成这个历程,以全球最快的速度实现从老龄化社会向老龄社会的转变。

(3)**高龄化、空巢化、少子化等问题并发**:高龄老年人(80 岁及以上老年人)正以 2 倍于老年人口的速度增加,年均增长 100 万人的态势。民政部数据显示,目前中国城乡空巢家庭达 50%~70%,空巢老人数量超过 1.2 亿人。

(4)**老龄化地区发展不平衡**:表现为"农村比城市先老""东部比西部先老""老龄化进程出现阶段性不均衡"等问题。2022 年 5 月,中国社会科学院农村发展研究所与中国社会科学出版社联合主办的乡村振兴战略实施进展评估研讨会暨《中国乡村振兴综合调查研究报告 2021》,从调查样本情况来看,农村人口中 60 岁及以上人口的比重达到了 20.04% 高于城市老龄化程度。从地区分布来看,东部和中部地区的人口老龄化形势相对严峻;从时间走势来看,东部地区人口老龄化正逐渐向中部和西部地区转移。

(5)**人口老龄化超前于现代化**:我国人口老龄化与社会经济发展水平不相适应。发达国家在进入老龄化社会时,人均国内生产总值(gross domestic product,GDP)一般在 5 000~10 000 美元;我国 2000 年刚进入老龄化社会时,人均国内生产总值仅为 1 041 美元,呈现出"未富先老"和"未备先老"的状态,老年人面临诸多问题和困难。这 20 年来,我国积极、科学、有效地应对人口老龄化有了长足的进步,2022 年我国人均 GDP 达到了 85 698 元,按年平均汇率折算,达到 12 741 美元,但经济发展压力依然存在。

(四)人口老龄化带来的影响

社会人口老龄化所带来的问题,不仅是老年人自身的问题,它牵涉到政治、经济、文化和社会发展诸多方面。人口老龄化对经济运行全领域、社会建设各环节、社会文化多方面乃至国家综合实力和国际竞争力都具有深远影响。

1.社会负担加重 社会负担系数,即抚养比/抚养系数,是指非劳动力人口数与劳动力人口数之间的比率,总抚养系数等于老年人抚养系数与少儿抚养系数相加。随着老龄化加速,使劳动年龄人口的比重下降,老年抚养系数不断上升,加重了劳动人口的经济负担。《中国统计年鉴 2022》显示,2021 年末,老年人口抚养比为 20.82%,近年来首次突破 20% 大关,与 2020 年(19.74%)相比上升 1.08 个百分点,比 2011 年提高 8.55 个百分点,呈现持续上升趋势。

2.社会保障费用增高 人口老龄化使国家用于老年社会保障的费用大量增加,医疗费用和养老金是社会对老年人主要的支出项目,加上各种涉老救助和福利,庞大的财政开支给各国政府带来沉重的负担。如我国的《财政蓝皮书:中国财政政策报告(2021)》显示,2020 年中央财政支出基本养老金 7 885.06 亿元、城乡居民医保补助资金 3 467.58 亿元、基本公共卫生服务补助资金 603.3 亿元。

3.老年人对医疗保健的需求加剧 随着老年人口增加和寿命延长,因疾病、伤残、衰老而失去活动能力的老年人显著增加。据第四次中国城乡老年人生活状况抽样调查结果显示,我国 65 岁及以上失能老年人将由 2020 年的 1 867 万人升至 2050 年的 5 205 万人左右;慢性病老年人、空巢老年人口分别都已超过 1 亿人口。衰老与老年慢性病消耗卫生资源多,不仅使家庭和社会的负担加重,同时也对医疗资源提出挑战,对医疗设施、医护人员、医疗保健和卫生资源的需求急剧增大。

4.社会养老服务供需矛盾突出 随着人口老龄化、高龄化、空巢化、家庭少子化,传统的家庭养老功能日趋减弱,养老负担越来越多地依赖社会。我国的养老服务资源不足,供需矛盾尤为突出。根据国家统计局 2022 年最新数据显示,我国目前共有养老服务机构和设施 35.7 万个,养老服务床位 813.5 万张,仅按照国家标准养老护理员与老人的比例 1:4 计算,至少需要养老护理员 200 余万名。然而,我国目前养老护理员仅有 32.2 万名,缺口达到近 170 万。

(五)人口老龄化解决策略

全球面对日益增大的老龄化压力,各国政府根据其国情构建多支柱的养老保障体系。我国拥有 14 多亿人口,老龄化进程加快,劳动年龄人口减少,中国人口红利正在逐渐消退,面临比其他国家更大的压力，我国的应对策略必须具有战略性和前瞻性，因此，下面主要以我国为例介绍人口老龄化对策。

人口红利

　　1997 年，美国经济学家安德鲁·梅森首先提出了"人口红利"。其含义是指一国人口生育率的迅速下降在造成人口老龄化加速的同时，少儿抚养比例迅速下降，劳动年龄人口比例上升，在老年人口比例达到较高水平之前，将形成一个劳动力资源相对丰富、抚养负担轻、对经济发展十分有利的"黄金时期"，人口经济学家称之为"人口机会窗口"或"人口红利"。

　　《中国统计年鉴2022》显示，我国人口总抚养比为46.44%，连续4年上升，与2012年相比，增大了11.54个百分点。这表明随着我国人口老龄化进程的推进，人口抚养比的下降趋势在过去十年发生了逆转。当前我国仍然处于人口抚养比低于50%的人口红利期，但由低人口抚养比带来的人口红利逐步减少。

　　我国针对新时代人口老龄化的新形势新特点，党中央、国务院立足中华民族伟大复兴战略全局，坚持以人民为中心，为全面贯彻落实积极应对人口老龄化国家战略，让老年人共享改革发展成果、安享幸福晚年，于2021年11月印发了《关于加强新时代老龄工作的意见》。这个文件堪称应对人口老龄化的范例，简要介绍如下。

　　1. 指导思想和指导原则　以习近平新时代中国特色社会主义思想为指导，实施积极应对人口老龄化国家战略，把积极老龄观、健康老龄化理念融入经济社会发展全过程，促进老年人养老服务、健康服务、社会保障、社会参与、权益保障等统筹发展，推动老龄事业高质量发展，走出一条中国特色积极应对人口老龄化道路。同时遵循以下原则：全程加强党的领导，为做好老龄工作提供坚强的政治保证和组织保证；充分发挥政府主导作用；充分发挥市场机制作用，提供多元化产品和服务；建立基本养老服务清单制度；强化地方和部门在老龄工作中的职责，压实责任，推动落实。

　　2. 健全养老服务体系

　　(1)创新居家社区养老服务模式：以居家养老为基础，通过新建、改造、租赁等方式，提升社区养老服务能力，着力发展街道(乡镇)、城乡社区两级养老服务网络，依托社区发展以居家为基础的多样化养老服务。

　　(2)建立基本养老服务清单制度：各地要根据财政承受能力，制定基本养老服务清单，对健康、失能、经济困难等不同老年人群体，分类提供养老保障、生活照料、康复照护、社会救助等适宜服务。

　　(3)完善多层次养老保障体系：扩大养老保险覆盖面，逐步实现基本养老保险法定人员全覆盖。

　　3. 完善老年人健康支撑体系

　　(1)提高老年人健康服务和管理水平：在城乡社区加强老年健康知识宣传和教育，提升老年人健康素养；积极发挥基层医疗卫生机构为老年人提供优质服务的作用；加强国家老年医学中心建设；加强老年医院、康复医院、护理院(中心、站)以及优抚医院建设，建立医疗、康复、护理双向转诊机制；加快建设老年友善医疗机构，方便老年人看病就医等。

　　(2)加强失能老年人长期照护服务和保障：完善从专业机构到社区、家庭的长期照护服务模式。依托护理院(中心、站)、社区卫生服务中心、乡镇卫生院等医疗卫生机构以及具备服务能力的养老服务机构，为失能老年人提供长期照护服务。稳妥推进长期护理保险制度试点，积极探索建立适合我国国情的长期护理保险制度。

　　(3)深入推进医养结合：卫生健康部门与民政部门要建立医养结合工作沟通协调机制。进一步整合优化基层医疗卫生和养老资源,为有需求的老年人提供医疗救治、康复护理、生活照料等服务。

4.构建老年友好型社会

(1)**加强老年人权益保障**:加强老年人权益保障普法宣传;完善老年人监护制度;建立适老型诉讼服务机制,为老年人便利参与诉讼活动提供保障。

(2)**打造老年宜居环境**:落实无障碍环境建设法规、标准和规范,让老年人参与社会活动更加安全方便;各地结合实际出台家庭适老化改造标准,鼓励更多家庭开展适老化改造。

(3)**强化社会敬老**:实施中华孝亲敬老文化传承和创新工程。持续推进"敬老月"系列活动和"敬老文明号"创建活动;加强老年优待工作,并加强宣传引导,营造良好敬老社会氛围。

5.促进老年人社会参与

(1)**扩大老年教育资源供给**:将老年教育纳入终身教育体系,采取促进有条件的学校开展老年教育、支持社会力量举办老年大学(学校)等办法,推动扩大老年教育资源供给。

(2)**提升老年文化体育服务质量**:各地要通过盘活空置房、公园、商场等资源,支持街道社区积极为老年人提供文化体育活动场所,组织开展文化体育活动,实现老年人娱乐、健身、文化、学习、消费、交流等方面的结合。

(3)**鼓励老年人继续发挥作用**:把老有所为同老有所养结合起来,完善就业、志愿服务、社区治理等政策措施,充分发挥低龄老年人作用。深入开展"银龄行动",引导老年人践行积极老龄观,推进健康老龄化和积极老龄化。

老年人不只是被关怀照顾的对象,也是社会发展的参与者和创造者;健康老龄化也不只是我们的终极目标,让老龄人群持续迸发出积极的政治、经济和文化的影响力,进一步增强社会可持续发展的能力,使老年人成为社会发展的建设性力量,也是解决老龄化问题的重要途径。

> **知识链接**
>
> ### 积极老龄化
>
> 积极老龄化于 2002 年在马德里国际老龄大会上提出,是应对人口老龄化的新思维,也是健康老龄化在理论上的完善和必要条件。其内涵是将健康、保障和参与看成三位一体,强调老年人社会参与的必要性、重要性,即老年人应不断参与社会、经济、文化、精神和公民事务;强调尽可能地保持老年人个体的自主性和独立性;强调从生命全程的角度关注个体的健康状况,使个体进入老年期后还能尽可能长时间地保持健康和生活自理。
>
> 我国学者认为,积极老龄化能促进老年人"老有所养、老有所医、老有所学、老有所教、老有所为、老有所乐"和强化我国老年人最缺的"归属感",发挥其潜能,提高生活质量;增加社会人力资本,为社会造就一批为老服务的志愿者队伍,这些都是应对老龄化所不可或缺的。

第二节　老年护理学概论

老年护理学源于护理学和老年学,是一门跨学科、多领域并具有其独特性的综合性学科,与老年学、老年医学关系密切。

一、老年护理学及其相关概念

1.老年学(gerontology)　是研究人类老化及其所引起一系列经济和社会等与老年有关问题的综合性学科,主要包括老年生物学、老年医学、老年社会学、老年心理学、老年护理学等。

2. 老年医学（geriatrics）　是医学科学中的一门重要学科，是从医学的角度研究人类衰老的机制、探索老化发展过程、实施保障老年人身心健康，以及研究预防和治疗人类老化及老年疾病预防和治疗的学科。包括老年基础医学、老年临床医学、老年康复医学、老年流行病学、老年预防保健医学、老年社会医学等内容。

3. 老年护理学（gerontological nursing）　是以老年人为研究对象，研究老年期的身心健康和疾病护理特点与预防保健的学科，也是研究、诊断和处理老年人对自身现存和潜在健康问题的反应的学科，是护理学的一个重要分支，与社会科学、自然科学相互渗透。

二、老年护理学的范畴和特点

老年护理学起源于现有的护理理论和社会学、生物学、心理学、健康政策等学科理论。美国护士协会（American Nurses Association，ANA）1987年提出用"老年护理学"概念代替"老年病护理（geriatric nursing）"概念，意味着老年护理学涉及的范畴更广泛，包括评估老年人的健康和功能状态，制订护理计划，提供有效护理和其他卫生保健服务，并评价效果。老年护理学强调维持和促进健康，治疗和康复，预防和控制由急、慢性疾病引起的伤残；协助自理和慢性病管理，为衰弱和自理能力缺失的老人提供护理服务、姑息治疗和临终关怀等连续性护理服务。

老年护理学具有较强的理论性、实践性和多学科性。老年人的个体和群体特点决定了老年护理学的特点。随着年龄的增长，老年人积累了大量的生活经验，同时也暴露于各种环境危险之下，带病生存是老年人群中的一个普遍现象，在高龄老年人中尤为常见，多种慢性病共存而导致了患病临床症状不典型、诊疗困难、多重用药、并发症多且严重等，这都提示了老年护理的复杂性。在老年护理学的理论构建与能力培养中需要考虑老年护理实践的特点。主张、主导多学科合作，在多种场所服务，强调团队合作关系，需要社会家庭的共同努力。

多学科合作是老年护理学的一个重要特点。因为老年护理涉及面广，包括疾病、功能状态、精神健康、社会经济体制、医疗体制、养老政策和法规、社会文化、伦理道德等，因而决定了老年护理必须与多学科进行合作，建立老年护理专业综合的教育系统，才能满足老年人多方面需求。在预防疾病、治疗护理、社会福利方面，与医学、护理学、社会学、心理学、经济学、宗教和伦理学等专家共同探讨问题的解决途径是至关重要的。

三、老年护理的目标与原则

个体步入老年期象征着一种成就，但随着增龄其心身功能会逐渐衰退，也会面临诸多慢性疾病的折磨，因而老年护理的最终目标是提高其生活质量、保持最佳功能和舒适生活直至安宁离世。

（一）老年护理的目标

1. 增强自我照顾能力　面对老年人的虚弱和需求，医护人员及其家属首先想到的是寻求其他社会资源的协助，而忽略对老年人自身资源的挖掘和利用。老年人尤其是高龄老人，如长期生活在依赖、无价值、丧失权利的状态中，其自我照顾意识就会淡化，生活自理能力也随之下降。因此，要充分发挥老年人在健康维护和自我照顾中的主观能动性，充分运用其自身资源，提高其自我照顾和自我护理能力，维持和促进老年人的日常生活功能，避免过分依赖他人。

2. 延缓衰退及恶化　通过三级预防策略，广泛开展健康教育，提高老年人的自我防护意识，改变不良的生活方式和行为，促进健康。避免和减少健康危险因素的危害，做到早发现、早诊断、早治疗。鼓励老年人树立积极的健康观念，积极配合医务人员进行疾病诊治，防止病情恶化，预防并发症的发生，防止伤残。

3. 提高生命质量　护理的目标不仅仅是延长寿命和促进疾病转归，还应帮助老年人在身心和社会适应方面处于完美状态，提高生命质量，体现生活的意义、尊严和价值，延长健康预期寿命，实现真正意义上的"长寿"。

4. 安享生命晚年 护理工作者应从生理、心理和社会全方位对临终老人进行综合评估分析，识别、预测并满足其需求，在其生命终末阶段有陪伴照料，以确保老人能够无痛、舒适地度过人生最后时光，让老人走得平静，给家属以安慰，使他们感受到医护人员对老人及其亲属的关爱和帮助。

（二）老年护理的原则

老年护理是为老年人提供医疗护理、预防保健、精神慰藉、康复娱乐等一系列服务，以促使其达到最佳身体、心理、社会功能状态。因此，老年护理工作有其特殊的规律和专业的要求，为了实现护理目标，在护理实践中还应遵循以下护理原则：

1. 积极满足需求 首先应以满足老年人的多种需求为基础。应加强对老化过程的认识，将正常老化、异常老化及老年人特有的心理社会特性融入所学的护理知识中，及时发现老年人现存的和 / 或潜在的健康问题，满足其各种需求，真正有助于其健康发展。

2. 尽早开展防护 老年病发病演变时间长，如骨质疏松症、高脂血症、动脉粥样硬化、高血压、糖尿病等慢性病一般起病于中青年时期，因而应尽早进行一级预防，应从中青年期开始，进入老年期更加关注。要了解老年人常见病的病因、危险因素和保护因素，采取有效预防措施防止其发生发展。对于罹患慢性病、残障的老年人，要依据病情及早实施康复治疗和护理。

3. 注重整体观念 老年人患病往往是多种疾病共存，疾病间相互影响。故护理人员须牢固树立整体护理观念，研究多种因素对老年人健康的影响，提供多层次、全方位的护理。

4. 做到因人施护 影响衰老和健康的因素错综复杂，老化程度因人而异。老年人个体差异性很大，加之老化、疾病、家庭、经济等因素的影响，个体化差异会更加突出。因而要注意因人施护，执行个体化护理的原则，切实做到有针对性和实效性的护理。

5. 开展长期照护 老年护理的重点在于通过护理干预延缓老年期的衰老性变化和减少各种危险因素给老年人带来的消极影响，消除或减低自我照顾的限制，最大限度地维持和促进老年人的最佳功能状态。而老年疾病病程长，合并症和 / 或并发症多，后遗症多，多数老年患者的生活自理能力下降，有的甚至出现严重的生理功能障碍，对护理工作有较大的依赖性。因此，需要开展长期照护服务，进行连续性照顾，如医院外的预防性照顾、精神护理、家庭护理等。

6. 扩大服务范围 老年护理的对象不仅是老年患者，还应包括健康老人及家庭成员，因此老年护理须兼顾医院、家庭和社会人群。护理工作的场所也要从医院或门诊扩大到各种养老机构（如老人院、日间或夜间老年人护理中心、老人之家等），长期照护机构、临终关怀中心、老年人家庭和社区等。而家庭和社会护理不仅老人受益，还可大大减轻其家庭负担，为社会作出贡献，因而显得更加重要。

四、老年护理的专业定位与职业价值

（一）老年护理的专业定位

随着人口的老龄化与养老产业的发展，需要大批的老年护理专业护士和老年专科护士。通过10 余年的探索，我国培养了一大批老年护理专业护士和老年专科护士，老年护理的专业定位可以面向各种形式的医院老年科、养老机构、社区养老护理岗位，培养具有护理学基本理论和专业知识，掌握老年人的身体、心理特点，具有规范熟练的基础护理和老年专科护理基本操作技能与良好的服务态度，通过国家护士执业资格考试和老年护理专业培训的应用型护理人才。

（二）老年护理的职业价值

随着老龄化的加剧，各国不断出台加强老年护理事业发展的相关政策。如我国，《全国护理事业发展规划（2016—2020 年）》中将逐步健全老年护理服务体系作为发展目标之一，要求大力推进老年护理，加强老年护理服务队伍建设；国家卫生健康委员会 2019 年发布《关于加强老年护理服务工作的通知》、2021 年发布《国家卫生健康委办公厅关于开展老年医疗护理服务试点工作的通知》等。由此可见，老年护理的职业价值得到政府和人民的高度重视，老年护理从业人员在积极应对人口老龄化中发挥着非常重要的作用，是老年人群健康服务的主力军。不同层次的老年护理人员在各自的岗位上为具有不同健康服务需求的老年人提供服务，体现自身的职业价值。如养老机构中的护理人员职业价值可体现在当老年人失去自理能力后依然能老有所养、老有所依；提高老年人的生活质量，维护老年人的尊严，缓解家庭养老的压力和困难，是国家开展社会化养老服务体系的最有力的支撑和保障。老年护理专业护士和老年专科护士的职业价值可体现在为老年患者解决一般临床护士难以解决的老年期所有的临床问题，提供更科学精准的老年人护理服务，满足老年人复杂的健康需求。

五、老年护理人员的素质要求

老年人具有特殊的生理心理特点，因而对从事老年护理工作的人员也提出了更严格的素质要求。

（一）职业素质

1. 高度的责任心、爱心、细心、耐心与奉献精神　尊老敬老是中华民族的传统美德。老年人操劳一生，对家庭和社会作出很大的贡献，应受到尊重和爱戴。老年人对护理人员的依赖性较大，老年患者的护理问题众多，加之其生理、心理复杂多变，增加了老年护理的难度。故要求护理人员要以"老人为本"，不论其地位高低，社会背景如何，均应平等相待，一视同仁，尊重老年人的人格和尊严；要有足够的责任心、爱心、细心和耐心对待老年人，全身心地投入老年护理活动中，使老年人感到舒适，有信任感。

2. "慎独"　老年患者病程长、病情重而复杂。护理老年患者要一丝不苟，严格履行岗位职责，认真恪守"慎独"精神，在任何情况下均应自觉地对老年人的健康负责。

3. 良好的沟通技巧和团队合作精神　老年护理的开展需要多学科的合作，因此护理人员必须具备良好的沟通技巧和团队合作精神，促进专业人员、老年人及其照顾者之间的沟通与配合，在不同情况下给予老年人照顾护理服务。

（二）业务素质

具备博专兼备的专业知识、精益求精的技术是对护理人员的业务素质要求。多数老年人身患多种疾病，存在多脏器功能受损，故要求护理人员应全面掌握专业知识以及相关学科的知识，并将其融会贯通，同时还要精通专科领域的知识和技能。只有这样，才能做到全面考虑、处理问题，有重点地解决问题，帮助老年人实现健康方面的需求。

（三）能力素质

具有准确、敏锐的观察力，正确的判断力和良好的沟通能力是对护理人员的能力素质要求。老年人的机体代偿功能相对较差，健康状况复杂多变，因此要求护理人员必须具备敏锐的观察力和准确的判断力，能够及时发现老年人的问题与各种细微的变化，对老年人的健康状况作出准确的判断，以便及早采取相应的护理措施，保证护理质量。

第三节　老年护理的发展

老年护理的发展大致经历了四个时期：①理论前期（1900—1955 年）：此期无任何理论作为执行护理实践活动的基础；②理论初期（1955—1965 年）：随着护理学专业的理论和科学研究的发展，老年护理的理论也开始研究、建立和发展，第一本老年护理教材问世；③推行老人医疗保险福利制度后期（1965—1981 年）：此期老年护理的专业活动与社会活动相结合；④全面完善和发展的时期

（1985年至今）：形成了较完善的老年护理学理论并指导护理实践。

一、国外老年护理的发展

老年护理的发展与人口老龄化程度、国家的经济水平、社会制度和护理教育发展等密切相关。因此，世界各国老年护理的发展状况各有特点。

（一）老年护理专业化的发展

老年护理作为一门学科最早出现于美国。美国的老年护理对世界各国老年护理的发展起到了积极的推动作用。1900年，老年护理作为一个独立的专业需要被确定下来，至20世纪60年代，美国护士协会先后成立老年护理专科小组和老年病护理分会，确立了老年护理专科委员会，老年护理真正成为护理学中一个独立的分支。1970年首次正式公布老年病护理执业标准，1975年开始颁发老年护理专科证书，同年《老年护理杂志》诞生，老年病护理分会更名为"老年护理分会"，服务范围也由老年患者扩大至老年人群。1976年美国护理学会提出发展老年护理学，从护理的角度与范畴执行业务活动，关注老年人对现存的和潜在的健康问题的反应。至此，老年护理显示出其完整的专业化发展历程。

自20世纪70年代以来，美国老年护理教育得以发展，尤其是开展了老年护理实践的高等教育和训练，培养高级实践护士（advanced practice registered nurses，APRN），要求具备研究生学历，掌握熟练的专业知识技能，经过认证，能够以整体的方式处理老年人复杂的照顾问题。高级执业护士包括老年病开业护士（nurse practitioners，NP）、老年病学临床护理专家（clinical nurses specialists，CNS）等。近年来，随着老龄化进程的加速和对医疗护理服务的需求日益加大，各国更加重视老年医学和老年护理教育的发展。国外许多国家已将老年护理课程（含理论和临床实践）作为护士注册前的必修科目。美国护理院校联合会制定了《本科生老年护理能力及课程设置指南》，其目的是规范老年护理的相关知识和技能在注册护士课程中的比例。WHO在欧洲地区也发布了《老年护理专科课程指南》，为护士注册后接受继续教育指明了方向，该指南阐述了老年护理专科课程的主要核心科目，主要包括老年护理学理论及概念，老年人生理、心理、社会及精神健康护理，决策技能、领导力及资源管理等。同时，国外大学已在研究生院开设了老年护理学方向的硕士和博士课程，来培养老年护理领域的临床专家和学术专家。

此外，国外老年护理教育还在不断创新老年护理课程的教学模式，探讨如何有效激发护理学生的兴趣，培养他们对老年护理持有正面的责任感和积极的态度，在毕业前做好心理和知识上的准备，也是老年护理教育进程中的一大热点议题。为解决老年护理高级专业人才严重不足的问题，美国护理教育机构和相关护理组织开始实施一系列的行动策略。如将成人高级实践护士和老年高级实践护士的专业资格认证合并成单一的高级护理专业认证，命名为"成人-老年高级护理实践护士"以整合人才资源；增设老年护理领导力的课程建设，课程内容重点可根据老年科护士的不同工作范围和职责进行调整，临床老年科护士的培训需要侧重如何推广和提供高质量的老年护理服务，应对难以处理的老年个案等管理技巧；管理层的老年护理专科护士则着重于组织和管理的领导技巧培训，以及老年护理的成本效益和复杂的医疗保险补偿机制等的深入探讨。

（二）不同国家的老年护理特色

世界多数国家应对人口老龄化的基本护理模式是以社区、居家服务为主体，机构护理为辅助的长期护理（long-term care）模式。下面介绍美国和日本颇具特色的护理模式和长期护理体系。

1. 美国多元化的老年护理服务　美国的老年护理模式除医院外，主要有：①家庭健康护理服务，这种最基本的老年护理形式通常由专业机构提供服务，也可来源于注册的私人开业者。②机构性专业护理服务，由政府出资兴办，如护理之家、医护型老年公寓、康复中心等，服务对象主要是医院外需要连续性照顾老年人，如患有慢性病的老人、出院需康复护理的老年患者。③依托社区的居家护理服务，老年人可根据意愿选择社区中心或家中接受护理服务。社区服务中心的义务健康教育者会为老年人提供健康保健以及生活服务。④依托于慈善机构的老人院、日间照护中心及起居协助中心等，代替子女照顾需要护理的老人。

2.日本的法律保障和连续性护理服务　日本于2000年实施了《护理保险法》，该法律明确规定，对"处于需要看护状态"的老人，如其需要，"有必要提供享受保健医疗服务和福利服务时所需的费用"，属于强制性保险，具有社会保险性质。服务形式，如日间服务、短期入住疗养护理院、看护、居家服务；护理人员可对虚弱老人提供上门护理，对在特别养老院卧床不起及老年痴呆的老人进行护理服务等，以期达到"护理的社会化"。此外，日本的老年护理服务是以支持老年人自立为基本理念，将康复和自理训练融入一切护理活动中。服务机构内的所有设施均以鼓励老年人进行力所能及的事情，最大限度地保持和锻炼残存功能为设计理念，并按照护理保险认定等级来提供不同程度的协助或特别设施。

日本是老龄化最严重的国家。经过多年来对老龄化问题的探索，已经形成了集预防保健、生活照料和疾病护理为一体的网络系统，提供"医院—护理机构—社区家庭"的连续性服务。老年护理机构中有专业的医疗和护理团队来提供服务。家庭护理制度日趋完善，对服务流程、服务方式、服务对象、服务内容、从业人员素质及收费等都具体规定。护理人员根据主治医师制定的治疗保健方案上门服务，为老年人提供相应的基础护理、康复指导、腹膜透析及临终关怀等专科护理服务。

二、我国老年护理的发展

我国的老年学、老年医学和老年护理学等均起步较晚。20世纪80年代，随着中华医学会老年医学学会的成立和老年医学的发展，尤其是90年代以来，老龄化带来的一系列问题引起了我国政府对老龄事业的高度关注。在加强领导、政策指引、机构发展、国内外交流、人才培养和科研等方面，从国务院到国家卫生健康委员会、民政部、财政部、人力资源和社会保障部等各级政府部门都给予了关心和支持。先后发布了《中共中央国务院关于加强老龄工作的决定》《国家积极应对人口老龄化中长期规划》《"十三五"国家老龄事业发展和养老体系建设规划》《关于促进护理服务业改革与发展的指导意见》《关于加强老年护理服务工作的通知》《关于加强老年人居家医疗服务工作的通知》《国家卫生健康委办公厅关于开展老年医疗护理服务试点工作的通知》《"十四五"国家老龄事业发展和养老服务体系规划》等一系列相关政策文件，有力地推动老龄事业的发展。

我国先后建立了老年学、老年医学及其研究机构，与之相适应的老年护理也受到重视并快速发展。1996年中华护理学会提出要发展和完善我国社区的老年护理，学会于1999年增设老年（病）护理专业委员会，全国各省市自治区相继在护理学会成立老年护理专业委员会；2006年中国老年学和老年医学会成立老年护理分会；2016年中国老年医学会成立老年医疗照护分会。这些学会的职能主要是在国家卫生健康委员会的指导下，坚持以人民健康为中心，积极应对人口老龄化和实施健康中国战略，凝聚中国老年护理领域的核心力量，协助政府部门加快推动老年护理服务业发展，提高老年护理服务能力，精准对接老年患者多样化、多层次的健康需求。

我国老年护理学作为一门新兴学科，是在20世纪90年代后期正式发展起来的。1998年高等护理院校陆续增设老年护理学课程，平均30学时，由于学时所限，学生只能简要地了解老年护理的基础知识，缺乏有针对性的老年护理实践技能训练。面向21世纪课程的《老年护理学》作为第一部本科教材于2000年12月正式出版，此后，各类老年护理的教材、双语教材、专著、科普读物相继出版，随着二维码技术的应用，出版了数字教材等。全国各地老年护理教育培训逐年增多，湖南、浙江、山东等省一些职业技术院校开设了老年护理专业，培养老年护理人才；广东省率先于2005年采取委托培训的方法与香港特别行政区合作培养老年专科护士，直到2012年各省护理学会或卫生计生委等都相继开展老年专科护士培训项目，中华护理学会于2017年正式开始老年专科护士培训工作；此外，为指导各地开展老年护理专业护士培训工作，规范提供老年护理服务，切实提高老年护理服务能力和水平，2019 年国家卫生健康委员会和国家中医药管理局组织制定了《老年护理专业护士培训大纲（试行）》《老年护理实践指南（试行）》。2021 年，工业和信息化部、民政部和国家卫生健康委印发《智慧健康养老产业发展行动计划（2021—2025 年）》指出，应充分发挥人才队伍建设对产业发展的支撑作用，鼓励支持科研人员进入智慧健康养老行业。支持和指导高等院校、职业院校设立相关专业，开设智慧健康养老相关课程，提升为老服务人员信息技术应用能力及水平，打造高素质的人才队伍。

《"十四五"国家老龄事业发展和养老服务体系规划》指出，拓宽人才培养途径。优化养老服务专业设置，结合行业发展新业态，动态调整增设相关专业并完善教学标准体系，引导普通高校、职业院校、开放大学、成人高校等加大养老服务人才培养力度。积极稳妥推进 1＋X 证书（"学历证书＋若干职业技能等级证书"）制度。大力推进养老领域产教融合，培育一批产教融合型养老企业，支持院校和优质机构共建合办养老服务实训基地，探索将有条件的养老机构发展成实习实训点。大力发展老年学、养老服务管理、健康服务与管理、中医养生学相关专业本科教育。引导有条件的高校开设老年学、老年医学、老年护理学、老年心理学、老年社会学、老年营养学、老年服务与管理、老年社会工作等课程，鼓励高校自主培养积极应对人口老龄化相关领域的高水平人才，加大新技术新应用新业态的引才用人力度，为智慧健康养老、老龄科研、适老化产品研发制造等领域培养引进和储备专业人才。落实医师区域注册制度，鼓励医务人员到医养结合机构（同时具备医疗卫生资质和养老服务能力的医疗卫生机构或养老机构）执业。在养老机构举办的医疗机构中工作的医务人员，可参照执行基层医务人员相关激励政策。

随着老龄健康问题的多样化与复杂化，有关老年护理的研究如雨后春笋。特别是护理研究生教育中设立了老年护理研究方向，部分高校开展了老年护理方向硕士、博士培养。老年护理学的国内外学术交流也随即展开，有的院校或地区已与国外护理同行建立了老年护理相关教学、科研、护理服务等合作关系，先后开展了中日合作、中欧合作、中英合作、中美合作等老年健康护理相关国际合作研究项目，促进了我国老年护理研究与国际交流的发展。

积极应对人口老龄化已成为国家战略需求，以习近平同志为核心的党中央、国务院高度重视老龄工作，精心谋划、统筹推进老龄事业发展，国家出台了一系列指导性文件，强调把积极老龄观、健康老龄化理念融入经济社会发展全过程，加快健全社会保障体系、养老服务体系、健康支撑体系；着力解决老年人在养老、健康、精神文化生活、社会参与等方面的现实需求问题，深入挖掘老龄社会潜能，激发老龄社会活力，切实增强广大老年人的获得感、幸福感和安全感。在积极应对人口老龄化战略中，老年护理面临重任在肩巨大挑战的同时大有作为，广大从事老年健康服务的医护人员，需携手努力探索与研究，健全我国老年护理的理论和技术，构建有中国特色的老年护理理论和实践体系，不断推进我国老年护理事业的发展，助力健康老龄化和健康中国的实现。

（张先庚）

思考题

1. 随着社会的进步与经济的发展，人口老龄化席卷全球，这是社会发展的必然结果，也是当今世界人们普遍关心的重要公共卫生问题和重大社会问题。

请思考：

（1）何谓人口老龄化？

（2）WHO 对老龄化社会的划分标准是什么？

（3）中国人口老龄化的发展趋势有哪些特点？

2. 老年护理学是以老年人为研究对象，研究老年期的身心健康和疾病护理特点与预防保健的学科，也是研究、诊断和处理老年人对自身现存和潜在健康问题的反应的学科。它是护理学的一个重要分支，与社会科学、自然科学相互渗透。

ER 1-3

练习题

请思考：

(1) 老年护理学的重点是什么？

(2) 老年护理有哪些特点？

(3) 老年护理为什么要强调多学科合作？

第二章 | 老年人的健康保健与健康养老

ER 2-1
教学课件

ER 2-2
思维导图

学习目标

1. 掌握老年健康保健的概念、重点人群；中医养生保健的原则、基本观点和注意事项。
2. 熟悉老年健康保健的原则、策略和措施；中医养生保健的概念；中医起居护理、饮食护理、情志护理、运动护理和用药护理的方法；中医养生保健常用技术。
3. 了解国内外老年保健的发展；老年人的健康养老模式。
4. 学会针对老年保健服务对象的特点，制订老年人群的健康保健计划。
5. 具有尊重、关爱老年人群的职业素养。

《"健康中国2030"规划纲要》提出，到2030年，我国人均预期寿命较目前的76.34岁继续增长，达到79岁；重大慢性病过早死亡率较2015年下降30%；个人卫生支出占卫生总费用的比重从目前29.3%降至25%左右等。为了达到这一目标，要切实做好老年人的健康保健工作，为老年人提供满意和适宜的医疗保健技术和服务，以达到促进老年人健康，延长生活自理年限，提高生活质量的目的。

第一节 概 述

情景导入

刘某，男性，82岁，与老伴儿一起生活在某小区，儿子在国外定居。半年前因突发脑梗死导致右侧肢体偏瘫，伴有运动性失语住院治疗。1个月后病情稳定转入康复中心进行肢体康复和语言康复训练，3个月后肢体功能障碍程度减轻出院回家，但行走仍有困难，语言功能无明显恢复。王某的老伴儿尚能自理，但是照顾他时心有余而力不足。儿子想让老两口去养老院，但是老两口不愿离开自己的家。他们小区附近有一个养老驿站、一个社区日间照料中心、一个社区卫生服务中心。

请思考：

1. 刘某夫妇可能有哪些健康保健需求？
2. 刘某夫妇如果在家养老，可以利用哪些社区服务？
3. 刘某是否适合利用智慧养老方式辅助养老？请帮他制定一份智慧养老方案。

世界卫生组织（WHO）认为，老年健康保健（health care in elderly）即在平等享用卫生资源的基础上，充分利用现有人力、物力，以促进和维持老年人健康为目的，发展老年保健事业，使老年人得到基本的医疗、护理、康复、保健等服务。

一、老年健康保健的原则

1. 全面性原则 健康是生理、心理和社会的完满状态，老年人的健康也如此，因此，全面性原则包含三层含义：一是指老年保健护理的对象应该是全体老年人；二是指老年保健护理是多层次的，不仅要关注身体疾病，而且要重视其心理卫生以及社会适应方面的问题；三是指老年保健是多阶段的，不仅包含疾病或功能障碍的治疗，还包含预防与康复，以及健康促进。

2. 区域化原则 是指为了使老年人能方便、快捷地获得保健服务，服务提供者能更有效地组织保健服务，提供以社区为基础的老年保健。主要体现在通过家庭、邻居与社区建立医疗保健和生活照料服务，同时，从老年群体的健康水平出发，将治疗、护理、康复、保健融为一体，充分发挥老年人的主观能动性，以预防为主实施健康教育。重点是针对老年人独特的需要，确保在要求的时间、地点，为真正需要服务的老年人提供社会援助。

3. 费用分担原则 老年保健的费用应采取多渠道筹集社会保障基金的办法，即政府、保险公司的保险金与个人分别承担一部分。这种"风险共担"的原则越来越为大多数人所接受。

4. 功能分化原则 由于老年人的疾病有其特征和特殊的发展规律，再如老年人可能会存在特殊的生理、心理和社会问题，因此，不仅要有从事老年医学研究的医护人员，还应当有精神病学家、心理学家和社会工作者参与老年保健，在老年保健的人力配备上也显示明确的功能分化原则。

5. 个体化原则 体现在采用多学科的不同方法，对老年人的健康进行多方面、个体化的综合评估，并在此基础上提出适合个体的治疗和长期监护计划。

6. 联合国老年政策原则 包括老年人的独立性原则、参与性原则、保健与照顾原则、自我实现或自我成就原则，以及尊严性原则。

二、老年健康保健的重点人群

1. 高龄老年人 是指年龄在 80 岁以上的老年人，预计到 2050 年高龄老年人将保持在 1 亿人左右，占老年人口总数的 25% 左右。高龄老年群体中 60%~70% 有慢性疾病，常同时患有多种疾病，高血压、糖尿病、心脏病等慢性疾病的比例逐年升高。高龄老年人需要经常性生活照料的比例是 65~79 岁老年人的 5 倍左右。高龄和疾病使其在老年照护处于"双重弱势"困境。因此，高龄老年人对医疗、护理、健康保健、生活照料等方面的需求明显增多，是家庭、社区、政府重点保健的人群。

2. 失能老年人 是指由年老、疾病、伤残等原因导致的机体结构和功能、活动、社会参与等出现障碍，从而引起个体生活自理能力或社交能力的丧失。目前，我国半失能和失能老年人口约 4 063 万人，占老年人口总数的 18.3%。预计到 2050 年，失能老年人数将达到 9 140 万人，城市失能老年人的增速快于农村。失能老年人的长期照护需求增加，是社会及老年照护机构应重点关注的人群。

3. 精神障碍老年人 随着老年人尤其是高龄老年人的增多，老年期精神障碍者也随之增加。这些人群对医疗护理服务的需求明显高于其他人群，社会应高度重视，充分整合居家、社区和机构照护功能，并为其提供完整，持续的照护服务。

4. 近期出院的老年人 近期出院的老年人因身体未完全康复，常需要继续治疗，如遇到影响康复的不利因素，疾病易复发甚至恶化导致死亡。因此，医疗护理、社区健康保健人员，应依据出院老年人的身体状况，开展延续性治疗与护理，定期随访，根据老年人的身体情况，及时调整治疗方案，提供健康指导等。

5. 独居老年人 是指 60 岁以上由于离异、丧偶、未婚等原因而独自一人居住的老年人。随着社会的发展和人口老龄化、高龄化及我国推行计划生育政策所带来的家庭结构变化，以及子女数的减少，家庭已趋于小型化，"纯老家庭"比例逐渐增高。社会、社区、老年机构或公益团体应重点关注并帮助独居老年人购置生活必需品,定期巡诊,提供健康咨询等老年保健服务。

6.**丧偶老年人**　随着年龄增长,丧偶的老年人在增多,其中女性丧偶的概率高于男性。WHO的报告显示,丧偶老年人的心理问题,尤其是孤独感高于有配偶者,近期丧偶者还会导致疾病发生或使原有疾病复发。因此,家庭及社会应关爱丧偶老年人,鼓励其参与社会活动,改善老年人的健康状况。

三、老年保健的策略和措施

(一)总体战略部署

《"健康中国2030"规划纲要》明确,"共建共享、全民健康"是建设健康中国的战略主题,全民健康是建设健康中国的根本目的。构建完善的多渠道、多层次、全方位,即政府、社区、家庭和个人共同参与的老年保障体系,进一步形成老年人口寿命延长、生活质量提高、代际关系和谐、社会保障有力的健康老龄化社会的老年服务保健网络。

> **知识链接**
>
> ### 《"十四五"健康老龄化规划》印发——推动老年健康服务高质量发展
>
> 规划提出的主要任务有:强化健康教育,提高老年人主动健康能力;完善身心健康并重的预防保健服务体系;以连续性服务为重点,提升老年医疗服务水平;健全居家、社区、机构相协调的失能老年人照护服务体系;深入推进医养结合发展;发展中医药老年健康服务;加强老年健康服务机构建设;提升老年健康服务能力;促进健康老龄化的科技和产业发展。

(二)老年保健策略

针对老年人的特点和权益,可将我国的老年保健策略归纳为六个"有所",即"老有所医""老有所养""老有所乐""老有所学""老有所为"和"老有所教"。

1.**老有所医——老年人的医疗保障**　通过深化医疗保健制度的改革,逐步实现社会化的医疗保险,运用立法的手段和国家、集体、个人合理分担的原则,将大多数的老年人纳入这一体系当中,真正实现"老有所医"。

2.**老有所养——老年人的生活保障**　居家养老仍然是我国老年人养老的主要方式,但是由于家庭养老功能的逐渐弱化,养老必然由家庭转向社会,特别是社会福利保健机构。建立完善社区老年服务设施和机构,增加养老资金的投入,确保老年人的基本生活和服务保障,是老年人安度幸福晚年的重要方面。

3.**老有所乐——老年人的文化生活**　老年人在离开工作岗位之前,奉献了自己的一生,因此有权继续享受生活的乐趣。社会有责任为老年人的"所乐"提供条件,积极引导老年人正确和科学地参与社会文化活动,提高身心健康水平和文化修养。"老有所乐"的内容十分广泛,诸如琴棋书画、阅读欣赏、体育文娱,饲养鱼虫花草、观光旅游等。

4.**老有所学和老有所为——老年人的发展与成就**　老年人虽然在体力和精力上不如中青年人,但老年人在人生岁月中积累了丰富的经验和广博的知识,是社会的宝贵财富。因此,老年人仍然存在着一个继续发展的问题。"老有所学"和"老有所为"是两个彼此相关的不同问题,随着社会的发展,老年人的健康水平逐步提高,这两个问题也就越加显得重要。

(1)**老有所学**:老年大学为老年人提供了一个再学习的机会,也为老年人的社会交往创造了有利条件。老年人可根据自己的兴趣爱好,选择学习内容,如医疗保健、少儿教育、绘画、烹调、缝纫等,这些知识又给"老有所为"创造了条件或有助于其潜能的发挥。老年学员通过一段时间的学习,精神面貌发生了很大改观，生活变得充实而活跃，身体健康状况也有明显改善，因而老年大学深受老年人的欢迎。

（2）**老有所为**：可分为两类，一是直接参与社会发展：将自己的知识和经验直接用于社会活动中，如从事各种技术咨询服务、医疗保健服务、人才培养等；二是间接参与社会发展：如献计献策、社会公益活动、编史或写回忆录、参加家务劳动、支持子女工作等。在人口老龄化日益加剧的今天，不少国家开始出现了劳动力缺乏的问题，老有所为将在一定程度上缓和这种矛盾；同时，老有所为也为老年人增加了个人收入，对提高老年人在社会和家庭中的地位及进一步提高自身生活质量起到了积极的作用。

5. **老有所教——老年人的教育及精神生活**　科学、良好的教育和精神文化生活是老年人生活质量和健康状况的前提和根本保证。老年群体是经济、身体、心理相对脆弱的群体，因此，社会有责任对老年人进行科学地教育，建立健康、丰富、高品位的精神文化生活。

（三）老年保健措施

老年保健包括自我保健和由健康保健人员等提供的心理健康保健、营养保健、运动保健、睡眠保健等方面的内容和措施。本节主要介绍老年自我保健的概念及具体措施。

1. **自我保健**（self-health care）　是指人们为保护自身健康所采取的一些综合性保健措施。

2. **老年自我保健**（self-health care in elderdy）　是指健康或罹患某些疾病的老年人，利用自己所掌握的医学知识、科学的养生保健方法和简单易行的治疗、护理和康复手段，依靠自己、家庭或周围的资源进行自我观察、诊断、预防、治疗和护理等活动。通过不断地调适和恢复生理和心理的平衡，逐步养成良好的生活习惯，建立适合自身健康状况的保健方法，达到促进健康，预防疾病，提高生活质量，推迟衰老和延年益寿的目标。

3. **自我保健的措施**　包括自我监测、自我预防、自我治疗和自我护理。

（1）**自我监测**：通过"视、听、嗅、触"等方法观察身体的健康状况，及时发现异常或危险信号，做到疾病的早期发现和早期治疗。其内容包括与生命活动有关的重要生理指标、疼痛的部位和特征、身体结构和功能的变化等。通过自我观察与监测，掌握自身的健康状况，及时寻求医疗保健服务。

（2）**自我预防**：建立健康的生活方式，养成良好的生活、饮食、卫生习惯，坚持适度运动，定期健康体检。调整和保持最佳的心理状态，是预防疾病的重要措施。

（3）**自我治疗**：指老年人对慢性疾病的自我治疗，如患有心肺疾病的老年人可在家中用氧气袋、小氧气瓶等氧疗，糖尿病患者自己皮下注射胰岛素，常见慢性疾病的自我服药等。

（4）**自我护理**：是增强生活自理能力，进行自我健康维护的一种方法，包括自我保护、自我照料、自我参与和自我调节等内容。

四、老年保健的发展

（一）国外老年保健的发展

世界各国老年保健发展状况不尽相同，欧美等国家由于较早进入老龄化社会，已经建立了规范、完善的老年保健制度和方法。

1. **英国**　老年保健最初源于英国。目前，英国有专门的老年医院，对长期患病的老人实行"轮换住院制度"。为利于老年人的心理健康和对老年患者的管理，又建立了以社区为中心的社区老年保健服务机构，并且有老年病专科医师，有健全的老年人医疗保健网络。

2. **美国**　在 1915 年到 1918 年间，美国提出了老年保健问题。1934 年，成立了经济保障咨询委员会，起草的社会保障法中包括保障老年人、失业者、盲人、鳏寡者及子女最基本收入的法律。美国老年保健事业经历了长期的发展，目前在长期护理方面比较完善。老年服务机构有护理之家、日间护理院、家庭养护院等。美国政府主要致力于在老人院和医院之间建立协作关系,解决长期保健的筹资问题。但美国长期的老年保健面临着三大挑战:伦理道德问题、需要训练有素的专业人员提供保健服务、需要筹措足够的经费。

3. 日本 日本是世界有名的长寿国。20 世纪 70 年代以后,日本的老年保健制度逐步建立和完善,目前已形成了一套比较完整的体系。建立多元化的养老服务体系是日本社区老年保健的主要特点,老年保健机构将老年人在疾病的预防、治疗、护理、功能训练及健康教育等方面结合起来,对保持老年人的身心健康起了重要的作用。1982—1993 年,3 次制订、修改并推行老年保健事业发展计划,配合实施"老年人保健福利十年战略"。日本的老年保健事业对不同老人有不同的对策:

(1)健康老年人:①建立"生机勃勃"推进中心,以促进老年人"自立、参与、自护、自我充实、尊严"为原则,为老年人提供各种信息和咨询;②建立"银色人才"中心,为老年人再就业提供机会;③提供专用"银色交通工具",鼓励老年人的社会参与等。

(2)独居、虚弱老年人:①建立完善的急救情报系统;②建立市镇村老年人福利推进事业中心,以确保老年人的安全、解除老年人的孤独、帮助老年人的日常生活、促进老年人健康为服务内容。

(3)长期卧床老年人:①设置老人服务总站,提供保健、医疗、福利相联合的综合性服务,作出适合每个老人的个体化保健护理计划并实施;②建立家庭护理支持中心,接受并帮助解答来自老人照顾者的各种咨询和问题,为其提供最适当的保健、医疗、福利等综合信息,代为老人申请利用公共保健福利服务,负责介绍和指导护理器械的使用方法等;③建立老人家庭服务中心,在中心开展功能康复训练、咨询等各种有意义的活动;④设置护理站,为老人提供治疗、护理和健康指导等;⑤设置福利器械综合中心,免费提供或租借日常生活必需用具和福利器械,并负责各种用具使用方法的咨询、指导、训练等。

(4)失智老年人:①设置失智老人日间护理站,为白天家庭照顾有困难的失智老年人提供饮食、沐浴等日间照顾服务;②建立失智老人小组之家,让失智老年人生活在一个大家庭里,由专业人员提供个体化的护理,以延缓失智进程,使老人有安定的生活;③建立失智老人综合护理联合体系,及早发现并收治、护理失智老年人。发现并保护走失且身份不明的失智老年人,并与老人医院、老人保健机构联合,提供以咨询、诊断、治疗、护理、照顾为一体的服务。

(二)我国老年保健的发展

我国对老年工作十分关注,为加速发展老年医疗保健事业,国家颁布和实施了一系列的法律法规和政策。我国老年保健的发展可分为四个阶段。

1. 第一阶段:萌芽期(1949—1981 年) 这一阶段没有"老龄政策"概念,但在中华人民共和国成立后,国家颁布了《农村五保供养工作条例》,20 世纪 60 年代又实施了农村合作医疗制度以及城市职工养老和公费医疗政策等。该阶段标志着国家和社会开始重视老龄工作和老年保健工作。

2. 第二阶段:形成期(1982—1998 年) 1982 年成立中国老龄问题全国委员会;1995 年经国务院批准,更名为中国老龄协会;1996 年颁布《中华人民共和国老年人权益保障法》,对老年人的赡养与抚养、社会保障、参与社会发展及法律责任等作出了明确的法律规定;各省、自治区、直辖市制定了维护老年人合法权益的地方性法规。该阶段确立了老龄工作和老龄政策在政府工作中的位置,老龄问题被政府和社会逐步接受。

3. 第三阶段:初步发展期(1999—2015 年) 1999 年 10 月,为进一步加强全国老龄工作的领导,先后成立了全国老龄工作委员会、地方各级老龄工作委员会;与此同时,建立了老年学研究会、老年大学、老年体育、老年书画、老年法律、老年科技、老年保健等非政府群众组织;在农村建立了村老年人协会;目前已形成了政府与非政府老龄工作组织网络。

2000 年 8 月,《中共中央国务院关于加强老龄工作的决定》确定了老龄工作和老龄事业发展的指导思想、基本原则、目标任务，切实保障老年人的合法权益，逐步建立国家、社会、家庭和个人相结合的养老保障机制。2001年7月，《中国老龄事业发展"十五"计划纲要》里，把老龄事业纳入国民经济和社会发展计划。

2005—2008年，全国老龄工作委员会办公室等部门联合发表《关于加强老年人优待工作的意见》《关于加快发展养老服务业意见的通知》《关于全面推进居家养老服务工作的意见》等，为老年人提供各种形式的经济补贴、照顾和优先、优惠服务；发展老年社会福利事业和社会养老服务机构，营造老年人居家养老服务的社会环境。依托社区，从老年人实际需求出发，开展老年护理服务，为老年人提供方便、快捷、高质量、人性化的服务。《中国人口老龄化发展趋势百年预测》《中国老龄事业的发展》白皮书及第二次全国老龄工作会议的召开，都充分体现了国家对人口老龄化问题的高度重视和关注。

2011年12月，国务院颁布《社会养老服务体系建设规划（2011—2015年）》，积极应对人口老龄化，建立与人口老龄化进程相适应、与经济社会发展水平相协调的社会养老服务体系。

2013年，国务院颁发了《国务院关于加快发展养老服务业的若干意见》《关于促进健康服务业发展的若干意见》，明确加快发展健康养老服务，指出要发展社区健康养老服务，提高社区为老年人提供日常护理、慢性疾病管理等服务能力。

2014年9月，国家发展改革委、民政部、财政部等印发《关于加快推进健康与养老服务工程建设的通知》，要求并行发展健康、养老、体育健身等事业，加强健康服务体系建设。

2015年4月，《关于开发性金融支持社会养老服务体系建设的实施意见》等政策性文件发布，有力促进了我国老年保健事业的发展，促进了老年医疗、保健、康复、护理及健康教育等服务的开展。《中华人民共和国老年人权益保障法》再次修订，明确积极应对人口老龄化是国家的一项长期战略任务，对老年人社会服务、老年人参与社会发展等多项内容进行了法律规定，成为老年权益维护最重要、最有力的工具。这一阶段标志着对老龄工作的重要性和制定完善的老龄政策紧迫性的认识上升到了新的高度，老龄政策体系的研究和制定工作开始进入实质性阶段。

4. 第四阶段：深化发展与拓展期（2016年及以后）   2016年是老年健康体系建设进程中具有里程碑意义的一年。国务院印发的《"健康中国2030"规划纲要》阐明了促进健康老龄化的具体措施。

国务院办公厅《关于全面放开养老服务市场提升养老服务质量的若干意见》提出总体要求：积极应对人口老龄化，培育健康养老意识，加快推进养老服务业供给侧结构性改革，保障基本需求，繁荣养老市场，提升服务质量，让广大老年群体享受优质养老服务，切实增强人民群众获得感。为改善老年人生活环境，提升老年人生活质量，增强老年人幸福感、获得感，全国老龄工作委员会办公室、国家发展改革委等部门联合印发《关于推进老年宜居环境建设的指导意见》，文件指出，要加强"住、行、医、养"等设施的适老化改造，为广大老年人提供支持性环境，构建健康社会。

2017年，《"十三五"全国健康促进与教育工作规划》强调向社会宣传倡导积极老龄化、健康老龄化的理念，为老年人及其家庭开展符合其特点的健康素养促进活动，提高老年人群健康素养。《全民健康生活方式行动方案（2017—2025年）》《国民营养计划（2017—2030年）》明确开展老年人群营养状况监测和评价，采取满足不同老年人群需求的营养改善措施，组织实施"三减三健"、适量运动、控烟限酒和心理健康等专项行动，建立老年人群营养健康管理与照护制度等以促进"健康老龄化"。《关于促进"互联网＋医疗健康"发展的意见》要求，加快构建健康医疗大数据产业链，推进健康医疗与养老服务业协同发展，加强老年慢性病在线服务管理。

《智慧健康养老产业发展行动计划（2017—2020年）》与2018年《智慧健康养老产品及服务推广目录（2020版）》明确，要充分发挥信息技术对智慧健康养老产业的提质增效支撑作用，加强老年产品智能化和智能产品适老化，推进智能健康管理，促进现有医疗、健康、养老资源优化配置和使用效率提升。

2018 年，国家卫生健康委成立老龄健康司，整合了老龄相关工作职责，为老年健康服务体系建设提供了强有力的组织管理保障。同年，《中华人民共和国老年人权益保障法》进行第三次修订，进一步放开养老服务市场，强化养老服务综合监管。国务院先后出台了《关于全面放开养老服务市场提升养老服务质量的若干意见》《关于推进养老服务发展的意见》《关于建立健全养老服务综合监管制度促进养老服务高质量发展的意见》等基础性政策文件。鼓励社会力量参与养老服务，其他有关部门出台了《关于金融支持养老服务业发展的实施意见》《民政部关于进一步扩大养老服务供给促进养老服务消费的实施意见》《关于加强规划和用地保障支持养老服务发展的指导意见》等多项实施性政策措施。为推动养老服务发展、提高养老服务质量，针对设施建设、服务质量、服务安全、等级评定等方面，有关部门制定出台了《养老机构服务质量基本规范》《养老机构服务安全基本规范》《养老机构等级划分与评定》等多个国家和行业标准。

2019 年 7 月，国务院印发《关于实施健康中国行动的意见》，老年健康促进作为 15 个重大专项行动之一，将健康老龄化落实到行动层面。国家卫生健康委员会等部门联合发布《关于建立完善老年健康服务体系的指导意见》，提出构建健康教育、预防保健、疾病诊治、康复护理、长期照护、安宁疗护六位一体的综合连续、覆盖城乡的老年健康服务体系，成为我国首部建设老年健康服务体系的指导性文件，明确了老年健康服务体系的顶层设计，整体推动服务体系完善和服务水平提升。

2020 年，民政部等发布《全国老龄办关于加快实施老年人居家适老化改造工程的指导意见》，"十四五"期间，继续实施特殊困难老年人家庭适老化改造，创新工作机制，加强产业扶持，激发市场活力，加快培育居家适老化改造市场，有效满足城乡老年人家庭的居家养老需求。

2020 年，国务院办公厅印发《关于切实解决老年人运用智能技术困难实施方案的通知》，聚焦老年人日常生活涉及的出行、就医、消费、文娱、办事等 7 类高频事项和服务场景，提出了具体举措要求。修订《养老机构管理办法》，对养老机构服务活动进行规范，明确生活照料、康复护理等养老机构服务活动的内容，养老机构内部运营管理，诸如消防安全、食品安全、人员配备等提出要求。

国家卫生健康委员会发布《关于开展医养结合机构服务质量提升行动的通知》，明确自 2020 年起开展为期 3 年的医养结合机构服务质量提升行动，重点解决影响医养结合机构医疗卫生服务质量的突出问题。到 2022 年底，医养结合服务质量标准和评价体系基本建立，医养结合机构医疗卫生服务能力和服务质量显著提升。

这一阶段标志我国政府统筹协调各类养老资源，加快发展养老服务，建立完善老年健康服务体系，通过优化资源配置，保障养老的"顶层设计"和完善基层养老服务功能，使我国养老事业健康高质量发展。

第二节　老年人中医养生保健

中医养生保健在老年护理中占有重要的地位。科学的养生观认为，一个人要想达到健康长寿的目的，必须进行全面养生保健。而中医养生是在中医理论指导下，通过生活起居、情志调护、食疗药膳、养生功法等整体综合措施，对人体身心进行全面科学地保健，达到防病、祛病、健康长寿的目的。

一、中医养生保健基本知识

（一）概念

中医养生保健，古人也称为摄生、道生、卫生、保生等，是人类为了自身更好地生存与发展，根据生命过程的客观规律，有意识进行的一切物质和精神的身心养护活动。这种行为活动应贯穿于出生前、出生后、病前（预防）、病中（防病情变化）、病后（防复发）的全过程。

古代把人的精神和肉体看作一个整体，认为人是精、气、神三者的统一体。一个人生命力的旺盛，免疫功能的增强，主要靠人体的精神平衡、内分泌平衡、营养平衡、阴阳平衡、气血平衡等来保证。老年人生理功能日趋老化，故应性情开朗，虚怀若谷，坚持运动，生活自理，老有所为，养成良好的生活习惯，使内外百病，皆悉不生，终生保养，享尽天年。

（二）原则

养生主要是立足于"神形兼养"原则。而根据中医"心者，形之主也""主明则下安，以此养生则寿"的理论，认为精神心智的养生应在脏腑形质养生之上，故神形兼养中，又以养神为主，特别是养神对精神残疾的实用意义更大。中医养神法是采用以形调神、动静结合、动中求静为原则，其实质是取动静结合来调和人体阴阳和气血的运行，促进机体康复。

在动静养生法中，养神偏重于静，养形调神也偏重于静。这是因为静者，宜于老残体弱、慢性痼疾一类疾病的身心康复。如在书法作业康复训练中，是取"正书居静以治动"，"草书居动以治静"；而在智能康复训练中，是采用静中求动"积思生智"的钓鱼法等进行的；太极拳也突出了动静结合、以静为动的原则。

（三）基本观念

1. 生命观 生命观是人对生命长期观察、思考所形成的观点。中医养生保健学的生命观是对生命存在性质、生命活动特点的基本认识和看法，包括生命的物质观和运动变化观两方面。生命的物质观指精、气、神是构成生命的基本要素，精是物质基础，气是动力，神为主宰，三者协调统一，共同维持正常生命状态。生命的运动变化观指生命是天地运动的产物，生命在不断地变化。

2. 寿夭观 古人认为"上寿百二十年，中寿百岁，下寿八十"，能享尽"天年"，自然衰老而死称为"寿"，不及"天年"，早衰而死称为"夭"。现实中能享尽"天年"者为少数，因此探索"夭"的原因成为养生学的重要课题。中医养生保健学认为其原因有先天禀赋、后天因素两类，前者是人体寿夭的决定性因素，包括体质说和命门元气说；后者是决定寿夭的重要因素，包括地理环境、社会因素、行为因素、疾病损伤等方面。

3. 和谐观 "和"是中国传统文化哲学的核心理念和根本精神，中医养生保健学吸纳了传统"和"的思想并加以发挥，形成了养生学的和谐观念，认为人与外环境是一个和合通应的整体，包括人与自然、人与社会、人体内部互相协调适应。养生保健的目标即达到人、社会、自然之间和顺融洽的状态。

4. 权衡观 "权衡"原指秤砣（权）和秤杆（衡），中医用这种度量物体重量的方法形象地比喻人与自然的调节过程。"权衡观"作为一种基本的理论观点，认为世间万物存在的理想状态是一种相对稳定的动态平衡，而人体的这种理想状态通过"人神"的自动调节而实现，人与自然的平衡状态是通过阴阳的对立制约、互根互用、消长转化和五行的生克制化、亢害承制实现。

5. 健康观 养生以保持健康、延年益寿为目的，因此正确的养生观是一切养生活动的基础。健康观即人们对健康的认识，包括对健康状态的认识、对维持和促进健康的综合认识两个方面。中医养生保健学认为健康状态包括形体健康、心理健康、社会适应良好、道德健康四个方面。

（四）注意事项

1. 养宜适度 养不可太过，也不可不及，按照生命活动的规律，做到合其常度，恰到好处。

2. 养勿过偏 主张动静结合、劳逸结合、补泻结合、形神共养，从机体全身着眼进行调养，不可失之过偏，用之太偏而忽略了其他方面。

3. 审因施养 强调养宜有针对性，要根据实际情况，具体问题具体分析，可因人、因时、因地不同而分别施养，不可一概而论。

二、中医养生保健主要内容

(一) 起居护理

人们生活起居环境的好坏,直接影响着健康的维护和疾病的康复。护士应指导老年人及家属创造一个安静、安全、整洁、舒适、便利的生活起居环境,使老年人心情愉悦。

1. 优化环境　优化环境包括为老年人提供良好的自然环境和居室环境。一方面应加强老年人生活环境的绿化、美化,给老年人创建一个有利于身心健康的自然环境;同时,应为老年人创造安静、通风、整洁、温湿度适宜、光线适度的居室环境。居室安静、整洁,不仅能使人心情愉快,身体舒适,还能使人睡眠充足,食欲旺盛,利于健康。反之,嘈杂的环境,不利于休息,还可使人产生很多不良症状,如心悸、坐卧不安、烦躁、惊悸等,不仅不利于健康,还会影响疾病的康复,甚至诱发疾病,如心脏病患者可因骤听高声喊叫或突然开门而引起心绞痛发作、失眠者稍有声响就难以入睡、高血压者因噪声而致血压升高等。

居室经常通风换气,能使人神清气爽、肺气宣通、食欲增进。每日通风的次数和每次持续的时间,应根据季节和室内的空气状况而定,但每天至少应通风 1~2 次。夏季天气炎热,易感暑热,一般宜在上午 8:00~10:00 通风换气,保持凉爽;冬季气候寒凉,可短时间轮流开窗通风换气。通风时避免对流风,尤其身体虚弱或已经感受寒邪者,要在通风时穿好衣服或盖好被子,避免寒邪侵犯。刚装修的居室尤须加强通风换气,以防急性或慢性中毒的发生。

适宜的温湿度可使人感到轻松、舒适、安宁。一般来说,老年人应安排在向阳的房间,室温宜高。因湿度过高,汗液蒸发受阻,会使人感到胸中满闷,困倦乏力;湿度过低,则口干唇燥,咽喉干痛,特别是阴虚肺热者,会出现呛咳不止。因此,对感受燥邪而致病的阴虚者,室内湿度宜偏高,可在地面洒水或应用加湿器等;对感受湿邪而致病的阳虚者,室内湿度宜偏低,可经常开窗通风,降低湿度。

自然的光照使人舒适、欢快,有利于健康。应根据时间和病情,对光线进行相应的调节。休息时光线宜暗;长期卧床者,床的位置应尽量靠近窗户,以得到更多的阳光,有利于患者早期康复;热证、肝阳亢盛、肝风内动的患者,光线宜稍暗;寒证、风寒湿痹证患者,光线则需充足。

2. 安卧有方　睡眠是人的生理需要之一,睡眠时人体组织器官多处于休整状态,气血主要灌注于心、肝、脾、肺、肾五脏,使其得到补充和修复。老年人的睡眠时间约为 6h。提高老年人睡眠质量,需注意:①卧床软硬适宜,过硬易导致全身肌肉不能松弛而影响休息,过软则脊柱周围韧带和椎间关节负荷过重,会引起腰痛;②枕头高度 10~15cm,过低可致头部血管过度充血,醒后出现头面水肿,过高可使脑部血流不畅,易造成脑血栓而引起缺血性脑卒中;③正确的睡眠姿势,一般主张右侧卧位,微屈双腿,全身自然放松,一手屈肘平放,一手自然放在大腿上,这样心脏位置较高,有利于心脏排血,并减轻负担,同时,由于肝脏位于右侧,右侧卧可使肝脏获得较多供血,有利于促进新陈代谢;④良好的饮食习惯,晚饭不宜吃得过饱,也不宜吃刺激性和兴奋性食物,"胃不和则卧不安";⑤睡前宜梳头,宜用热水浴足。

3. 衣着宜忌　古今养生学家认为,服装宜宽不宜紧,并提出:"春穿纱,夏着绸,秋天穿呢绒,冬装是棉毛。"老年人衣着以方便、实用、整洁、舒适、美观为原则,注意:①款式宜宽大而得体,老年人由于肌腱松弛,动作幅度小,行动迟缓,衣服过紧、过小就会感到穿脱不便。要求衣服方便穿脱,不妨碍活动及便于变换体位。裤子最好采用松紧带,便于老年人穿脱,忌腰带过紧;②料质以轻、暖、软为佳,以棉、麻和丝绸等天然织物及浅颜色为宜,衣服的料质应较为松软、轻便以利于全身气血流畅。衣着颜色要注意选择柔和、不褪色为宜;③鞋袜宜柔软、吸汗、合适。

(二) 饮食护理

饮食是人体五脏六腑、四肢百骸得以濡养的源泉,是精气、津液、血脉的重要来源,是维持人体生长发育和新陈代谢的必要条件。中医学早有"药食同源""亦药亦食",甚至有"食治胜于药治,药疗不如食疗"之说。加强饮食指导,对老年人养生保健具有重要意义。

1. 根据不同病证给予适合饮食 疾病有寒热、虚实、阴阳、表里之别,根据患者的不同情况,指导其选择不同属性的食物,以配合"虚则补之""实则泻之""寒者热之""热者寒之"的治疗原则。不同药物,其性味、功能、主治不同,食物同样也具有各自的性味、功能和主治。

(1)**热证**:宜清热、生津、养阴,选择寒凉和平性食物,忌辛辣、烟酒及温热性食品。

(2)**寒证**:宜温里、散寒、助阳,选择温热食物,忌生冷、寒凉食物。

(3)**虚证**:宜补虚益损,选择补益类食物。阳虚者宜温补,忌寒凉食物;阴虚者宜清补,忌温燥食物;气虚者可随病证不同辨证施食。虚证患者多脾胃虚弱,进补时不宜使用滋腻、硬固之品,以清淡而富含营养为宜。

(4)**实证**:根据病情之表里寒热和轻重缓急辨证施食,遵循急则治标、缓则治本和标本兼治的原则进行调护,一般不宜施补。

(5)**外感病证**:饮食宜清淡,可食葱、姜等辛温发散之品,忌油腻厚味。

2. 根据不同的治则进行饮食调护 食物的性能(即食性)同中药的性能(即药性)一样,具有四气、五味、归经及升、降、浮、沉的作用趋势,重视食性对药性的影响,根据治疗原则选择适宜的食物,可增强药效。如热证患者用寒药治疗时,可辅以寒性食物;寒证患者用热药治疗时,可辅以热性食物;实证患者用泻法治疗时,可用攻伐性食物;虚证患者用补法治疗时,可辅以补益食物。

3. 根据四时气候特点进行饮食调护 春季为万物生发之始,阳气卓越,应忌油腻、辛辣食品,以免助阳外泄,宜食清淡瓜果、豆类。夏季天气炎热,由于暑热夹湿,脾胃易受困,应进食清淡、解渴、生津、消暑之品,如西瓜、冬瓜、绿豆汤、乌梅小豆汤、藿香茶、冰糖煎水代茶饮等;忌食生冷或不洁食物,尤其是过于寒凉、厚味之品,以免损伤脾胃。平素阳虚体质,常服用人参、鹿茸者,也应注意节制。秋季万物收敛,凉风初长,燥气袭人,易致肺系病证(如哮喘、咳嗽等)复发,饮食应以滋阴润肺为主,可适当食用芝麻、蜂蜜、菠萝、乳品、甘蔗、糯米等生津滋润之品,少食葱、姜、辣椒等辛辣之品;进补时应在平补的基础上再配以生津养液之品。冬季天气严寒,万物伏藏,宜食用具有滋阴潜阳作用且热量较高的食物,如谷类、羊肉、木耳等,而且宜热饮热食,应忌生冷、过咸食品,以保护阳气。冬季以养精、藏精为主,此时进补可扶正固本,有助于体内阴精的潜藏,增强抗病能力。

(三) 情志护理

情志护理是根据医学心理学的理论,遵循"整体观念"和"辨证施护"的原则,以良好的护患关系为桥梁,应用科学的护理方法,通过护理人员的语言、表情、姿势、态度、行为及气质来影响和改善患者的情绪,增强其战胜疾病信心,解除顾虑与烦恼,减轻痛苦,提高患者的满意度,对提高护理质量有着极其重要的作用。

1. 说理开导 说理开导是指通过正面的说理,使人们认识到情志对人体健康的影响,从而自觉地调和情绪,增强战胜疾病、促进健康的信心,积极配合治疗护理,使机体早日康复。首先要不断提高护理人员的自身综合素质,态度要真诚热情,要有同情心和责任感,以取得老年人的信任。再针对不同的病症,做到有的放矢,动之以情,晓之以理,喻之以例,明之以法,从而使老年人以良好的精神状态投身于维护和促进健康的活动中。另外,在进行说理开导时,护理人员应注意保护患者隐私。

2. 移情易性 移情,是指排遣情思,把思想焦点转移他处,在护理工作中,主要是指将老年人的注意力从疾病转移到其他方面;易性,是指改易心志,包括排除或改变老年人的不良习惯或使不良情绪适度宣泄,使其能恢复正常习惯或心态,以利于疾病的康复。身心疾病患者的注意力往往在疾病上,担心病情加重、不易治愈等,陷入忧愁、烦恼之中而不能自拔。护理人员应采用言语诱导的方法转移其注意力，使其忘却病痛，克服烦闷之感，达到心态平衡。如听广播、看电视、看书读报、下棋交友等。也可配合群体心理治疗，通过参加群体活动交流与疾病作斗争的经验，相互启发、相互鼓舞，自然地形成一种亲近合作的内部关系，产生一种轻松、愉快、超脱的共鸣，以增强治疗效果。护理实践中应根据个体的素质、爱好、环境与条件等决定具体的方法。

3. 以情胜情　以情胜情是以中医五行相克的理论为依据，创立的独特情志护理方法。即有意识地采用一种情志抑制另一种情志，以淡化甚至消除不良情绪，恢复正常精神状态的护理方法。根据五行相克的规律，怒胜思，思胜恐，恐胜喜，喜胜悲，悲胜怒。朱丹溪提出："怒伤，以忧胜之，以恐解之；喜伤，以恐胜之，以怒解之；忧伤，以喜胜之，以思解之；思伤，以怒胜之，以喜解之；恐伤，以思胜之，以忧解之；惊伤，以忧胜之，以恐解之；悲伤，以恐胜之，以怒解之。"对于过怒所致疾病，可以怆恻苦楚之言感之，如值患者嗔怒之际，晓之以理，尽最大可能地宽慰劝解患者，若能令其感动，则气可随之而泄；对于突然或过度喜悦所造成的精神散乱，施恐怖以治之，如对患者骤然施予平素畏惧的事物，则有以水折火之效；对于过度思虑所得疾病，以怒而激之等，如夺其所爱，使患者气结得以尽情宣泄。

4. 顺情从意　顺情从意是指顺从个体的意志、情绪，特别是精神状态忧郁和感到压抑之人，应尽可能地满足其合理的身心需要。老年人在患病的过程中，情绪多有反常，对此，尽可能顺其情、从其意，以利于身心健康。对于老年人心理上的欲望，若是合理的，应尽力满足，如创造条件以改变环境，或对其想法表示同情、理解和支持等。对错误、不切实际的欲望，固然不能纵容迁就，而应当采用说服教育等方法处理。在患者对所患疾病有思想顾虑时，可为患者讲述有关的医学知识，帮助其消除疑虑；对重病者，更应耐心解释，尽量解除患者的不安情绪及悲观失望的状态；对完全丧失生活能力的患者，在生活上全面照顾、精心护理的同时，更要帮助其树立战胜疾病的信心和勇气。

5. 发泄解郁　发泄可使压抑和忧郁得以释放，情释开怀，身心得舒。发泄解郁，要求患者能自我调节，发泄抑情，化郁而畅。患者如能将病情或郁闷的情绪向护士或好友诉说，不仅对分析病情大有好处，也是一种"心理疏泄"，可使心情得以舒畅，为治疗创造条件。

（四）运动护理

"生命在于运动"。我国古代用"流水不腐，户枢不蠹"来比喻运动。在实践中，华佗首创"五禽戏"运动方法，成为我国体育健身运动的先驱，继后有孙思邈、王焘等提出各种运动锻炼方法，为运动养生的产生、发展作出了巨大贡献。运动养生的常用方法有：劳动锻炼、散步、八段锦、太极拳等。

1. 劳动锻炼　这里的劳动是指体力劳动。《老老恒言·消遣》中说："拂尘涤砚，焚香烹茶，插瓶花，上帘钩，事事不妨身亲之，使时有小劳，筋骸血脉，乃不凝滞"。劳动能够舒展筋骸，流畅气血，强身健体。

2. 散步与跑步　散步与跑步是最简单易行的运动方法，古代多开展散步，而对跑步则不大提倡，其实这两种运动方法具有相似作用。前人对散步的作用、时间、要求均作了较详细的论述。"步主筋，步则筋舒而四肢健"；饭后"缓行数百步，散其气以输其食，则磨胃而易腐化"；闲暇"散步所以养其神"；睡前散步"是以动求静"，有助于入睡。现代养生学对跑步做了许多观察与研究，确认跑步对人体健康有益，是一种较好的防疾治病方法。无论是散步或是跑步，都贵在坚持、适量，这才是达到养生效果的保证。

3. 八段锦　八段锦是我国古代的导引术，其健身效果显著，流传广泛，是中华传统养生文化中的瑰宝。八段锦的"八"字，不是单指段、节和八个动作，而是表示其功法有多种要素，相互制约，相互联系，循环运转。"锦"字是由"金""帛"组成，以表示其精美华贵。八段锦的功法动作根据经络的循行走向规律，突出体现逢练

ER 2-3

八段锦

必旋、逢功必绕的特点，通过对五脏六腑直接或间接刺激、牵拉，达到改善微循环，通经活络的目的。其步骤口诀：双手托天理三焦、左右开弓似射雕、调理脾胃须单举、五劳七伤向后瞧、摇头摆尾去心火、两手盘足固肾腰、攥拳怒目增气力、背后七颠百病消。习练时做到松静自然、准确灵活、练养相兼、循序渐进，练习无须器械、场地，简单易学。

4. 太极拳 以中国传统儒、道哲学中的太极、阴阳辩证理念为核心思想，集颐养性情、强身健体、技击对抗等多种功能为一体，结合易学的阴阳五行之变化、中医经络学、古代的导引术和吐纳术形成的一种内外兼修、柔和、缓慢、轻灵、刚柔相济的中国传统拳术。太极拳基于太极阴阳之理念，用意念统领全身，遵循劲力核心、对拉互争、一动俱动、节节贯串、相随相合、阴阳相济六大原则，通过入静放松、以意导气、以气催形的反复习练，以进入妙手一运一太极，太极一运化乌有的境界，达到修身养性、陶冶情操、强身健体、益寿延年的目的。其中，24 式简化太极拳也叫简化太极拳，为国家体育总局于 1956 年组织太极拳专家汲取杨氏太极拳之精华编串而成。相较传统的太极拳套路，其内容精练，动作规范，浓缩了传统太极拳的精华，适合老年人群居家晨练。

（五）用药护理

中医用药护理独具特色，不同的药物、不同疾病具有不同的用药原则、要求与方法，正确的用药护理可提高药效，从而提升医疗与护理质量。

1. 中药服用时间和服用温度指导

（1）**服药时间**：中药汤剂一般每日 1 剂，煎煮 2 次，分 2 次服用，上、下午各 1 次。其中健胃药宜空腹服，消导药宜饭后服，滋补药宜空腹服，安神药宜睡前半小时服，催吐药宜清晨、午前服，峻下逐水药宜清晨空腹服。

（2）**服药温度**：①温服药，将煎好的汤剂放温后服用，或用温开水送服。汤剂放凉后，要温服时，应先加热煮沸，再放温服用。②热服药，将煎好的汤剂趁热服下，或用热开水送服。解表药、理气、活血、化瘀、补益剂均应热服。③凉服药，凉服即将煎好的汤剂放凉后服用或用凉开水送服。热证应凉服。

2. 观察药物效果和反应 服解表药后，应给老年人喝热粥或热饮，以助药力。冬令感冒还需稍盖衣被，让其周身微汗出。服催吐药后要观察呕吐物的性质、量和次数，服泻下药后应观察泻下次数，大便性质、量等。服排石汤要观察二便情况，检查有无结石排出等。对服用逐水药或剧毒药时，应事先向老年人或家属交代注意事项和可能发生的反应。服药后要观察腹泻、腹痛、恶心呕吐等不良反应。

3. 注意食物对药效的影响 中医历来有"药食同源"之说，因药性和食性都有"四气"即寒、热、温、凉和"五味"即辛、甘、酸、苦、咸。同时，某些食物本是药物，既可食用，又当药用。如大枣、莲子、桂圆、百合、山药、赤小豆、海带、甲鱼、桑葚、黑芝麻、蜂蜜等。当食性和药性有共同的性味，食性与药性相顺应时，食物能增强药物的作用；当食性与药性相反，食物便会降低药物的作用。如热证老年人用寒药治疗的同时，食物应选用寒凉之品，以顺应病性和药物的药性；同样，寒证老年人使用热药治疗时也应给予温热性食物。这样治疗效果才能得到一定程度的提高。反之，会降低药物的效果。

三、中医养生保健常用技术

常用的中医养生保健技术包括熏洗法、拔罐法、刮痧法、灸法、药熨法、贴药法、耳穴贴压法，这些技术具有操作简便、疗效确切、成本低廉、老年人易接受等特点，满足了老年人对健康的需求和顺应了社会发展的需要。

（一）熏洗疗法

熏洗疗法是将药物煎汤，趁热在患处进行熏蒸、坐浴、冲洗的方法。此法具有宣通表里、活血化瘀、消肿止痛、清热解毒、祛风杀虫止痒、清洁疮面、生肌收口等作用。

1. 适应证 熏洗疗法适用于疮疡、筋骨疼痛、目赤肿痛、皮肤病、阴痒带下、肛门疾病等。

2. 物品准备 治疗盘、治疗碗、中药液、毛巾、橡皮单、镊子、绷带或胶布、纱布、面盆或坐浴盆、坐浴架、大浴巾等（根据熏洗部位选用以上物品）。

3. 操作方法

（1）**四肢熏洗法**：将煎好的药液倒入盆内，加热水至所需容器，然后将橡皮单垫于盆下，将患者的患肢架于盆上，用浴巾围盖患肢及盆，用药液的蒸汽熏蒸患部，再待药液不烫时揭去浴巾，将患部浸入药液中泡洗。

（2）**坐浴法**：将煎好的药液倒入坐浴盆内，加热水至所需容量，置盆于坐浴架上，盖上有孔木盖，必要时用屏风遮挡患者。患者暴露臀部坐在木盖上，患部对准盖孔进行熏蒸，待药液不烫时，拿掉木盖，臀部坐于盆内泡洗。

4. 注意事项

（1）注意保温，室内应温暖避风，暴露部位尽可能采取保暖措施。

（2）熏洗时药液不可过热，防止烫伤皮肤。

（3）包扎部位熏洗时，应揭去敷料，熏洗完毕，应更换消毒敷料，重新包扎好。

（二）拔罐疗法

拔罐疗法，是一种以罐为工具，借助热力排除其空气，造成负压，使之吸附于腧穴或应拔部位的体表而产生刺激，使局部皮肤充血、淤血，以达到防治疾病目的的方法。

1. 适应证 本法具有通经活络、行气活血、消肿止痛、祛风散寒等作用，其适用范围广泛，如风湿痹痛、各种神经麻痹、腹痛、背腰痛、头痛、感冒、咳嗽、哮喘、消化不良、胃脘痛、眩晕、丹毒、红丝疔、毒蛇咬伤、疮疡初起未溃等。

2. 物品准备 常用的罐具有竹罐、陶罐、玻璃罐、抽气罐等。

3. 操作方法

（1）**拔罐方法**

1）火罐法：利用燃烧时火焰的热力，排去空气，使罐内形成负压，借以将罐吸附在皮肤上。具体操作方法有投火法和闪火法两种。①闪火法：用镊子或止血钳夹住95%的酒精棉球，点燃后在罐内绕一圈立即退出，然后迅速将罐扣在施术部位。②投火法：将酒精棉球或纸片点燃后投入罐内，迅速将罐扣在施术部位，此法适用于侧面横位拔罐。

2）水罐法：此法一般适用于竹罐。将竹罐倒置在清水或药液中，煮沸1~2min，用镊子夹住罐底提出液面，甩去水液，趁热吸附在皮肤上。

3）抽气罐法：抽气罐目前多用透明塑料制成，上面加置活塞，此法先将备好的抽气罐紧扣在需拔罐的部位上，用抽气筒将罐内的空气抽出，使之产生所需负压，即能吸住，此法适用于任何部位拔罐。

（2）**拔罐的应用**

1）留罐：又称坐罐，即拔罐后留置10~15min，罐大、吸拔力强的应减少留罐时间。单罐、多罐皆可应用。

2）走罐：又称推罐，一般用于肌肉丰厚的部位，需选口径较大的玻璃罐。先在罐口或施术部位的皮肤上涂抹凡士林等润滑剂，再将罐拔住，然后右手握住罐体，上下反复推移，至施术部位皮肤潮红充血甚或瘀血时为止。

3）闪罐：将罐拔住后立即取下，再迅速拔住，如此反复多次，直至皮肤潮红。

4）针罐：此法是将针刺与拔罐相结合应用的一种方法。先针刺，待得气后留针，再以针为中心将火罐拔上，留置10~15min，然后起罐起针。

4. 注意事项

（1）拔罐时，要选择适当体位和肌肉丰满的部位。体位不当、骨骼凹凸不平、毛发较多的部位均不适宜。

（2）拔罐时，要根据所拔部位的面积大小而选择大小适宜的罐。操作必须迅速，才能使罐吸附有力。

（3）用火罐时应注意勿灼伤或烫伤皮肤。若因烫伤或留罐时间过长而致皮肤起水疱时，小水疱无须处理，敷以无菌纱布防止擦破即可；水疱较大时，消毒后用注射器抽吸出液体，覆盖无菌敷料，以防感染。

（4）皮肤过敏、溃疡、水肿和大血管走行的部位不宜拔罐。高热抽搐者腹部、腰骶部不宜拔罐。

（5）起罐时，手法要轻缓，一手抵住罐口缘皮肤轻轻向下按压，使空气进入罐内，即可将罐取下，切忌暴力上提或旋转提拔，以防拉伤皮肤。

ER 2-4

常用中医养生
保健技术

（三）刮痧疗法

刮痧疗法是采用边缘光滑的器具，如刮痧板（多用水牛角、黄牛角制成）、铜钱、硬币、陶瓷片、小汤匙等，蘸植物油或清水在患者体表部位从上到下、从内到外进行反复刮动，使局部出现细小的皮下出血点，状如砂粒，以促进全身气血流畅，邪气外透于表，从而达到防治疾病的治疗方法。

1. 适应证　本法临床应用范围较为广泛。过去主要用于痧症，现已扩展用于呼吸系统和消化系统等疾病。如中暑、伤暑、湿温初起、感冒、发热、咳嗽、咽喉肿痛、呕吐、腹痛、疳积、伤食、头痛、头晕、小腿痉挛、汗出不畅、风湿痹痛等。

2. 物品准备　刮痧板，或边缘光滑、没有缺损的铜钱或硬币或瓷汤匙，小碗或酒盅（盛少许植物油或清水）。

3. 操作方法

（1）**刮痧部位**：主要在背部，有时亦可在颈部、前胸、四肢。

（2）**刮痧方法**：患者暴露施术部位，术者右手持刮痧工具，蘸取植物油或清水，在确定的体表部位轻轻向下顺刮或从内向外刮动，逐渐加重用力，刮 10~20 次，以出现紫红色斑点或斑块为度。刮痧时应用腕力，力量柔和均匀，沿同一方向刮动，通常先刮颈项部，再刮脊柱两侧，最后刮胸部及四肢。刮背部时，应向脊柱两侧沿肋间隙呈弧线由内向外刮，每次 8~10 条，每条长 6~15cm。

知识链接

刮痧的补泻手法

刮痧疗法的补泻作用是由刮动的速度、刺激的时间和刺激的强度等诸多因素决定的。

1. **补法**　凡是力量小、速度慢、刺激强度小、进行较长时间刮动，使正气得到补助或对组织器官起兴奋作用的手法，即为补法。补法适用于病情轻、病灶浅、体质差的患者及老人、儿童、精神高度紧张、害怕疼痛的患者。

2. **泻法**　凡是力量大、速度快、刺激强度大、进行较短时间刮动，使邪气得以去除或对组织器官起抑制作用的手法，即为泻法。泻法适用于病情重、病灶深，但体质强壮的患者及疼痛的患者。这类患者也可用平补平泻的手法。

3. **平补平泻**　是介于补法和泻法之间的一种手法，其操作力量小而速度快，或力量大而速度慢。

4. 注意事项

（1）室内空气要流通，但应注意保暖，勿使患者感受风寒。

（2）患者体位要根据病情而定，一般有仰卧、俯卧、仰靠、侧卧等，以患者舒适为度。

（3）凡刮治部位的皮肤有溃烂、损伤、炎症等，均不宜采用本法。

（4）掌握刮痧力度，由上而下顺刮，并时时蘸植物油或清水保持肌肤润滑，避免刮伤皮肤。

（5）刮痧时注意患者病情的变化，如病情不减反而更加不适者，应立即送医院诊治。

（6）刮痧完毕应擦净油渍或水渍，嘱患者休息片刻，保持情绪平静，并嘱忌食生冷、油腻、刺激食品。

（7）刮痧时间一般 20min 左右，或以患者能耐受为度。

（四）灸法

灸法是指用某些燃烧材料熏灼或温熨体表的一定部位，借灸火的热力和药物的作用，通过刺激经络腧穴达到温经通络、活血行气、散寒祛湿、消肿散结、回阳救逆及预防保健的作用。

知识链接

现代科学研究发现艾的作用

艾燃烧产生的热量可提高局部血流量，升高局部温度，缓解局部痉挛症状；能调整机体的免疫功能、内分泌功能和自主神经功能，恢复失衡机体，增强人体细胞及体液免疫功能；艾灸还可刺激人体体液发生改变，有增强肾上腺皮质激素分泌及胸腺细胞活力的作用。

---

1. 适应证　本法主要用于慢性虚弱性疾病以及风寒湿邪为患的病证。如中焦虚寒性呕吐、腹痛、腹泻，脾肾阳虚、元气暴脱所致久泄、遗尿、遗精、阳痿、虚脱、休克，气虚下陷所致脏器下垂，风寒湿痹而致腰腿痛。

2. 物品准备　治疗盘、艾条或艾炷、火柴、凡士林、棉签、镊子、弯盘、浴巾、屏风。间接灸时还应备用姜片、蒜片、食盐、附子饼等。

3. 操作方法

（1）**艾炷灸**：将艾绒搓成圆锥形的艾炷，大小视病情而定。燃烧一个艾炷称一壮。

1）**直接灸**：将大小适宜的艾炷直接放在皮肤上施灸的方法。根据施灸程度的不同，分为瘢痕灸和无瘢痕灸。施灸时，每壮必须燃尽，然后除去灰烬，继续易炷再灸，一般灸 7~9 壮，灸后局部起疱化脓，愈后留有瘢痕，称瘢痕灸。每壮不必燃尽，当燃剩 2/5 左右患者有灼痛感时，即换炷再灸，连灸 3~7 壮，以局部皮肤充血、红润为度，灸后不化脓、不留瘢痕，称无瘢痕灸。

2）**间接灸**：又称隔物灸，即在艾炷与皮肤之间隔上某种药物而施灸的方法。根据不同的病证选用不同的隔物，如隔姜灸、隔蒜灸、隔盐灸。

（2）**艾条灸**：将艾条一头点燃，置于距施灸皮肤 2~3cm 处进行熏灸；或与施灸部位的距离不固定，而是一上一下活动地施灸，使患者局部有温热感而无灼痛感。一般灸 3~5min。

（3）**温针灸**：温针灸是针刺与艾灸相结合的一种方法。针刺入腧穴得气后，将纯净细软的艾绒捏在针尾上，或将一段长 2cm 左右的艾条插在针尾上，点燃施灸。待艾绒或艾条燃尽后除去灰烬，将针取出。

4. 注意事项

（1）施灸时应防止艾火脱落烧伤皮肤和点燃衣服被褥。

（2）一般是先灸上部，后灸下部；先腰背部，后胸腹部；先头身，后四肢。壮数是先少后多，艾炷是先小后大。

（3）黏膜附近、颜面、五官和大血管走行部位，不宜采用瘢痕灸。实证、热证、阴虚发热不宜施灸。

（4）灸后局部出现微红灼热属正常现象，无须处理，如局部出现水疱，小者可任其自然吸收，无须特殊处理；如水疱较大，可用无菌毫针刺破水疱，放出液体，覆盖无菌纱布，保持局部清洁、干燥，防止感染。

（五）药熨法

药熨法是将中药加热用布包好，置于身体的一定部位或特定穴位上来回烫熨，利用热力和药物的作用以达到行气活血、散寒定痛、祛瘀消肿等治疗目的的一种治疗方法。

1. 适应证

（1）风寒湿邪引起的关节冷痛、酸痛、沉重、麻木。

（2）扭挫伤引起的局部青紫、肿痛、腰背不适。

（3）脾胃虚弱所致的消化不良、便溏、腹部闷胀、寒性呕吐、腹泻等。

2. 操作方法

（1）盐熨法：取粗盐 250~500g，放入铁锅内，急火炒热至 60~70℃后用布包好，在患处不停地烫熨。

（2）吴茱萸熨法：取吴茱萸 500g，或加生盐 90g，炒热烫熨。

（3）姜熨法：将连皮生姜切碎炒热，用布包好，烫熨患处，姜冷后加入姜汁炒热再熨。

（4）醋熨法：取粗盐 250g，放入铁锅爆炒，将陈醋 250ml 慢慢洒入盐中，边洒边炒，用布包裹烫熨患处。

（5）坎离砂熨法：将坎离砂放入治疗碗内，加适量 2% 醋酸或食醋，以竹片或木棒迅速拌至均匀潮湿，装入布袋，待温度升至 45~50℃后敷患处。

3. 注意事项

（1）凡热证、实证、局部破损或局部感觉障碍，以及麻醉后知觉尚未恢复者禁用。

（2）严格掌握热熨温度，温度太低效果差，太高易烫伤皮肤，应以患者感到舒适为度。热熨前局部可先涂以薄油脂保护皮肤，刚开始烫熨时药包较热、熨速宜快，温度低时熨速宜慢，注意观察患者对温度的反应，避免烫伤。

（3）准备两个热熨包交替使用，效果更好。

（4）随时观察皮肤有无潮红、水疱，如有烫伤，立即停止药熨，将受伤局部涂烫伤药物。

（六）贴药法

贴药法是将药物贴附于体表局部或腧穴的一种操作方法，其剂型有膏贴、饼贴、叶贴、皮贴、花贴和药膜贴。

1. 适应证　适用于疖肿、疮疡、瘰疬、风湿痹痛、哮喘、胸痹、偏头痛、口眼歪斜、症瘕积聚、腰腿病、腹痛、腹泻等多种疾患。

2. 物品准备　治疗盘、遵医嘱配制的药物、酒精灯、火柴、剪刀、棉花、纱布、胶布、绷带、保险刀、滑石粉、棉签。

3. 操作方法

（1）备齐用物，携至床旁，做好解释，核对医嘱。

（2）协助患者取合适体位，暴露贴药部位，注意保暖。

（3）暴露患处（揭去原来贴药），清洁皮肤。擦洗皮肤上的贴药痕迹，观察疮面情况及贴药效果。

（4）遵照医嘱使用已经配制的药物，并根据病灶范围选择大小合适的膏药，剪去膏药周边四角，将膏药背面置酒精灯上加温，使之烊化便于贴于患处。

(5) 操作完毕协助患者着衣,整理床单位,安置舒适的体位。

(6) 整理所用物品,做好记录并签字。

4. 注意事项

(1) 贴药的时间视病情而定,膏药应逐渐加温,以烊化为度,烘烤过久易烫伤皮肤或药膏外溢。

(2) 贴药后如出现皮肤发红,起丘疹、水疱、瘙痒、糜烂等,应停止用药,及时报告医师。

(3) 膏药不可去之过早,以防创面不慎受伤,再次引起感染。

(4) 皮肤过敏者慎用。

(5) 除去膏药后用松节油擦拭残留的膏药。

(七) 耳穴贴压法

耳穴贴压法是用胶布将药豆或磁珠准确地粘贴于耳穴,给予适度的揉、按、捏、压,使局部产生热、麻、胀、痛等刺激感应,以达到治疗目的的一种外治疗法。

1. 适应证 本法适用于多种疾病,如胆石症、胆囊炎、腹痛、颈椎病、失眠、高血压、眩晕、便秘、哮喘、尿潴留等。

2. 物品准备 治疗盘、药豆(如王不留行籽等)或磁珠、皮肤消毒液、棉签、镊子、探棒、胶布、弯盘等。

3. 操作方法 探查耳穴,找出阳性反应点,并结合病情确定主穴和辅穴。将胶布剪成小方块,中心粘贴药豆或磁珠备用。皮肤消毒后,左手托持耳郭,右手用镊子夹取胶布,将药豆或磁珠对准穴位贴压其上,轻轻揉按 1~2min。每次贴压 5~7 个耳穴为宜,每天按压 3~5 次,隔 1~3d 换 1 次。两耳交替或同时贴压。

4. 注意事项

(1) 注意防水,以免脱落。

(2) 夏天易出汗,贴压耳穴不宜过多,时间不宜过长,以防胶布潮湿或皮肤感染。

(3) 耳郭皮肤有炎症或冻伤者不宜采用。

(4) 过度饥饿、疲劳、精神高度紧张、年老体弱者按压力度宜轻,急性疼痛性病症的患者宜重手法强刺激。

第三节　健康养老

以居家为基础、社区为依托、机构为补充、医养相结合的养老服务体系为目前我国养老体系的主要建设方向。2019 年 10 月,第十九届中央委员会第四次全体会议指出应对人口老龄化问题过程中,要加快建设居家社区机构相协调、医养康养相结合的养老服务体系。在加快建设养老服务体系过程中,要形成推动养老事业多元化、多样化发展的新格局,还需要开辟养老事业多元化、多样化发展的有效途径,更好满足老年人养老服务需求。

目前我国的健康养老模式有多种类型,不同的角度分类方法各异。从养老地点来分类,可分为家庭养老模式、社区居家养老模式和机构养老模式。在养老方式上,为了有效地整合资源,给老年人提供完整连续的服务,我国提出了医养结合的养老模式,这也是近些年来满足老年人医和养的两大重要需求的热点政策。同时,科技的发展促进了技术在养老中的应用,因此智慧养老也成为当今发展的主流趋势之一。除此之外,随着健康产业的不断发展,互助养老、以房养老、候鸟式养老、乡村田园养老等多元化养老模式也开始涌现。

一、社区居家养老模式

社区居家养老模式(community-based home care model)是指政府和社会力量依托社区,为居家的老年人提供生活照料、家政服务、康复护理和精神慰藉等服务的一种养老模式。重点是以家庭为核心，以社区为依托，以专业化服务为手段，为居住在家的老年人提供生活照料、医疗保健和精神文化生活等为主的社会化养老服务。该模式具有投资少、成本低、服务广、收益大、收费低、服务方式灵活等特点。

（一）主要优点

1. 符合多数老年人的传统观念，老年人居住在熟悉的家中，可以享受到家庭的温暖，精神愉悦，有利于身心健康。

2. 相对社会机构养老所需费用低，减轻家庭经济负担，有利于解决中低收入家庭养老的后顾之忧。

3. 可以减轻机构养老服务的压力，解决养老机构不足的难题。

4. 有利于推动和谐社区的发展和建设，在社区内形成尊老、助老的优良风气，提高社会道德风尚。

（二）主要不足

1. 对居家老年人需求评估不到位，供给服务难以精准。

2. 养老服务设施不健全，目前很多社区没有同步规划建设适老化的居家养老服务设施。

3. 专业的养老服务人才队伍缺乏。

4. 生活照料服务相对较多，专业的医疗护理和康复服务相对较少，医养未能有效融合。

二、医养结合养老模式

医养结合养老模式（old-age care combined with medical care），简称为医养结合，是指医疗资源与养老资源相结合，实现社会资源利用最大化的一种养老模式。其中，"医"，包括医疗、康复、保健护理服务，具体有预防保健、疾病诊治、健康管理、护理和康复、长期照护以及临终关怀服务等；"养"，包括生活照护服务、精神心理服务、文化娱乐服务等。医养结合基于资源整合理论，利用"医养一体化"的发展模式，把老年人的健康服务放在了首要位置。

（一）主要优点

1. 可有效整合现有的医疗和养老资源，拓展养老机构的功能，为老年人提供健康教育、生活照护、医疗保健、康复护理、文化娱乐等服务，体现老有所养、老有所医、老有所乐。

2. 在传统的老年人基本生活需求保障、日常照顾的基础上，能对老年人特别是"空巢"老人和失能、半失能老人开展医疗护理、康复训练、健康保健等服务。

3. 在老年人日常生活、医疗需求、慢病管理、康复锻炼、健康体检及临终关怀服务中实现一站式服务，可以提高老年人的生活品质、提高生命质量。

（二）主要不足

1. **医养结合相关政策需要进一步衔接，管理机制有待完善**　医养结合工作涉及国家卫生健康委员会、民政部、国家发展和改革委员会、人力资源社会保障部、国家医疗保障局等多个部门，相关政策分散于各部门之间，老年人的基本信息、保险信息、健康信息、就医信息等也分散在不同的部门中，难以对老年人的综合情况进行评估分析与应用。

2. **医养结合服务供需矛盾突出，人力资源难以满足服务需求**　随着老年人口数量的不断增多，照护服务内容也不断增加，对养老服务供给提出较高的要求。但目前老年人的需求与服务供给之间不匹配，医养结合机构提供的服务相对单一，缺乏标准化和专业的需求评估等。

3. **医养结合服务有待进一步规范**　目前各地虽都在探索医养结合的可行模式，但缺乏相关行业规范与标准。一是医养结合机构缺乏完善的入院健康评估、机构准入、医疗护理质量评估等，监管难度大；二是医疗护理员的资质认证不统一；三是很多医养结合机构没有纳入医保；四是长期护理保险仍未全面落地，长期护理保险的工作项目清单、定点服务机构标准和管理规范、床位分类登记、现有医保体系与长期护理保险体系衔接过渡，以及信息化的对接等方面都需进一步完善和探讨。

三、智慧养老模式

智慧养老模式（smart elderly care model）是新一代信息技术驱动的养老新模式，是指利用信息技术等现代科学技术，如大数据、人工智能、互联网、云计算、区块链等，围绕老年人的生活起居、安全保障、医疗卫生、保健康复、娱乐休闲、学习分享等各方面支持老年人的生活服务和管理，对老年人的健康信息自动监测、预警，甚至主动处置，实现技术与老年人的友好、自主式、个性化智能交互。智慧养老以老年人实际需求为出发点和落脚点，通过信息化手段，合理满足养老对象的健康需求、生活需求和社会需求，并通过供需匹配，可视化的分析和多方位的决策管理，达到服务的个性化、多样化和精细化。

（一）主要优点

1. 提供有针对性和全面快捷的养老服务　智慧养老中借助便捷的终端设备和整合资源平台，使养老服务更具有针对性、方便性、快捷性，如通过手环可实现定位、求助、监测、数据收集等。

2. 促进社会资源的有效整合　大数据背景下的智慧养老服务体系，利用现代科学技术尤其是互联网，整合老年人的各项需求信息，实现了社会需求与社会资源之间的有效整合。信息化、数字化的智能服务系统为社会资源与需求之间搭建起桥梁，信息数据的汇集便于企业有针对性地参与到养老行业中，减少了无谓的资源消耗，为我国养老行业的发展注入新的活力，有效促进和协调了养老行业中政府、企业、社会组织及个人之间的深度分工与合作。

3. 政府公共职能得以完善　智慧养老模式通过信息化手段对整个养老服务过程予以监控，能够全方位把握老年人的生理健康状况和现实需求，为政府更好地实施养老服务提供信息参考，促进部门工作效率的提升及方法的改进。智慧养老帮助政府由被动服务转向主动服务，有效提升了政府的公信力及群众的满意度。

（二）主要不足

1. 智慧养老的产品和技术在实际应用过程中，常常面临着老年人接受度不高、不会用、不实用。供给方突出表现为重技术、轻需求，重产品、轻服务，重概念、轻场景的现象，需求方和供给方匹配不合理，有效供给能力不合理、老年人需求尚未完全释放。

2. 目前市场上的可穿戴产品同质化倾向严重，照搬技术，造成智慧养老产品适老化不足，老年人体验感不好。

3. 智慧养老产品缺乏后续服务，"最后一千米"落地难。

4. 智慧养老产品和系统缺乏统一的标准和规范，互联互通不畅。

5. 由于科技鸿沟、消费观念和支付能力的限制，相关产品触达老年市场的阻力较大。

四、其他健康养老模式

除以上养老模式外，还有很多其他类型的养老模式，如互助养老、以房养老、候鸟式养老、乡村田园养老等。

（一）互助养老

互助养老是指将不同年龄段、不同身体状况的老年人作为养老服务的提供者和受益者，以自愿为原则，通过老年人之间的互相照顾和帮助，使他们在日常生活中得到照顾的同时，也能得到精神慰藉的新型养老模式。互助养老是家庭、社区、政府多方相结合的一种新型养老模式。该模式鼓励老年人发挥余热，充分实现人生价值，符合老年人情感需求；同时养老成本低，有助于减轻养老压力。互助养老包括老年人通过以血缘、地缘为基础的亲友式互助养老、出行方便的多人据点式互助养老、一对一组队的结对式互助养老、防患于未然的储蓄式互助养老等多种方式。

（二）以房养老

以房养老是指老年人为实现多样化的养老服务需求，将个人房产通过出租、出售等方式抵押给专业运营机构，由此获取专业养老服务、养老金或入住养老院，从而安享晚年。以房养老模式在20世纪60年代起源于美国，开始以住房反向抵押贷款模式为主，目的是减轻老年房主在收入减少后面临健康、住房和生活费用增加时的经济负担。2013年9月，国务院印发《关于加快发展养老服务业的若干意见》，明确提出开展老年人住房反向抵押养老保险试点。后来在北京、上海、广州和武汉4个城市进行试点。但以房养老在我国发展并不顺利，可能与以房养老模式在根本上与我国传统的"养儿防老"观念相冲突等原因有关。有待政府、相关机构和个人共同努力探索，形成符合中国本土文化的以房养老模式。

（三）候鸟式养老

候鸟式养老指的是随着季节的变迁，老年人出于科学养生、休闲娱乐、旅游放松、文化交流等各种目的选择到异地养老的一种养老方式。老年人根据气候的适宜程度、社会环境的变化、个人的喜好、在自身条件与外在条件许可的范围内，挑选合适的或者自己喜欢的城市作为自己的养老居住地，例如，北方的老年人选择秋冬季到海南等省市过冬，春夏季又返回北方避暑。随着候鸟式养老越来越被大家所推崇，候鸟式养老群体集中所在城市的公共服务需求与迁入地公共服务供给之间的矛盾变得日益凸显。需要国家在宏观层面加强关注，应统筹迁出地与迁入地政府间、社区间的合作，搭建信息共享平台，进行公共服务供给侧结构性改革，提升迁入地城市硬实力的承载力和软实力的包容性。

除以上问题外，从健康的角度，有观点认为，长期生活在北方的老年人，身体已经适应四季分明的气候环境，如果避开北方严寒冬季跨入海南炎热的夏季气候，会改变人体长期适应的生物钟的运行，会对老年人身体健康产生不利影响。这个问题仍需要进一步研究和关注。

（四）乡村田园养老

乡村田园养老是指老年人在乡村养老，在亲近自然环境中得到美的享受，从而实现老年人身体健康的一种积极的养老方式。随着农村劳动力向城市转移，农村闲置房屋数量逐年增加，这种乡村田园养老充分利用了农村闲置用房，既可以满足城市老年人思乡怀旧的诉求，也满足了老年人举家体验乡野生活的愿望，把养生养老与休闲度假联结起来。虽然田园养老有很好的发展前景，但其发展目前还处于起步阶段，仍存在医疗制度不完善、人文关怀不足等问题。在这方面，政府应加大政策引导力度，完善设施、市场与经营者要着重突出田园养老特色，注重田园养老的内涵建设。

（王红艳）

思考题

1. 刘爷爷，71岁，有高血压病史5年，每日饮酒，喜食辣椒，经常诉说全身皮肤瘙痒难忍，有时会将皮肤抓破。老人平常爱干净，养成了每晚洗热水澡的习惯。
请思考：
（1）采用哪些措施可有效减少刘老伯的瘙痒症状？
（2）为了使刘爷爷安全沐浴，应为其提供哪些必要的指导？

2. 王爷爷,78岁,丧偶,子女在国外工作。自从去年退休后,白天大部分时间在家看书报或电视节目,很少外出。喜欢吃肉,不爱吃蔬菜。近期体检结果显示:血压、血脂偏高。

练习题

请思考:

(1) 王爷爷目前存在哪些护理问题?

(2) 对王爷爷的生活方式指导要点有哪些?

(3) 王爷爷目前的社区居家的养老方式供需有何问题?

第三章 | 老年人综合评估

ER 3-1　　ER 3-2

教学课件　　思维导图

　　老年综合评估（comprehensive geriatric assessment，CGA）是老年医学的核心内容之一。CGA 以人为中心，注重全面功能状况和生活质量的评估，以确定老年人在躯体、精神心理、社会健康、环境及其功能活动状态等方面所具有的能力和存在的问题，为制订全面的、综合的治疗、康复、照护计划做依据。

第一节　概　述

情景导入

　　张奶奶，78 岁，独居，由保姆照顾。2 年前因急性脑血管疾病导致单侧肢体功能障碍，语言沟通障碍，自理能力下降。张奶奶既往有高血压、糖尿病病史，视听能力稍差，双眼白内障，一侧较重，两年前曾做过单眼手术，张奶奶时常会感觉视物模糊，眼干涩，因听力下降明显影响日常沟通交流，为此张奶奶时常会感觉自卑、无助。有吞咽障碍，进食困难，偶尔有便秘和尿失禁状况发生。

请思考：

1. 收集张奶奶的健康史资料时，可采用何种沟通方式？
2. 如何对张奶奶进行全面评估，评估要点有哪些？
3. 请你对张奶奶进行综合评估，确定照护等级，并与医生沟通制订康复训练计划。

一、老年综合评估概念及意义

　　1. 老年综合评估　是采用多学科方法、多层次、多角度评估老年人的躯体状况、心理健康、功能状态、社会环境状况以及潜在的健康问题等，并据此制订治疗和护理计划，以维护和改善老年人健康与功能状态。

　　2. 老年综合评估的意义　CGA 是从老年人整体出发，多维度、全面科学实施老年人健康状况的综合评估，是开展老年健康管理，实现健康老龄化目标的关键，也是制订全面的护理与随访保健计划，促进老年人身心健康的必要条件。与传统医学评估相比，CGA 评估内容全面，更加注重老年综合征/问题的评估。结合综合评估内容，照护者才能更好地为老年人提供具有针对性的个体化照护方案，提高其生活质量，同时还可降低医疗需求和费用，节约医疗卫生资源。近年来，国内外关于老年综合评估的研究发展迅速，已成为老年医学、老年护理学和健康管理领域的重要热点问题。

二、老年综合评估内容

1. 一般医学评估　包括老年疾病评估和用药评估，老年综合征的评估。

2. 躯体功能评估　包括日常生活能力、运动功能、平衡与步态功能、吞咽功能、视力和听力评估、本体感觉功能等。

3. 精神心理评估　主要包括：①认知功能评估；②情绪、情感评估；③老年个性评估、压力评估、自我概念评估等。

4. 老年社会评估　主要包括经济状况、医疗保险及老年照护者评估、老年角色与角色适应评估、老年文化评估、老年虐待评估等。

5. 环境评估　包括物理环境和社会环境，评估时应了解其生活环境及社区中特殊资源，其中居家安全环境因素是评估的重点。

三、老年综合评估原则

老年人由于机体老化，罹患多种慢性疾病，在对其进行综合评估过程中，应遵循以下原则：

1. 了解老年人身心变化特点　老年期身体结构与功能退行性改变，生活能力及社会参与能力均减退，认知能力下降，并且身心变化不同步，个体差异较大。老年期疾病发生率增加，疾病表现不典型，退化与疾病同时存在且相互影响，难以严格区分。因此，评估者需要全面、综合评估，区分身心退化与疾病，并采取适当的干预措施。

2. 正确解读老年人辅助检查结果　引起老年人辅助检查结果异常有 3 种可能，即机体退化改变、疾病导致的异常变化及服用某些药物的影响。目前有关老年人辅助检查结果的特异性标准（参考值）的资料较少，老年人辅助检查参考值可通过年龄校正可信区间或参照范围的方法确定。评估者需长期观察，结合病情变化，正确解读老年人辅助检查结果，以免延误诊治造成严重后果。

3. 重视老年人疾病的非典型性表现　老年期生理功能减退，对体内外异常刺激的反应性减弱，感受性降低，症状、体征不典型，诊治困难，应综合评估结合客观检查系统分析，重视生命体征和意识状态的评估。

4. 加强老年综合征的评估　随着机体老化与功能退化，老年综合征对老年人的影响尤为明显，部分老年人自理缺陷、认知障碍、心理负担加重，缺乏社会照护资源，严重影响老年人的身心健康，应重视老年综合征评估。

四、老年综合评估方法

根据老年人的特点以及老年综合评估的内容及要求，为了全面收集客观、准确、及时的信息，对老年人进行综合评估时采用多种评估方法相结合，其中交谈和体格检查是最基本、最常见的方法。

1. 交谈　交谈是收集资料最重要的手段。通过交谈了解老年人的健康状况、诊疗经过、健康需求及心理感受、家庭经济状况及社会功能等，从而对老年人的健康状态作出初步判断。交谈时要注重交谈技巧的运用，注意老年人的文化背景和受教育程度，建立良好的信任关系。对于有沟通障碍的老年人，如失聪、失语及失智等，应通过其照护人员了解老年人信息。

2. 体格检查　检查者运用自己的感觉器官和借助于简单的检查工具如血压计、体温计等，对老年人进行有目的的全面检查。检查方法包括视诊、触诊、叩诊、听诊和嗅诊。

3. 其他方法 ①观察：对老年人的表情、动作、言语、服饰、身体姿势、精神状态及其所处的环境等进行观察，以便发现潜在的健康问题。②阅读：指通过查阅病历资料、护理记录、辅助检查结果等，获取老年人的健康信息。③测试：指用标准化的量表或工具测量老年人的身心状况。量表的选择应根据老年人的具体情况来确定，并且需要考虑量表的信度和效度。

五、老年综合评估注意事项

1. 提供适宜的环境 评估环境安全舒适，温度 22~24℃ 为宜，湿度 50%~60%，评估过程中，环境要安静，避免光线直射，减少人员走动，以免分散老年人的注意力。体格检查时，注意遮挡，保护隐私。

2. 安排充分的时间 因老年人感知、记忆、思维功能退化，反应较慢且回忆困难，行动迟缓，评估者要有耐心，并安排充分的时间，根据具体情况进行动态评估，即照护服务前的初始评估、每 6 个月定期评估、出现特殊情况进行即时评估。

3. 选择适当的方法 评估人员通过观察、交流、老年人亲身演示、体格检查及相应的辅助检查等方法对老年人进行综合评估。评估过程应选择适当的体位，注意保护老人隐私，动作轻柔，避免伤及老年人。检查口腔及耳部时应取下活动义齿与助听器。

4. 运用有效的沟通技巧 老年人感知觉、记忆等功能减退，交谈时易产生沟通障碍。因此，评估者要尊重老年人，语言通俗易懂、语音清晰、认真倾听，适当鼓励表扬、核实与重复等；重视非语言沟通技巧的运用，如微笑、目光接触、适度触摸，并与老年人面对面，保持适当距离，对口头表达有困难的老年人，可借助书面语言或肢体语言。

5. 获取客观的资料 对老年人进行综合评估时，应在细致、全面收集资料的基础上，进行客观准确地分析判断，避免偏差。对于无认知障碍的老年人，以其本人提供的信息为主，并结合既往的病历资料，综合分析；对于有认知障碍的老年人，由主要照顾者或家人提供资料信息为主。

第二节　老年人身体健康评估

老年人身体健康评估的内容主要包括健康史评估、体格检查、功能状态评估和辅助检查四个方面。

一、健康史评估

（一）健康史采集
1. 基本信息 老年人的姓名、年龄、经济状况、医疗费用支付方式、家庭住址与联系方式等。

2. 目前的健康状况 有无急慢性疾病，疾病严重程度，发生时间，主要症状有无加重，治疗情况及恢复程度，对日常生活能力和社会活动的影响，个人及家庭健康行为方式等。

3. 既往的健康状况 既往患病及治疗情况、手术史、外伤史、用药史及过敏史等，既往参与日常生活和社会活动的能力，评估时要结合既往的健康状况进行综合判断分析。

（二）老年综合征
老年综合征（geriatric syndrome，GS）是指老年人由多种疾病或多种原因造成的同一种临床表现或问题的症候群。老年综合征包含的种类，目前国际上尚无统一的界定。常见的老年综合征包括认知症、跌倒、疼痛、尿失禁、便秘、肌少症与衰弱、听力障碍、视力障碍、吞咽障碍、睡眠障碍、压力性溃疡和多重用药等。老年综合征会严重影响到老年人的身心健康，在照护服务中需要对老年人进行综合评估，结合评估内容，为老年人提供具有针对性的个体化照护方案。

二、体格检查

一般情况下，老年人应1~2年进行一次体格检查。检查时，应根据老年人生理变化和疾病特点，有目的、有重点地开展体格检查。

（一）生命体征

1. 体温　老年人基础体温较成年人低，70岁以上患者感染时常无发热的表现，如果午后体温比清晨高1℃以上，应视为发热。

2. 脉搏　测量脉搏的时间不应少于30s，且应注意脉搏的节律。

3. 呼吸　注意呼吸方式与节律、有无呼吸困难。老年人呼吸频率稍快，在其他临床症状和体征出现之前，若呼吸>25次/min，提示可能存在下呼吸道感染、充血性心力衰竭或其他病变的信号。

4. 血压　在老年人群中，血压异常表现为单纯性收缩期高血压，且易发生直立性低血压，诊治过程中需要注意多次测量不同时间段血压，根据需要测卧、立位血压。

（二）皮肤、淋巴结

1. 皮肤　评估皮肤的颜色、温度、湿度，皮肤的完整性和特殊感觉，有无癌前病变等。长期卧床或在轮椅上不能活动的老年人应重点检查易发生破损的部位。

2. 淋巴结　应仔细检查老年人颈部、锁骨上窝和腋下淋巴结有无肿大以及肿大淋巴结的质地、表面是否光滑、与周围组织有无粘连、有无触痛等。

（三）头面部与颈部

1. 头面部　①眼和视力：评估眼部功能变化，注意区分生理性改变与病理性改变，如角膜老年环（角膜缘因脂质沉积而形成一灰白色的环）、老视、辨色能力减退、暗适应能力低下均属于生理退化，白内障、青光眼、眼底病变属于病理性改变。因此老年人出现视力、视野改变，眼部不适症状时应及时就医检查。②耳和听力：听力减退，常常出现老年性聋，甚至听力丧失。部分老年人常伴有耳鸣，在安静环境下尤为明显。③鼻和嗅觉：老年人鼻腔黏膜萎缩变薄，且干燥；嗅觉变得迟钝，对变质食物、有害气体等气味的分辨力减退。④口腔和味觉：口腔黏膜和牙龈苍白，唾液分泌减少，口腔黏膜干燥；味蕾萎缩，数量减少，功能退化，牙齿缺失，对食物的敏感性降低，常影响老年人的食欲。同时应注意鉴别老年人口唇黏膜的色素沉着。

2. 颈部　①视诊：注意有无颈静脉怒张。②触诊：有无甲状腺肿大、包块，有无颈淋巴结肿大、气管移位等。老年人出现颈椎病、颈部肌损伤、帕金森病等，均可出现颈部活动受限。③听诊：颈部血管杂音可能提示颈动脉硬化狭窄，也可能是心脏杂音传向颈部所致。

（四）胸部

1. 乳房　乳腺癌常居我国女性恶性肿瘤发病首位，且发病率呈逐年上升趋势。应定期进行乳腺癌筛查。注意两侧乳房位置是否对称，有无乳头凹陷、橘皮样外观、乳头溢液，有无乳房包块、腋窝淋巴结肿大等乳腺癌表现。必要时建议乳腺钼靶检查。男性如有乳房发育常常由于体内激素改变或药物的不良反应。

2. 胸廓及肺　胸廓顺应性下降，扩张受限，外观呈桶状改变，肺部叩诊常呈过清音，呼吸音减弱等。

3. 心前区　静息时心率变慢，听诊第一心音及第二心音减弱，心室顺应性减低，可闻及第四心音，还可闻及舒张期杂音，并向颈部传导。心尖搏动幅度减小，由于心脏下移，心尖搏动可向下移位。

（五）腹部

老年人肥胖时常常会掩盖一些腹部体征；而消瘦者则因腹壁肌肉松弛，腹膜炎时也不易产生腹肌紧张；由于肺扩张，膈肌下移致肋缘下可触及肝脏。老年人膀胱容量减少，难以触及充盈的膀胱；肠蠕动减弱，腹部听诊时可有肠鸣音减退等。

（六）脊柱四肢

老年人肌张力下降，骨、关节退行性改变，椎间盘退行性改变可使脊柱后凸，关节活动范围受限。评估时，主要检查关节及其活动范围、水肿及动脉搏动情况等，注意有无疼痛、畸形、运动障碍。

（七）泌尿生殖器

由于激素水平下降，老年生殖系统退化性改变。老年男性前列腺逐渐发生组织增生，排尿阻力增大。老年女性阴道防御功能减弱，使阴道易受细菌侵袭而发生老年性阴道炎。因此，在进行排尿评估时，注意了解排尿次数、尿量、尿液性状以及有无尿潴留、尿失禁等异常排尿情况。

（八）神经系统

运动神经和交感神经对神经冲动的传导减慢，老年人反应迟钝，动作协调能力下降。而小脑纹状体系统缺血萎缩导致前庭功能发生紊乱，因而出现步态蹒跚、老年性震颤等。老年人脊髓感觉神经根的有髓神经纤维减少，大脑的躯体感觉皮质变薄，外周和中枢感觉通路的突触呈衰老改变，对躯体部分的认识能力下降，立体判断能力损害，引起位置觉的分辨力下降，因而容易发生跌倒。

老年人感觉功能逐渐减退，视、听、嗅、触、味、压痛、冷热感觉普遍降低，故可检查手足的精细触觉、针刺觉及位置觉，同时注意检查闭眼时手指的精细动作和握拳动作、下肢肌力、腱反射和膝反射。

三、功能状态评估

功能状态主要是指老年人处理日常生活的能力，功能状态的完好与否影响老年人的生活质量。因此，评估老年人的功能状态，有助于了解老年人的生活起居，判断功能缺失，并能作为制订护理措施的依据，从而提高老年人生活的独立性，达到提高生活质量的目的。常用的评估方法有自述法和观察法。

（一）评估内容

老年人的功能状态受年龄、视力、躯体疾病、运动功能、情绪等因素影响，评估时要结合老年人的躯体健康、心理健康及社会健康状况进行全面衡量和考虑，避免主观判断偏差和霍桑效应。定期对老年人的功能状态进行客观地评估，对维持和促进老年人的自立性有重要的指导作用。

1. 基础性日常生活活动（basic activities of daily living, BADL）　老年人最基本的自理能力，是老年人自我照顾、从事日常生活的能力，如衣、食、行、个人卫生等，这一层次的功能受限，将影响老年人基本生活需要的满足。BADL 不仅是评估老年人功能状态的指标，也是评估老年人是否需要补偿服务的指标。

2. 功能性日常生活活动（instrumental activities of daily living, IADL）　是老年人独立生活应具备的能力，包括家务劳动、购物、服药、处理金钱、使用大众交通工具等。IADL 提示老年人是否能独立生活并具备良好的日常生活功能。

3. 高级日常生活活动（advanced activities of daily living, AADL）　AADL 是指与生活质量相关的一些活动，反映老年人的智能能动性和社会角色功能，包括主动参加社交、娱乐活动、职业工作等。随着老年期生理变化或疾病的困扰，这种能力可能会逐渐丧失，失去这一层次的功能，将失去维持社会活动的基础。

（二）评估工具

目前临床上有多种专业的评估工具可以评定老年人的功能状态（表 3-1）。使用最广泛的工具包括 Katz ADL 量表和 Lawton IADL 量表。

1. Katz ADL 量表　主要用于评定被测者日常生活能力。此量表将 ADL 功能分为 6 个方面，即进食、更衣、沐浴、移动、如厕和控制大小便，以决定各项功能完成的独立程度。总分值范围是 0~12 分，单项 0~2 分，分值越高，提示被测者日常生活能力越高。（附录一）

表 3-1　日常生活能力评估常用量表

量表	功能
（1）Katz ADL 量表（Katz ADL scale）	基本自理能力
（2）Lawton IADL 量表（Lawton IADL scale）	IADL 能力
（3）Barthel 指数（Barthel index，BI）	自理能力和移动、行走能力
（4）IADL 量表（IADL scale）	烹饪、购物、家务等复杂活动

2. Lawton IADL 量表　主要用于评定被测者的功能性日常生活能力。此量表将 IADL 功能分为 7 个方面，主要是料理家务和使用工具的能力。总分值范围是 0~14 分，分值越高，提示被测者功能性日常生活能力越高。（附录二）

四、辅助检查

辅助检查可以帮助判断老年人身体是否正常，是诊断老年疾病的重要依据。

（一）实验室检查

1. 常规检查

（1）**血常规**：血常规检查结果异常在老年人中十分常见。一般以人体外周血液中红细胞低于 3.5×10^{12}/L，血红蛋白低于 110g/L，血细胞比容小于 0.35，作为老年人贫血的标准。多数学者认为老年人的白细胞、血小板计数无增龄性变化。

（2）**尿常规**：老年人对泌尿系统感染的防御功能降低，尿中出现白细胞或菌尿的比例增多，尿沉渣白细胞计数 >20 个 /HP 才有病理意义。老年人中段尿培养污染率高，可靠性低，老年男性中段尿培养菌落计数≥10^3/ml、女性≥10^4/ml 为判断真性菌尿的界限。尿蛋白及尿胆原与成年期相比无明显差别。肾脏排糖阈值升高，可出现血糖升高而尿糖阴性的现象。

（3）**血沉**：健康老年人的血沉变化范围很大。一般血沉在 30~40mm/h 之间无病理意义；若超过 65mm/h，应考虑感染、肿瘤及结缔组织病。

2. 生化检查

（1）**电解质**：男性血清钙随增龄逐年下降，女性血清钙则逐年升高。血清磷也随增龄而降低。老年人血清铁和不饱和铁结合力比成年人降低 5%~10% 或无变化。

（2）**血脂**：随着年龄的增长，血清总胆固醇和甘油三酯逐年增高，男性 40~50 岁达高峰，女性 50~60 岁达高峰，之后逐渐降低；低密度脂蛋白逐年增高，40~50 岁达高峰，之后逐渐降低；高密度脂蛋白逐年降低。

（3）**血糖**：随着年龄的增长，空腹血糖逐渐增加，葡萄糖耐量则逐渐下降。多数老年糖尿病者以餐后高血糖为主，而空腹血糖往往正常或在正常高限，故老年人测定血糖时，应同时检测空腹血糖和餐后血糖。

老年人功能检查中常见的生理变化（表 3-2）。

表 3-2　老年人生化与功能检查常见的生理变化

检查内容	成人正常值范围	老年期生理变化
空腹静脉血糖	3.9~6.1mmol/L	轻度升高
肌酐清除率	80~100ml/min	降低
血尿酸	120~240μmol/L	轻度升高
乳酸脱氢酶	50~150U/L	轻度升高

检查内容	成人正常值范围	老年期生理变化
碱性磷酸酶	20~110U/L	轻度升高
总蛋白	60~80g/L	轻度升高
总胆固醇	2.8~6.0mmol/L	60~70岁达高峰,然后逐渐下降
低密度脂蛋白	<3.1mmol/L	60~70岁达高峰,然后逐渐下降
高密度脂蛋白	1.1~1.7mmol/L	60岁后稍升高,70岁后开始降低
甘油三酯	0.23~1.24mmol/L	轻度升高
甲状腺激素 T_3	1.08~3.08nmol/L	降低
甲状腺激素 T_4	63.2~157.4nmol/L	降低
促甲状腺素	(2.21±1.1)mU/L	轻度升高或无变化

(二) 心电图检查

心电图检查有助于及时发现老年人无症状的心肌缺血、心肌梗死等病变。老年人的心电图随增龄常有轻度非特异性改变,出现 P 波轻度低平、T 波变平、PR 间期延长、ST 段非特异性改变、电轴左偏倾向和低电压等改变。

(三) 影像学及内镜检查

影像学的检查已广泛应用于老年疾病的诊断和治疗,如 CT、磁共振成像,对急性脑血管病、颅内肿瘤的诊断有重要的意义。内镜检查对老年人胃肠道肿瘤、消化性溃疡以及呼吸、泌尿系统疾病的诊断有重要意义。

第三节　老年人精神与心理健康评估

> **情景导入**
>
> 　　王爷爷,68 岁。退休前是某中学语文教师,有多年高血压病史。近年来,老抱怨自己记忆力、精力不如从前,并经常指责家人对自己关心不够,亲戚朋友也不到家里看望自己,觉得活着没意义,所以几乎不与朋友联系,对以前热衷的门球也不感兴趣,对外界任何事物均不关心。
>
> **请思考:**
> 1. 如何对王爷爷的认知状态和情绪情感状态进行评估?
> 2. 根据王爷爷的人格变化特点,判断其属于哪种人格模式?

　　步入老年期,在应对各种生活事件的过程中,老年人常出现一些较为特殊的精神和心理活动。掌握老年人的精神和心理活动特点及影响因素,正确评估老年人的精神和心理健康状况,对维护和促进老年人的身心健康、有的放矢地进行心理健康指导、矫正不良心理行为、预防身心疾病及精神疾病有着重要的作用。老年人的精神与心理健康状况主要从认知、情绪与情感、人格等方面进行评估。

一、认知状态评估

　　认知是人们认识、理解、判断、推理事物的过程,通过行为、语言表现出来,反映了个体的思维能力。不同年龄阶段的老年人，均会出现不同程度的认知功能障碍，因此，认知能力是心理健康评估的重要内容之一。认知功能对老年人是否能独立生活以及生活质量起着重要的影响作用。

（一）老年人认知变化

认知（cognition）即个体推测和判断客观事物的思维过程，包括感觉、知觉、注意、记忆、思维等心理活动。

1. 感觉（sensation）　是当前客观事物直接作用于感觉器官而在人脑中形成的反映，或指机体的感觉器官对环境变化的反映，是人对刺激的基本形式的最初体验，包括视觉、听觉、味觉、嗅觉、皮肤觉、平衡觉等。由于老年人的感觉器官随着年龄增长而发生敏感性变化，导致正常感觉反应受影响。

2. 知觉（perception）　是指外界刺激作用于感觉器官时，人对外界客观事物的各种属性及其外部相互关系的综合反映，或是感觉器官与大脑对外界刺激所作出的解释、分析和整合。知觉有很大的个体差异，由于老年人的感觉器官随增龄敏感性发生变化，出现知觉反应相对减慢。但人们对当前周围事物的知觉是在过去经验的基础上进行的，老年人经验丰富，其知觉的正确性一般仍较高。老年人常发生定向力障碍，影响其对时间、地点、人物的辨别。

3. 记忆（memory）　是指人脑对过去经历过的事物的反映，包括识记、保持、再认和重现（或回忆）。老年人随着年龄的增加，感觉器官逐渐不能正常有效地接受信息，加之记忆细胞的萎缩，使得老年人的记忆功能减退。但老年人的记忆减退个体差异很大，出现有早有晚、速度有快有慢、程度有轻有重，说明老年人的记忆能力存在很大潜能。为延缓记忆衰退，老年人可坚持适当的脑力锻炼和记忆训练，并主动利用记忆方法，提高记忆能力。

（1）**初级记忆和次级记忆**：初级记忆（primary memory）是指对刚听过或看过、当时还在脑子里留有印象的事物的一类记忆。次级记忆（secondary memory）是指对已听过或看过一段时间的事物，经过编码储存在记忆仓库，以后需要时加以提取的记忆。老年人初级记忆保持得较好，而次级记忆减退比较明显。

（2）**再认和回忆**：再认（recognition）是指当以前感知过的事物或场景重新呈现时，能够辨认出曾经感知过。回忆（recall）是指以前感知过的事物或场景不在眼前，而要求将此重新呈现出来。再认时，原识记材料呈现在眼前，有线索可帮助提取，故老年人再认能力的保持远比回忆能力好。

（3）**机械记忆和逻辑记忆**：机械记忆（rote memory）是指依照识记材料的外部联系，采用重复方法的识记。逻辑记忆（logical memory）是指对概念、公式、判断和推理等抽象内容的记忆。老年人机械记忆较差，在40岁开始减退，60岁以后明显减退。逻辑记忆较好，一般在60岁才逐渐减退，如老年人对与过去、与生活有关的事物或有逻辑联系的内容记忆较好，而对生疏的、需要机械记忆或死记硬背的内容记忆较差。

（4）**有意记忆和无意记忆**：有意记忆（explicit memory）指事先有明确识记目的并经过努力、运用一定的方法进行的识记。无意记忆则对需记忆的事没有明确识记目的。老年人有意记忆处于主导地位，而无意记忆应用很少，故无意记忆能力下降。

（5）**远事记忆和近事记忆**：远事记忆（remote memory）指对数年前或数十年前发生事物的记忆。近事记忆（recent memory）指对最近几年或几个月发生事物的记忆。老年人的远事记忆良好，对往事回忆准确而生动，故老年人喜欢念叨往事，留恋过去。老年人的近事记忆衰退，近期记忆的保存效果较差，对近期发生的事件常常遗忘，表现为丢三落四。

4. 智力（intelligence）　是一种整体的、综合的能力，主要包括注意、记忆、想象、思维、观察、实践操作和环境适应等方面的能力。霍恩（Horn）和卡特尔（Cattell）将智力分为两类，即液态智力（fluid intelligence）和晶态智力（crystallized intelligence）。

（1）**液态智力**：指获得新观念、洞察复杂关系的能力。主要与人的神经系统的生理结构和功能有关,如知觉整合能力、近事记忆力及注意力等。液态智力随年龄增长而减退较早,老年人下降更为明显。

(2)**晶态智力**:晶态智力与后天的知识、文化及经验的积累有关,如词汇、理解力和常识等。健康成年人晶态智力并不随增龄而逐渐减退,随着后天的学习、经验的积累,有的甚至还有所提高。

5. **思维**(thinking) 是人的中枢神经系统在对感知觉的信息进行分析、综合、比较、抽象、概括以后,对客观事物所进行的间接、概括的反映过程。老年人的思维特点是常不能集中精力思考问题,思维迟钝,联想缓慢;计算速度减慢,计算能力减退。老年人思维能力衰退较晚,特别是与自己熟悉的专业有关的思维能力在年老时仍能保持。思维的衰退对老年人的表达能力具有很大影响,如对语言的理解速度减慢,讲话逐渐变缓、不流畅,常词不达意。老年人由于感知和记忆方面的衰退,致使其在概念、逻辑推理和问题解决方面的能力减退,尤其是思维的敏捷度、流畅性、灵活性、独特性以及创造性比中青年时期要差。

(二)认知状态的评估方法

1. **评估范围和内容** 见表3-3。

表3-3 认知状态的评估范围和内容

评估范围	评估内容
外观和行为	意识状态、姿势、穿着、打扮等
语言	音量、速度、流畅性、理解能力、复述能力
思考知觉	判断力、思考内容、知觉
记忆力和注意力	短期记忆、长期记忆、学习新事物的能力、定向力
高等认知功能	知识、计算能力、抽象思考能力、结构能力

2. **评定量表** 常用的评定量表有简易智力状态检查、蒙特利尔认知评估和画钟试验。

(1)**简易智力状态检查**(mini-mental state examination,MMSE):1975年由Folstein编制,主要用于筛选有认知缺损的老人,适合于社区老年人群调查。(附录三)

1)量表结构和内容:MMSE共包括时间与地点定向、语言(复述、命名、理解指令)、心算、即刻与短时听觉词语记忆、结构模仿等19项题目,主要对定向力、记忆力、注意力与计算能力、回忆和语言等功能进行简单评定,得分越低,表示认知功能受损越严重。

2)评定方法:选择安静无干扰的地方进行评定,向评定对象直接询问,每项回答正确计1分,错误或不知道计0分,不适合计9分,拒绝回答或不理解计8分。在合计总分时,8分和9分均按0分计算。测试时间为5~10min,总分范围为0~30分。分界值与受教育程度有关,未受教育文盲组17分,教育年限≤6年组20分,教育年限>6年组24分,若测量结果低于分界值,可认为被测量者有认知功能缺损。

(2)**蒙特利尔认知评估**(the Montreal cognitive assessment,MoCA):2004年由Nasreddine编制,与MMSE相比,MoCA区分正常认知和轻度认知功能障碍(MCI)更为敏感,是目前较为适用的MCI筛查工具。(附录四)

1)量表结构和内容:MoCA共包括视空间执行能力、命名、记忆、注意、语言流畅、抽象思维、延迟记忆、定向力等8方面的认知评估。

2)评定方法:该量表敏感性高,覆盖重要的认知领域,测试时间短,适合临床运用。但其也受教育程度、文化背景的差异、检查者使用MoCA的技巧和经验,检查的环境及被试者的情绪及精神状态等因素的影响,对于轻度认知功能障碍的筛查更具敏感性。总分30分,国内一般将26分作为MCI患者与正常老年人的分界值。

（3）**画钟试验**（clock drawing task，CDT）：是一种早期筛查认知障碍的神经心理学工具，是 MoCA 的组成成分，能全面反映老年人的认知功能。

1）量表结构和内容：CDT 主要用于检测语义记忆、视空间结构功能及执行功能等，要求老年人画一个圆的钟表，并把表示时间的数字写在正确的位置，待老年人画完圆并填完数字后，再让老年人画上时针和分针，把时间指到 11 点 10 分。正确完成 CDT 需要广泛认知领域参与，包括理解力、计划性、视觉记忆、视空间能力、运动和执行程序、抽象能力、注意力和控制能力等。

2）评定方法：CDT 具有多种不同的评分方法，三分法和四分法较为常用和简便。其中四分法是：①画出封闭的圆，1 分；②表盘的 12 个数字正确，1 分；③将数字安置在表盘的正确位置，1 分；④将指针安置在正确的位置，1 分。

二、情绪与情感评估

情绪和情感直接反映人们的需求是否得到满足，是身心健康的重要标志。老年人会出现各种情绪变化，但焦虑和抑郁是最常见也是最需要进行干预的情绪状态。

（一）老年人情绪与情感的特点

1. 老年人易产生消极情绪，且多源于"剥夺感" 尤其是在老年人离退休后、社会地位下降、健康状况下降、经历丧偶、亲朋故友生离死别等应激事件，使得老年人易体验到孤独感、衰老感、自卑感等，也是老年期较为常见的消极情绪，严重者可导致老年人出现情感障碍，影响身心健康。

2. 老年人的情感表达方式更为含蓄内敛 随着年龄的增长，老年人历经磨砺，以及易受社会规范的影响，导致老年人性格出现由外向到内向转变的倾向，情绪表达较为含蓄。

3. 老年人情感体验比较持久且深刻 老年人有较强的自控能力和较稳定的价值观，不易受外界因素影响，因此情绪体验的强度和持久度不会随年龄增长而降低。老年人若遭遇不良情绪，短时间内较难走出来。

4. 老年人情感体验相对敏感 老年人比较注重细节、自己内心体验和人际关系，因此易因生活小事而影响到情绪情感，情绪体验敏感，容易产生猜疑和嫉妒心理。

（二）评估方法

1. 焦虑的评估 焦虑（anxiety）是个体感受到威胁时的一种紧张的、不愉快的情绪状态，表现为紧张、不安、急躁、失眠等，但无法说出具体明确的焦虑对象。常用评估量表有汉密尔顿焦虑量表和状态 - 特质焦虑问卷。

（1）**汉密尔顿焦虑量表**（Hamilton anxiety scale，HAMA）：1959 年由 Hamilton 编制，是广泛用于评定焦虑严重程度的他评量表（附录五）。通过因子分析，可提示患者焦虑症状的特点。

1）评定内容：包括 14 个条目，分为精神性和躯体性两大类。各由 7 个条目组成，前者为 1~6 项及第 14 项；后者为 7~13 项。

2）评定方法：采用 0~4 分的 5 级评分法，各级评分标准：0＝无症状；1＝轻度；2＝中等，有肯定的症状、但不影响生活与劳动；3＝重度，症状重、需进行处理或影响生活和劳动；4＝极重，症状极重、严重影响生活。由经过训练的两名专业人员对评估对象进行联合检查，然后分别进行评定，除第 14 项需结合观察外，所有项目均根据评定对象的口头叙述进行评分，同时特别强调评定对象的主观体验。当总分超过 29 分，提示可能为严重焦虑；超过 21 分，提示有明显焦虑；超过 14 分，提示有肯定的焦虑；超过 7 分，提示可能有焦虑；小于 7 分，提示没有焦虑。

（2）**状态 - 特质焦虑问卷**（state-trait anxiety inventory，STAI）：由 Spielberger 等编制的自我评价问卷（附录六）。使用简便，能直观地反映评定对象的主观感受。焦虑可分为状态焦虑（state anxiety）和特质焦虑（trait anxiety）两种。状态焦虑是指一种短暂性的、当前不愉快的情绪体验，表现为紧张、恐惧、抑郁和神经质，伴有自主神经功能亢进；而特质焦虑是指相对稳定的焦虑性特质。

1）评定内容：该问卷包括 40 个条目，其中第 1~20 项为状态焦虑量表，第 21~40 项为特质焦虑量表。

2）评定方法：每一项进行 1~4 级评分。由评定对象根据自己的体验选择最合适的分值。凡正性情绪项目均为反序计分，分别计算状态焦虑量表和特质焦虑量表的累加分，最小值 20 分，最大值 80 分。状态焦虑量表与特质焦虑量表的累加分，反映状态或特质焦虑的程度。分值越高，说明焦虑程度越严重。

2. 抑郁的评估　抑郁（depression）是以显著而持久的心境低落为特征的一种心境障碍。其特征是情绪低落，甚至出现失眠、悲哀、自责、性欲减退等表现。常用的评估工具有汉密尔顿抑郁量表、老年抑郁量表、抑郁自评量表。

（1）**汉密尔顿抑郁量表**（Hamilton depression scale，HAMD）：1960 年由 Hamilton 编制，是临床上评定抑郁程度时应用最普遍的他评量表。

1）量表结构和内容：汉密尔顿抑郁量表经多次修订，有 17 项、21 项和 24 项三种版本，本教材选用 24 项版本，具体内容见附录七。

2）评定方法：所有问题指被测者近几天或近一周的情况，大部分项目采用 0~4 分的 5 级评分法，评分标准为：0＝无，1＝轻度，2＝中度，3＝重度，4＝极重度；少数项目采用 0~2 分的 3 级评分法，其评分标准为：0＝无，1＝轻度，2＝重度。由经过培训的两名专业人员采用交谈和观察的方法对评定对象进行 HAMD 联合检查，然后各自独立评分。总分越高，代表病情越重，当总分超过 35 分，可能为严重抑郁；超过 20 分，可能是轻或中度抑郁；小于 8 分，则代表无抑郁。

（2）**老年抑郁量表**（the geriatric depression scale，GDS）：由 Brink 等人于 1982 年编制（附录八），是老年人专用的抑郁筛查量表。

1）量表结构和内容：该量表共有 30 个条目，包含以下症状：情绪低落、活动减少、易激惹、退缩痛苦的想法以及对过去、现在与将来的消极评分。

2）评定方法：评定对象结合一周来的感受回答"是"与"否"。其中第 1、5、7、9、15、19、21、27、29、30 条用反序计分（回答"否"表示抑郁存在）。每项表示抑郁的回答得 1 分。当本量表用于一般筛查目的时建议采用：总分 0~10 分为正常，11~20 分为轻度抑郁，21~30 分为中重度抑郁。

（3）**抑郁自评量表**（self-rating depression scale，SDS）：1965 年由 Zung 编制（附录九）。SDS 操作方便，容易掌握，能有效反映抑郁状态的有关症状及其严重程度和变化，是应用广泛的量表。

1）量表的结构和内容：SDS 由 20 个陈述句或相应的问题条目组成，每一个问题代表抑郁的一个症状特征。

2）评定方法：量表由评定对象根据自己最近一周的实际情况自行填写。要求自评者阅读每条内容的含义后，作出独立的、不受任何人影响的自我评定。如果评定对象的文化程度过低，看不懂或不能理解 SDS 问题，可由护理人员逐条念给自评者听，让自评者独立作出评定。一次评定可在 10min 内完成。若为正向评分题，依次评为 1、2、3、4 分；反向评分题则评为 4、3、2、1 分。待评定结束后，把 20 个项目中的各项分数相加，即得总粗分（X），SDS 总粗分的正常上限为 41 分，分值越低状态越好。然后将粗分乘以 1.25 以后取整数部分，就得标准分（Y）。反向计分项目为：2、5、6、11、12、14、16、17、18、20（共 10 项）。按照中国常模结果，SDS 标准分的分界值为 53 分，其中 53~62 分为轻度抑郁，63~72 分为中度抑郁，73 分以上为重度抑郁。抑郁严重度＝各条目累计分 /80。结果：0.5 以下者为无抑郁；0.5~0.59 为轻微至轻度抑郁；0.6~0.69 为中至重度抑郁；0.7 以上为重度抑郁。

三、人格评估

人格（personality）是指个体在适应社会生活的成长过程中，经遗传与环境交互作用形成的稳定而独特的身心结构。人格是以人的性格为核心内容。

(一)老年人人格的变化

老年人的人格总体上是稳定连续的,在进入老年期的过程中,由于欲望和要求日趋减少、动机和精神逐渐减退,常表现为退缩、孤独、内向和情绪波动。虽然人格在个体之间有明显的区别,但一般情况下,老年人的人格变化有以下共同特点:

1.自我为中心　老年人作为一家之长,是家庭的支柱,成年期既要照顾老人又要照顾小孩,如今父母离世、子女成人,在家庭中变为要求别人照顾自己,围着自己转。

2.性格内向　由于退休,生活范围缩小,社会活动减少,与人的交流变少,表现为性格内向、不容易接受新鲜事物,不愿参加社会活动。

3.适应能力下降　不易承受重大生活事件的打击。

4.缺乏灵活性　待人处世常表现为刻板、固执,缺乏灵活性。

5.猜疑与嫉妒心理　认为自己老了,什么也不干了,对社会无贡献了,因衰老而否定自我,把自己看成无用之人,而感到失落和自卑。对青年人的升职、加薪产生妒忌心理,认为自己很失败。

6.办事谨小慎微　老年人处理事务常看重是否正确、准确,不重视速度,思前想后,反复推敲,显得保守。

(二)人格模式理论

人格模式理论认为老年人会根据其不同的人格模式,表现出不同的社会适应型态。

1.整合良好型　大多数老年人属于这一类型。其特点为能以高度的生活满意感面对新生活,并具备良好的认知和自我评价能力。分为三个亚型:①重组型,退休后继续积极、广泛参加各种社会活动,是最成熟的人格特征。②集中型,属于不希望完全退休的人格型态。退休后,在一定范围内选择性参与一些适合的社会活动。③离退型,退休后,人格整合良好,生活满意,但活动水平低,满足于逍遥自在。

2.防御型　这类老年人完全否定衰老,雄心不减当年,刻意追求目标。分为两个亚型:①坚持型,表现为仍继续努力工作,并保持高水平的活动,活到老、干到老,乐在其中。②收缩型,热衷于饮食保养和体育锻炼,努力保持自身躯体外观。

3.被动依赖型　分为:①寻求援助型,需通过外界帮助来适应老年期的生活,可成功地从他人处得到心理支持,维持生活满足感。②冷漠型,对生活无目标,对任何事物均不关心,几乎不与他人联系、也不参加任何社会活动。

4.整合不良型　存在明显的心理障碍,需要在家庭照顾和社会组织的帮助下才能生活。是适应老年期生活最差的一种人格模式。

(三)评估方法

人格评估的目的是测定老年人目前的精神状态和有无精神障碍等问题。老年人人格评估的方法多用投射法和问卷法,护理人员在评估时应结合老年人日常生活的行为状况、习惯、生活经历等资料进行综合评价。

1.投射法　是在测验时对被测者给予刺激,让其在不受限制的情况下,表现出自己的反应,使其不知不觉地表露出人格特点。投射法能够动态地观察到被测对象的无意识的深层表现,主要用来测量老年人的自我功能、人格特点、自我认识和对人认知的方式等。常用的评估工具为罗夏墨迹测验(Rorschach inkblot test),由瑞士精神病医师赫尔曼·罗夏(Hermann Rorschach)于1921年创造,是老年人进行各种人格测验中应用最广泛的工具。

2.问卷法　主要指自陈式人格问卷和人格检查表。常用的评估工具包括明尼苏达多相人格调查表(the Minnesota multiphasic personality inventory,MMPI)和艾森克人格问卷(Eysenck personality questionnaire,EPQ)。

第四节　常见老年综合征评估

情景导入

刘奶奶，88 岁，既往有高血压、关节炎、颈椎病，髋关节置换术后，视物模糊。长期服用抗高血压药、螺内酯、艾司唑仑等多种药物。1 年内有过 3 次跌倒史，一次服用安眠药后去卫生间，因起身过猛，一阵眩晕而摔倒；一次因地面湿滑，刘奶奶穿着不跟脚的拖鞋走路而摔倒；第三次是电话铃声响，因着急去接电话而被绊倒。

请思考：

如何对刘奶奶进行跌倒风险的评估？

老年人具有其特殊的生理特点。随着年龄的增长，老年人各器官系统退化，慢性病发病增多。由于衰老、疾病、心理以及社会环境等多种因素累加，引起老年人多个系统对应激反应表现出脆弱性，老年人中有一些症状特别常见，如跌倒、压力性损伤、疼痛、睡眠障碍等，这种由多种原因或多种疾病造成的非特异性的同一临床表现或问题概括为老年综合征。

常见的老年综合征包括跌倒、压力性损伤、谵妄、衰弱、肌少症、疼痛、多重用药、睡眠障碍、营养不良等，它们与传统医学提到的综合征有着本质的区别。老年综合征强调的是一种临床表现背后由多种原因导致，而临床医学中的综合征是指一种病因导致多种表现。

一、跌倒的评估

（一）跌倒的概述

跌倒是不能自我控制的意外事件，指个体突发的、不自主的、非故意的体位改变，而脚底以外的部位停留在地上或者更低的平面上。按照国际疾病分类（ICD-10）对跌倒的分类，跌倒包括以下两类：从一个平面至另一个（更低）平面的跌落；同一平面的跌倒。老年人跌倒的发生率高，是导致老年人伤残、失能和死亡的重要原因之一。世界卫生组织指出，跌倒是老年人慢性致残的第三大原因。65 岁以上老年人，每年约有 30% 的人发生过跌倒，并伴有骨折、软组织损伤和脑部外伤等，因而导致老年人活动受限、医院就诊或死亡。老年人的跌倒问题常常不仅是一种突发事件，还可能是一种疾病或健康问题的并发症，因此，目前很多国家已经将跌倒发生率作为临床护理质量控制的一项重要指标。

（二）跌倒的评估实施

跌倒风险评估工具用于评定老年人有无跌倒风险，人们希望通过跌倒风险的评估找出高危人群并能够干预这些危险因素达到减少跌倒的发生，提高老年人生活质量及生存质量。评估工具需由专门受过训练的人员来完成，既可用于社区老年跌倒的风险筛查，也可用于医疗机构中老年跌倒风险的评估。

Morse 跌倒评估量表（Morse fall scale，MFS）是常用的跌倒风险评估量表（附录十），通过观察多种功能活动来评价对象重心主动转移的能力，对评定对象动、静态、平衡进行全面检查。该量表临床应用广泛，具有较好的信度、效度和敏感度。包括有无跌倒史、医学诊断个数、是否使用助行器具、静脉输液/置管/使用药物治疗、步态/移动和精神状态 6 个方面内容。Morse 跌倒评估量表包含 6 个动作项目，将每一评定项目分为不同的分值予以记分，总分 0~125 分。评分结果小于25 分为低危跌倒风险；25~45 分为中危跌倒风险；大于 45 分为高危跌倒风险，高危跌倒风险的老年人每月评估 1 次。除此外，病情变化或使用易致跌倒药物时需重新评估；老年人转科后需要重新评估。

二、压力性损伤的评估

(一)压力性损伤的概述

压力性损伤是指由压力或压力联合剪切力导致的皮肤和/或软组织的局部损伤,通常位于骨隆突处、医疗器械或其他物体下。压力性损伤可表现为局部组织受损但表皮完整或开放性溃疡,并可能伴有疼痛。损伤来自强烈和/或长期存在的压力或压力联合剪切力,皮下软组织对于压力和剪切力的耐受性受环境、营养、组织灌注、合并症和软组织条件的影响。压力性损伤的发生不仅局限于体表皮肤,也可能发生在黏膜上、黏膜内和黏膜下;呼吸道、胃肠道和泌尿生殖道黏膜的压力性损伤主要与医疗器械有关。

(二)压力性损伤的评估实施

1. Braden 危险因素评估表　是用来预测压力性损伤发生的较为常用的方法,对压力性损伤高危人群具有较好的预测效果,且评估简便、易行(表 3-4)。评估内容包括感觉、潮湿、活动力、移动力、营养、摩擦力和剪切力共 6 个部分。总分值范围为 6~23 分,分值越低,提示发生压力性损伤的危险性越高。评分 15~18 分具有轻度危险;13~14 分具有中度危险;10~12 分具有高度危险;≤9 分具有极高度危险。

表 3-4　Braden 危险因素评估表

项目	分值			
	1	2	3	4
感觉	完全受限	非常受限	轻度受限	未受限
潮湿	持续潮湿	潮湿	有时潮湿	很少潮湿
活动力	限制卧床	坐位	偶尔行走	经常行走
移动力	完全无法移动	严重受限	轻度受限	未受限
营养	非常差	可能缺乏	充足	丰富
摩擦力和剪切力	有问题	有潜在问题	无明显问题	—

2. Norton 压力性损伤风险因素评估量表　也是目前公认的适用于老年人预测压力性损伤发生的有效评分方法,也适用于评估老年人疾病的预后(表 3-5)。评估内容包括一般身体状况、精神状况、活动能力、行动能力和大小便失禁共 5 个方面,每项评分 1~4 分,总评分范围为 5~20 分,分值越小,提示发生压力性损伤的危险性越高,评分≤14 分,提示有发生压力性损伤的危险。最新修订版 Norton 量表增加了食物摄入和液体摄入 2 项评估内容,量表共 7 个条目,总分为 7~28 分,<21 分被认为有发生压力性损伤的危险,但是改良版 Norton 量表在临床的应用相对较少。

表 3-5　Norton 压力性损伤风险因素评估量表

项目	分值			
	4	3	2	1
身体状况	良好	一般	不好	极差
精神状态	思维敏捷	无动于衷	不合逻辑	昏迷
活动能力	可以走动	需协助	坐轮椅	卧床
灵活程度	行动自如	轻微受限	非常受限	不能活动
失禁情况	无失禁	偶有失禁	经常失禁	二便失禁
总分				

三、谵妄的评估

（一）谵妄的概述

谵妄是由多种器质性原因引起的急性、暂时性脑功能紊乱，以注意力涣散、意识紊乱、定向力障碍为核心症状，伴有认知功能损害、言语散乱、感知功能异常等，因急性起病、病程短暂、病情发展迅速，又称为急性脑综合征。可以由多种原因诱发，具有日轻夜重的波动特点，常被称为"日落现象"。

在住院老年人中，谵妄极其常见，常伴发于躯体疾病加重、感染、缺血、缺氧状态、手术时或手术后。具有认知功能障碍的患者（如阿尔茨海默病）伴疾病或发生意外时就容易引起谵妄风险，尤其对急性精神错乱、意识模糊或间断意识障碍波动的高龄患者，要高度警惕。谵妄可导致老年人住院时间延长，躯体和认知功能康复延迟，增加再入院率和病死率。因此，越来越多医疗机构已将谵妄纳入为老年人医疗护理质量评估的重要指标。

知识链接

亚谵妄综合征

亚谵妄综合征常被描述为一种处于谵妄和认知功能正常的中间状态。研究发现，在相当一部分的内外科长期住院的老年人及重症监护室老年人虽出现了谵妄的某些临床症状，却达不到完全谵妄的诊断标准，这些老年人的病死率增加、住院时间及机械通气时间延长，临床预后受到严重影响，并将此种状态命名为亚谵妄综合征。

（二）谵妄的评估实施

1. 交谈与观察　了解老年人是否存在谵妄的相关表现，病情是否为急性发作（首次发作）、是否存在波动、是否存在躯体疾病和认知功能障碍、是否服用可能导致精神状态改变的药物以及有无手术史，饮酒史等，必要时也可询问家属等知情人士。

2. 一般医学评估　进行详细的身体检查，如体温、视力和听力、呼吸系统、心血管系统、神经系统等评估。有针对性地进行实验室和影像检查，如脑部 CT、胸部 X 线检查、药物浓度检查、动脉血气分析等，明确导致谵妄的可能原因。

3. 量表评定法　为了快速识别谵妄，提高谵妄诊断的及时性和准确性，在临床工作中，常使用一些量表进行筛查与评估，以协助明确是否存在谵妄。常用的评估量表有谵妄评定方法、谵妄评定方法中文修订版等。

（1）**谵妄评定方法**（confusion assessment method，CAM）：是目前国内外使用最广泛最有效的谵妄筛查工具（表 3-6），也有学者翻译为意识模糊评估法。评估内容包括 4 个方面：①精神状态的急性改变或反复波动；②注意力不集中；③思维混乱；④意识水平的改变。调查前必须对老年人进行认知功能和注意力的评估，例如 3 个单词的记忆测验和数字广度测验。另外，调查者还要通过询问家属以及照护人员了解老年人是否为急性发病以及病情是否波动。谵妄的判断标准：①和②同时存在，并满足③或④的任意 1 条。

（2）**谵妄评定方法中文修订版**（CAM Chinese reversion，CAM-CR）：是在谵妄评定方法（CAM）基础上，由李娟等于 2003 年根据我国临床实际特点和情况修订，设立详细的谵妄症状定义和定量评分标准，在国内运用较多（附录十一）。该量表包含 11 个项目，即急性起病、注意障碍、思维混乱、意识水平的改变，定向障碍、记忆力减退、知觉障碍、精神运动性兴奋、精神运动性迟缓，波动性以及睡眠 - 觉醒周期的改变。各项目根据症状严重程度采用 4 级评分法，1 = 不存在，2 = 轻度，3 = 中度，4＝重度。总分44分，≤19分提示没有谵妄，20~22分提示可疑有谵妄，＞22分提示有谵妄。

表3-6　谵妄评定方法（CAM）

项目	评价内容
1. 精神状态的急性改变或反复波动	与老年人基础水平相比，是否有证据表明存在精神状态的急性变化？或者在过去24h内，老年人的（异常）行为是否存在波动性（症状时有时无或时轻时重）
2. 注意力不集中	老年人注意力是否难以集中，如注意力容易被分散或不能跟上正在谈论的话题
3. 思维混乱	老年人的思维是否混乱或者不连贯，谈话主题散漫或与谈话内容无关，思维不清晰或不合逻辑，或毫无征兆地从一个话题突然转到另一个话题
4. 意识水平的改变	老年人当前的意识水平是否存在异常，如过度警觉（对环境刺激过度敏感、易惊吓）、嗜睡（瞌睡、易叫醒）或昏睡（不易叫醒）

四、衰弱的评估

（一）衰弱的概述

衰弱（frailty）是一种与年龄相关的对环境因素易损性增加和维持自体稳态能力降低的一组临床综合征。其核心是老年人生理储备减少或者多系统异常，包括神经肌肉系统、代谢及免疫系统改变，衰弱可导致患者出现生活质量下降与功能残疾，使得患者的再就诊率和死亡率增加。易损性增加与年龄相关，也与其他老年综合征关联，如身体失能和共病交叉。衰弱老年人经历外界较小刺激即可导致一系列临床负性事件（死亡、失能、谵妄及跌倒）的发生。衰弱是介于健康和疾病的中间状态，能够客观地反映老年人慢性健康状况，与青壮年的亚健康状态不同，老年衰弱往往是一系列慢性疾病、一次急性事件或严重疾病的后果。

（二）衰弱的评估实施

高龄、跌倒、疼痛、营养不良、肌少症、多病共存、多药共用、活动功能下降、睡眠障碍及焦虑、抑郁等均与衰弱相关。衰弱是老年人失能的前兆，是介于生活自理与死亡前的中间阶段。目前，临床上针对衰弱的评估没有金标准，多结合患病情况、失能状态综合评估。为了快速进行临床评估，不同的学者或行业学会开发了不同的评估方法或评估量表，临床中较为常用的方法和量表包括Fried衰弱评估方法和FRAIL量表。

1. Fried 衰弱评估方法　也称Fried衰弱量表、Fried衰弱表型，有5个选项（表3-7）。如果满足5条中3条及以上即可诊断为衰弱，满足其中的1条或2条定义为衰弱前期，无以上5条人群为无衰弱的健壮老年人。

表3-7　Fried衰弱评估方法

序号	项目	男性	女性
1	体重下降	过去1年中，意外出现体重下降＞4.5kg或＞5%体重	
2	行走时间（4.57m）	身高≤173cm：≥7s	身高≤159cm：≥7s
		身高＞173cm：≥6s	身高＞159cm：≥6s
3	握力/kg	$BMI≤24.0kg/m^2$：≤29	$BMI≤23.0kg/m^2$：≤17
		$BMI\ 24.1~26.0kg/m^2$：≤30	$BMI\ 23.1~26.0kg/m^2$：≤17.3
		$BMI\ 26.1~28.0kg/m^2$：≤30	$BMI\ 26.1~29.0kg/m^2$：≤18
		$BMI＞28.0kg/m^2$：≤32	$BMI＞29.0kg/m^2$：≤21

序号	项目	男性	女性
4	体力活动	每周 < 383kcal（约散步 2.5h）	每周 < 270kcal（约散步 2h）
5	疲乏	抑郁自评量表中任一问题得分 2~3 分 您过去的 1 周内以下现象发生了几天？ （1）我感觉我做每一件事都需要经过努力 （2）我不能向前行走 0 分：< 1d；1 分：1~2d；2 分：3~4d；3 分：> 4d	

2. FRAIL 量表 国际老年营养学会提出的 FRAIL 量表包括 5 项（表 3-8）。判断衰弱的方法与 Fried 衰弱量表相同，这种评估方法较为简易，可能更适合进行快速临床评估。

表 3-8　FRAIL 量表

序号	条目	判定标准
1	疲乏	过去 4 周内大部分时间或者所有时间感到疲乏
2	阻力增加 / 耐力减退	在不用任何辅助工具以及不用他人帮助的情况下，中途不休息爬 1 层楼梯有困难
3	自由活动下降	在不用任何辅助工具以及不用他人帮助的情况下，走完 100m 较困难
4	疾病情况	有 5 种以上如下疾病：高血压、糖尿病、冠心病、脑卒中、恶性肿瘤（皮肤微小肿瘤除外）、充血性心力衰竭、哮喘、关节炎、慢性肺病、肾脏疾病等
5	体重下降	1 年或者更短时间内出现体重下降 > 5%

注：具备以上 5 条中 3 条以上被诊断为衰弱；不足 3 条为衰弱前期；0 条为无衰弱健壮老年人。

五、肌少症的评估

（一）肌少症的概述

肌少症是随着年龄的增长而进行性地出现全身肌肉的减少，强度的下降以及肌肉生理功能减退的综合征，其临床表现往往缺乏特异性，表现为四肢无力、虚弱、步履缓慢、平衡障碍等，与跌倒、活动能力下降、失能、死亡等不良结局密切相关，不仅严重影响老年人的生活质量，也给患者带来高昂的医疗费用和经济负担。

随着研究的深入，针对肌少症的诊断标准不断更新。2018 年欧洲老年肌少症工作组将肌肉力量降低作为诊断的核心特征，如同时伴有肌肉数量或质量的下降，即可诊断。2019 年亚洲肌少症工作组认为肌肉力量和躯体功能下降均是肌肉质量下降的结果，且对预后有不良影响，因此，只要有肌力或肌肉功能下降，合并肌肉质量下降即可诊断；若肌力和肌肉功能同时下降，则为严重肌少症，并提出"可能肌少症"的概念，即肌肉力量下降和 / 或躯体功能下降。

（二）肌少症的评估实施

肌少症的评估方法与诊断标准密切相关，综合各类学术组织提出的诊断标准，主要包括肌肉质量（肌容积）、肌肉力量、身体活动能力三方面开展评估。

1. 肌肉力量评估 肌力评估包括上、下肢肌力的测量，首选上肢握力测量。握力测量方法：受试者手持握力手柄，掌心向里，自然站立，两臂下垂，握力计不能触及衣服和身体，用全力紧握手柄，发力至最大，一般测试两次，取最大测量结果。应注意的是，上肢骨关节疾病（如类风湿关节炎）、是否为优势手以及测量姿势等均会影响测量结果，在实际测量时应予以考虑，一般男性优势手握力 < 28kg、女性优势手握力 < 18kg 为肌力减少。

下肢肌力比上肢肌力能更好地预测肌少症，常用下蹲力反映下肢骨骼肌力量，可进行椅立测试，即测试者坐姿站起 5 次所需时间。椅立计时测试是计算测试者 30s 内在椅子上站起、坐下的次数。

2. 肌肉质量评估 测量肌肉质量常用的方法包括计算机断层扫描（CT）、磁共振（MRI）、超声、双能 X 射线吸收测定法（DXA）、生物电阻抗分析法（BIA）以及小腿围的测量等。CT 和 MRI 是骨骼肌质量研究的金标准，能准确区分肌肉、脂肪及其他软组织，但操作难度大且费用高。DXA 应用最广泛，能区分骨组织、脂肪、肌肉组织等，但体积大，不便携带。BIA 反映人体脂肪组织、内脏脂肪面积，操作简单、安全无创。超声能测量不同部位的肌肉厚度，只需受检者保持站立，检查便利、无辐射且重复性好，可广泛适用于社区筛查。另外，研究证实小腿围与骨骼肌量和骨骼肌指数密切相关。综上所述，BIA、超声及测量小腿围三项测量方法，操作简单、安全，均可由护理人员进行操作。

3. 身体活动能力评估 目前用于身体活动能力评估的方法有多种，包括日常步行速度测定、定时起立行走试验（TGUG）、6min 步行试验、简易体能状况量表（SPPB）等测试都能反映肌肉功能。日常步行速度测试是根据日常步调行走 6m 所需时间，步速＜1m/s 则肌肉功能欠佳。TGUG 用于评估躯体移动性，它测量个体从椅子上起立，完成短距离（3m）往返步行，最后重新坐回椅子上所需的时间，可快速评估老年人步态、运动能力、身体虚弱程度等，用于预测老年肌少症患者的跌倒风险。6min 步行测试是测试个体在 6min 内能达到的最大步行距离，如没有完成或≥6min 才完成 400m 行走，即肌肉功能减退。SPPB 是综合性测试工具，用于测试下肢肌力和体力状况，包含平衡测试、步行测试、重复性椅子站立三部分，可同时或单独用于肌少症的评估，根据耗时计分，分数越高，躯体功能越好。护理人员需综合考虑老年人的身体情况来慎重选择测试方法。

六、慢性疼痛的评估

（一）慢性疼痛概述

1980 年国际疼痛研究会对疼痛所下的定义是："疼痛是一种与组织损伤或潜在损伤相关的不愉快的主观感觉和情感体验"，是机体对有害刺激的一种保护性防御反应。慢性疼痛是指持续或反复发作超过 3 个月的疼痛。老年人的慢性疼痛往往是多原因、多部位、多种性质的复杂性疼痛，因此从多方面进行评估才能获得准确的结论。

常见的疼痛反应有生理的，如面色苍白、出汗、肌肉紧张、血压升高、呼吸心跳加快、恶心呕吐、休克等；行为的，如烦躁不安、皱眉、咬唇、握拳、身体蜷曲、呻吟、哭闹、击打等；情绪的，如紧张、恐惧、焦虑等，这些反应表明痛觉的存在。老年人疼痛表现不典型，反应不敏感，不能诉说疼痛主观感觉和引起疼痛的原因，容易贻误病情，增加老年人痛苦。

（二）慢性疼痛的评估实施

疼痛评估是疼痛治疗的第一步，准确及时的疼痛评估可以给临床治疗提供必要的指导和帮助，是疼痛治疗必不可少的一步。通过对疼痛的评估，能够定位疼痛的程度和性质，采取恰当的干预措施，制定康复目标；疼痛评估贯穿治疗全过程，在治疗的各个阶段。通过对疼痛的评估，可以了解治疗后疼痛缓解程度和变化特点，为及时调整治疗方案提供科学数据。

对于主诉有慢性疼痛的老年人，评估人员可对其进行疼痛评估，主要内容包括疼痛史、疼痛的特性以及疼痛的影响三个方面。并指导老年人及其家属学会使用评估疼痛的量表，如果老年人疼痛严重，或者已服用镇痛药，可在常规评估的基础上进行全面评估。

常用于评估老年人疼痛的量表包括：数字疼痛强度量表（numeric rating scale，NRS）、面部表情疼痛量表（face rating scale，FRS）和简明疼痛评估量表（brief pain inventory，BPI）。其中数字疼痛强度量表和面部表情疼痛量表多用于老年人疼痛的常规评估，而简明疼痛评估量表多用于老年人疼痛的全面评估。

1. 数字疼痛强度量表（NRS） NRS可用于理解数字并能表达疼痛的老年人，用0~10共11个数字表达疼痛的强度，通常以疼痛与睡眠的关系来表示疼痛的强度（图3-1）。①疼痛完全不影响睡眠，评分<4分，为轻度疼痛；②疼痛影响睡眠，但老年人仍可自然入睡，评分4~6分，为中度疼痛；③疼痛导致不能睡眠或睡眠中疼痛，需镇痛药物或其他手段辅助帮助睡眠，评分为7~10分，为重度疼痛。

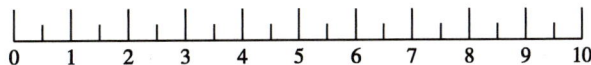

```
|  |  |  |  |  |  |  |  |  |  |  |
0  1  2  3  4  5  6  7  8  9  10
```

图3-1 数字疼痛强度量表

2. 面部表情疼痛量表（FPS） FPS适用于不能理解数字和文字的老年人，特别是有语言和表达能力障碍的老年人。评估人员可让老年人指出自己当时的表情（图3-2），为疼痛评估提供依据。认知功能障碍的老年人容易思想不集中，因此进行疼痛评估时，应为老年人提供安静的环境以及充分的时间。

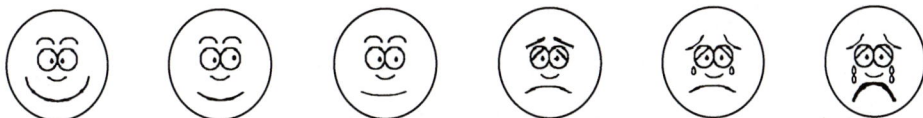

图3-2 面部表情疼痛量表

3. 简明疼痛评估量表（BPI） BPI适用于老年人慢性疼痛的全面评估。BPI由美国威斯康星大学神经科疼痛研究小组研制，主要评估疼痛的强度及其疼痛对个体的影响程度。此外，该评估量表中加入了身体图，便于记录疼痛的部位（表3-9）。

表3-9 简明疼痛评估量表

姓名：	诊断：	评估人员：	评估时间：
1	大多数人一生中有过疼痛的经历（如轻微头痛、扭伤后痛、牙痛等），除了这些常见的疼痛外，现在您是否还感到有别的类型的疼痛？		
	是 否		
2	请您用阴影在下图中标出您的疼痛部位，并在最疼痛的部位打"×"（可有多部位）		

背面   后面

右   左   左   右

3 请您圈出一个数字，以表示过去24h内您疼痛最剧烈的程度
0（不痛）10（疼痛最剧烈）

```
0   1   2   3   4   5   6   7   8   9   10
```

4	请您圈出一个数字，以表示过去 24h 内您疼痛最轻微的程度 0(不痛)10(疼痛最剧烈)											
		0	1	2	3	4	5	6	7	8	9	10

5	请圈出一个数字，以表示过去 24h 内您疼痛的平均程度 0(不痛)10(疼痛最剧烈)											
		0	1	2	3	4	5	6	7	8	9	10

6	请圈出一个数字，以表示您目前的疼痛程度 0(不痛)10(疼痛最剧烈)											
		0	1	2	3	4	5	6	7	8	9	10

7	您希望接受何种药物或治疗来控制您的疼痛？

8	在过去的 24h 内，由于药物或治疗的作用，您的疼痛缓解了多少？请选择下面的一个百分数，以表示疼痛缓解的程度 0(无缓解)100%(完全缓解)											
		0	10%	20%	30%	40%	50%	60%	70%	80%	90%	100%

9 请您圈出一个数字，以表示过去 24h 内疼痛对您的影响 [0(无影响)10(完全影响)]

(1)对日常生活的影响

0	1	2	3	4	5	6	7	8	9	10

(2)对情绪的影响

0	1	2	3	4	5	6	7	8	9	10

(3)对行走能力的影响

0	1	2	3	4	5	6	7	8	9	10

(4)对日常生活的影响(包括外出工作和家务劳动)

0	1	2	3	4	5	6	7	8	9	10

(5)对于他人关系的影响

0	1	2	3	4	5	6	7	8	9	10

(6)对睡眠的影响

0	1	2	3	4	5	6	7	8	9	10

(7)对生活兴趣的影响

0	1	2	3	4	5	6	7	8	9	10

七、多重用药的评估

（一）多重用药概述

老年人由于罹患多种疾病，多重用药很常见。一般将不适当用药或患者接受药物治疗并同时服用 5 种及以上的药物视为多重用药（polypharmacy）。多重用药非常复杂，也包括药物剂量使用不当，药物间相互作用，等效药物替代治疗等。多重用药可以导致一系列不良后果，如增加药物所致的不良反应、产生药物相互作用（表 3-10）、用药依从性降低和治疗费用增高。正确的老年人用药需充分评估老年人的健康功能状态及可能的药物药效反应。

表 3-10　老年人常用药物的相互作用

常用药	抗酸药	抗焦虑药	抗凝药	降血糖药	抗抑郁药	抗高血压药	消炎药	抗精神病药	洋地黄制剂	通便剂	水杨酸类药	镇静剂	噻嗪类利尿剂	三环类抗抑郁药
抗酸药			↓					↓	↓					
抗焦虑药			↑				↑							
抗凝药					↑									
降血糖药														
抗抑郁药		↑	↑				↓					↑		
抗高血压药					↑							↑	↑	
消炎药			↑		↑									
抗精神病药												↑		
洋地黄制剂														
通便剂									↓					
镇静剂			↑											
噻嗪类利尿剂					↓	↑						↓		
三环类抗抑郁药		↑	↑				↓					↑		

注：↑表示药效增强；↓表示药效减弱。

（二）多重用药的评估方法

评估老年人的用药情况对减少或避免药物不良反应发生是有效和必要的对策。一个完整的用药评估包括详细的用药情况评估、药物不良反应评估及综合评估。

1. 用药情况评估　见表 3-11。

表 3-11　用药情况评估

评估项目	评估内容
目前用药情况	药物种类、服用顺序、用药方式、时间、剂量等
一般健康状况	疾病情况、脏器功能（尤其是肝肾功能）
用药史及依从性	近期用药情况、是否遵医用药、药物过敏史等
用药能力	视力、听力、记忆力、阅读能力、理解能力、获取药物的能力、吞咽困难，发现不良反应的能力
不良反应	可能出现的不良反应及不良反应的应对方法。主要检查患者直立性低血压、步态障碍、精神状态、便秘、广泛性皮疹及心律失常等
作息时间	作息时间和习惯，如影响药物疗效的饮食或生活方式
心理 - 社会状况	遵医行为、个人及家庭支持、多重用药的受益与风险知识、对当前治疗方案、护理计划的认识程度和满意度、是否认为用药种类越多（或越新、越贵）对疾病效果越好、老年人之间是否会相互推荐用药
药品保管	药品存放位置、保管方式、是否分门别类、分层摆放
辅助检查	包括电解质、尿素和肌酐、肝功能、甲状腺功能、全血细胞计数、国际标准化比值（INR）及血清药物浓度

2. 药物不良反应评估　由于老年人的药物动力学、药效学发生改变，导致药物不良反应的发生率增高。常见的药物不良反应包括精神症状、直立性低血压、耳毒性、尿潴留、药物中毒等。如利尿剂、抗高血压药物、血管紧张素转换酶抑制剂（ACEI）均可引起直立性低血压，多药合用不良反应更显著；抗精神病药物、抗癫痫药、抗抑郁药均可引起老年人发生跌倒，故应检查步态障碍；抗胆碱能药、抗精神病药或催眠药，应比较服用前后精神状态；服用麻醉性镇痛药物应检查老年人有无便秘情况等。

3. 综合评估　为了有效指导医护人员发现潜在不合理用药，研究人员开发了一些综合性的评估工具，用于筛查老年人不适当用药，包括老年人不适当处方筛查工具（screening tool of older persons' prescriptions，STOPP）和老年人处方遗漏筛查工具（screening tool to alert to right treatment，START）。在综合医疗机构中，针对老年人用药的评估一般由专科医师和药师实施，护理人员需要掌握老年人的用药情况和不良反应，以便提供有效的用药宣教。

4. 老年人多重用药评估工具（ARMOR）　ARMOR 工具解析多重用药具有系统性、组织性，将评估（assess，A）、审查（review，R）、最大限度地减少不必要的药物（minimize，M）、优化治疗方案（optimize，O）及重新评估（reassess，R）建议整合成为一个具有评估多重用药功能并能互动的工具。它需要考虑到患者的临床特点和功能状态，故多重用药患者的功能状态及其恢复和维持是其主要成果目标。

ARMOR 工具采用阶梯式方法来评估老年人多重用药。临床医生首先应取得患者在休息和活动时的心率、血压及血氧饱和度，然后遵循以下步骤来进行评估和体检。

（1）**评估**：患者所用的所有药物，尤其是具有潜在不良后果的药物：①β 受体拮抗药；②抗抑郁药；③抗精神病用药；④其他精神药物；⑤镇痛药；⑥Beers 标准中所列的其他药物；⑦维生素和保健品。

（2）**审查**：①药物与药物的相互作用；②疾病与药物的相互作用；③体内药物药效学的相互作用；④功能状态的影响；⑤亚临床药物不良反应；⑥权衡个人用药的益处胜过对主要身体功能（如食欲、疼痛、体重、情绪、视觉、听觉、膀胱、肠、皮肤、吞咽、活动水平）有高潜力负面影响的药物。

（3）**最大限度地减少不必要的药物**：①停止显然缺乏药物使用适应证证据的药物；②停止其风险大于受益或具有对主要身体功能（如食欲、疼痛、体重、情绪、视觉、听觉、膀胱、肠、皮肤、吞咽、活动水平）有高潜力的负面影响的药物。

（4）**优化治疗方案**：①去掉重复用药；②通过肾小球滤过率来调整经肾脏清除的药物的剂量；③调整经肝脏代谢的药物的剂量；④通过监测血糖及糖化血红蛋白值来调整口服降血糖药物的剂量；⑤考虑逐步减少抗抑郁药的剂量；⑥通过达到目标心率优化 β 受体拮抗药方案；⑦通过监测心脏起搏器来调整 β 受体拮抗药剂量；⑧根据国际标准化比值（INR）的指导方针及可能出现的药物相互作用来调整抗凝血剂；⑨根据游离苯妥英钠水平来调整抗惊厥药物剂量。

（5）**重新评估**：患者在休息和活动时的心率、血压、血氧饱和度。同时还应重新评估①功能状态；②认知状态；③服药依从性。

ARMOR 工具推荐用于住院及门诊的综合性老年评估，同时对于监控和优化门诊处方模式非常有用。有研究显示，通过应用此工具，能够显著地减少多重用药情况，明显降低患者住院率及医疗费用，同时跌倒和其他潜在危害行为的频率也呈现了下降趋势。

按 ARMOR 工具进行老年多重用药的评估时，如果评估结果显示存在多重用药或多重用药风险，临床工作的重点应放在加强老年多重用药的管理上。密切观察和预防药物不良反应，提高老年人服药的依从性，加强药物治疗的健康指导。

八、睡眠障碍的评估

（一）睡眠障碍概述

睡眠障碍（sleep disorder）是指睡眠的数量或质量异常，是一类影响入睡或保持睡眠的疾病，包括睡眠太多、睡眠相关呼吸疾病以及与睡眠相关的行为异常。根据睡眠障碍国际分类第3版，将睡眠障碍分为7类：①失眠症，包括原发失眠和继发失眠；②睡眠相关呼吸障碍；③中枢嗜睡性疾病；④睡眠-清醒昼夜节律障碍；⑤睡眠异态；⑥睡眠相关运动障碍；⑦其他类型的睡眠障碍，如阻塞性睡眠呼吸暂停低通气综合征。

老年人睡眠障碍以失眠症居多，国际分类将失眠定义为：尽管有充足的睡眠机会和环境，但仍持续出现睡眠起始困难、睡眠时间减少、睡眠完整性破坏或睡眠质量下降的症状，并引起日间功能损害，每周至少出现3次，持续3个月以上的状态。老年人常会因为失眠出现抑郁、焦虑等精神问题，给自身、家庭及社会医疗系统带来严重影响。

正确评估老年人睡眠障碍对老年人健康有重要的意义。老年人睡眠障碍的评估主要包括睡眠史、睡眠质量、入睡时间、睡眠时间、睡眠效率、睡眠紊乱、使用催眠药物、日间功能紊乱等。

（二）睡眠障碍的评估实施

1. 初始评估　对于老年人睡眠障碍的评估应该重视主诉，提供初始调查，如果调查对象在初始调查中存在睡眠问题，可进一步询问症状表现。

2. 进一步评估　对于有睡眠障碍的老年人，可使用专业的评估量表进行量化评估。匹兹堡睡眠质量指数量表（Pittsburgh sleep quality index，PSQI）（附录十二）是最常用的睡眠评估工具，包括7个因子，即主观睡眠质量、入睡时间、睡眠时间、睡眠效率、睡眠紊乱、使用催眠药物、日间功能紊乱。每个因子按0~3计分，0分指没有困难，3分指非常困难，将7个因子得分相加，得到睡眠质量总分，范围为0~21分，得分越高，表明睡眠质量越差。总分>7分，表明老年人存在睡眠问题。

3. 一般医学评估与检查　病史、体格检查、实验室检查、影像学检查、多导睡眠图、睡眠体动记录仪以及精神心理评估（焦虑、抑郁、心理障碍）等。

九、营养不良的评估

（一）营养不良概述

老年营养不良是指因营养物质摄入不足、过量或营养比例异常，与机体的营养需求不协调，从而导致身体状况和精神状态下降的临床综合征，包括营养不足、营养过剩和营养失衡。其营养状况除受增龄的生理因素影响外，还受到疾病与药物、不合理饮食习惯、社会经济和心理等多种因素的影响。

高龄老年人和住院老年人中，营养不良多以营养不足为主，表现为蛋白质-能量缺乏或微量营养元素（多种维生素和矿物质）缺乏。常有三种典型症状：①消瘦型，由长期能量供给不足引起；②水肿型，由长期蛋白质供给不足引起；③混合型，由长期的蛋白质、能量均供给不足引起，表现为以上两类营养不良相兼的共同特征，并可伴有其他营养素缺乏的表现。临床上多见于慢性营养不良的老年人被急性的事件激发恶化及老年人多病共存的一系列疾病，因此，混合型营养不良是老年人最常见的营养不良表现形式。

由于老年人营养不良的发病率高，尤其是住院的老年人，与各种慢性疾病并存，营养摄入量远低于其维持能量需求，影响疾病预后，增加医疗成本，最终造成不可逆的严重后果。

（二）营养不良的评估实施

对老年人来说营养风险筛查和营养评估非常重要。运用老年人营养筛查和评估方法，及时发现老年人是否存在营养不良或营养风险，为制定并完成合理的营养支持方案、监测及评价营养支持效果提供依据。对存在营养不良的老年人进行定时监测、科学有效的营养干预,同时做好营养宣教,从而提高老年人的生活质量,降低老年营养不良的发生率。

1. 营养不良的评估内容 营养状态的评估指标包括主观指标和客观指标。单独使用主观指标或客观指标均无法对营养状态作出全面的评价,因此,需采用主观指标和客观指标相结合的方法进行评估(表3-12)。

表3-12 营养状态评估指标与评估方法

评估指标	评估工具	评估方法
主观指标		
膳食摄入情况	食物频率问卷	请老年人或家属自行记录每天、每周、每月摄入某种食物的频率,有助于证实回顾的准确性
影响因素调查		观察是否有体重减轻、食欲减退、胃肠道症状等表现,以及是否发热、有用药史及采取治疗措施等,了解与摄食有关的腹胀、恶心、呕吐等可能影响营养摄入的表现
客观指标		
体重	体重计	老年人脱掉外套自行站在体重计上,评估人员读数并记录
体重指数(body mass index, BMI)		体重(kg)/身高的平方(m²) 老年人的BMI值以在正常值内偏高的一侧,即21~23.9kg/m²为佳
肱三头肌皮褶厚度(triceps skinfold thickness, TSF)	皮褶计	在右臂后面从肩峰到尺骨鹰嘴连线中点处提起皮肤和皮下组织进行测量。连续测量3次,记录结果以毫米为单位,精确到0.1mm
上臂围和上臂肌(arm muscle circumference, AMC)	皮尺	老年人斜平举左上臂(45°),手掌向上握拳并用力屈曲,用皮尺在上臂肱二头肌最粗处绕一周进行测量。上臂围测量误差不超过0.5cm,读至0.1cm 上臂肌围 = 上臂围 − 3.14 × 肱三头肌皮褶厚度
腰围	皮尺	老年人空腹、站立,双脚分开25~30cm,测量位置在水平位髂前上棘和第12肋下缘连线中点,测量值精确到0.1cm
臀围	皮尺	老年人两腿并拢直立,两臂自然下垂,皮尺水平放在前面耻骨联合和背后臀大肌最凸处,测量3次,取平均值,精确度为0.1cm
腰臀比		腰围(cm)/臀围(cm)

营养状况的不同指标从不同侧面反映个体的营养状况,均有一定的局限性,实际应用时应采用主观指标结合客观指标综合评定,部分指标判定标准(表3-13)。

表3-13 综合营养评定法的部分指标判定标准

指标	轻度营养不良	中度营养不良	重度营养不良
体重	下降10%~20%	下降21%~40%	下降
上臂肌围	>80%	60%~80%	<60%
肱三头肌皮褶厚度	>80%	60%~80%	<60%

2. 微型营养评定法(mini-nutritional assessment,MNA) 是目前最适合用来进行老年人营养风险筛查和评估的工具。评估内容包括人体测量、一般评估、饮食评价、自身评价4部分,共18个项目(表3-14)。

表 3-14 微型营养评定表

人体测量		得分
1. 体重指数（BMI）/（kg•m⁻²）	0 = BMI < 19 1 = BMI 为 19~21 2 = BMI 为 21~23 3 = BMI≥23	
2. 上臂肌围（AMC）/cm	0 = AMC < 21 0.5 = AMC 为 21~22 1 = AMC > 22	
3. 小腿围（CC）/cm	0 = CC < 31 1 = CC≥31	
4. 3 个月内体重减轻量	0 => 3kg 1 = 不知道 2 = 1~3kg 3 = 体重无丢失	
一般评估		**得分**
5. 生活自理	0 = 否；1 = 是	
6. 每天服用 3 种以上处方药	0 = 是；1 = 否	
7. 近 3 个月有心理应激或急性疾病	0 = 是；1 = 否	
8. 活动能力	0 = 需卧床或长期坐着 1 = 能离床或离椅子，但不能外出 2 = 能外出活动	
9. 精神 / 心理问题	0 = 严重痴呆或抑郁 1 = 轻度痴呆 2 = 无心理问题	
10. 有压疮或皮肤溃疡	0 = 是；1 = 否	
饮食评价		**得分**
11. 每天几餐	0 = 1 餐 1 = 2 餐 2 = 3 餐	
12. 蛋白质摄入量 (1) 每天至少摄入一次乳制品（牛奶、奶酪、酸奶） (2) 每周摄入 2 次或以上豆类或蛋类 (3) 每天摄入肉、鱼、活禽类	0 = 0~1 个是 0.5 = 2 个是 1 = 3 个是	
13. 每天食用 2 次或以上蔬菜 / 水果	0 = 否；1 = 是	
14. 近 3 个月来是否因食欲减退、消化问题、咀嚼或吞咽困难导致摄入减少	0 = 食欲严重减退 1 = 食欲重度减退 2 = 食欲轻度减退 / 没有变化	
15. 每天饮水量，包括水、果汁、牛奶、咖啡、茶等的量（一杯约为240ml）	0 = 少于 3 杯 0.5 = 3~5 杯 1 = 大于 5 杯	
16. 进食方式	0 = 完全需他人帮助 1 = 可自行进食但稍有困难 2 = 可自行进食，无任何困难	

自身评价		得分
17.是否认为自己有营养问题	0 = 营养不良 1 = 不确定 2 = 营养良好	
18.与同龄人相比,认为自身的营养状况	0 = 不如同龄人 0.5 = 不清楚 1 = 与同龄人一样好 2 = 比同龄人好	

微型营养评定表总分范围为 0~30 分,总分≥24 分表示营养状况良好,17~24 分为存在营养不良的危险,总分 < 17 分提示营养不良。

第五节 老年人社会健康评估

情景导入

　　宋奶奶,65 岁,两个女儿分别在美国、法国学习工作,老伴是医生,退休后被聘请到南方某私立医院工作。目前宋奶奶独自一人在家生活,自觉精力充沛,愿意回馈社会,因而常去做慈善义工,有时甚至顾不上一日三餐,最近总感觉力不从心,胃部胀痛。

请思考:

1. 如何对宋奶奶退休后的角色转换进行评估?
2. 宋奶奶的家庭类型属于哪一种?

ER 3-3

老年人的
健康评估

　　健康包括躯体、心理和社会三方面的内容。社会学健康观指出健康是一个人所具有正常的社会角色,具有执行其社会角色和义务的最佳活动状态。社会健康评估主要包括角色功能、所处环境、文化及家庭状况等方面的评估。

一、角色评估

(一)角色的概念及内涵

　　1.角色　又称社会角色,是社会对个体或群体在特定场合下职能的划分,代表了个体或群体在社会中的地位,以及社会期望表现出的符合其地位的行为。角色不能单独存在,需要存在于与他人的相互关系中。人的一生常常先后或同时承担着多种角色。老年人一生中经历了多重角色的转变,从婴儿到青年、中年直至老年;从学生到工作岗位直至退休;从子女到为人父母直至祖父母等,适应各阶段的角色功能起着相当重要的作用。

　　2.角色功能　是指个体从事正常角色活动的能力,包括正式工作、社会活动、家务活动等。由于老化及某些功能的退化而使老年人的角色功能减退。个体对其角色的适应与性别、个性、家庭背景、经济状况、文化背景、社会地位等因素有关。

(二)角色功能评估

1.老年人承担的角色

　　(1)**一般角色**:了解老年人过去的职业、离退休时间、目前有无工作等情况,有助于确定其对现在角色是否适应,有无受退休的影响。

　　(2)**家庭角色**:家庭是老年人的主要生活场所。步入老年,大多数老年人由父母上升到祖父母的位置,增加了家庭角色,也常常担任起照料第三代的任务;老年期是丧偶的主要阶段,因而也会失去一些角色。此外,性生活的评估有助于了解老年夫妻的角色功能,有助于判断老年人社会角色及家庭角色型态。评估者在评估时要持客观评价、尊重事实的态度,询问老年人过去和现在的情况。

(3) **社会角色**:社会关系型态的评估,有助于获得有关自我概念和社会支持资源的信息。收集老年人每日活动的资料,有助于对其社会关系型态进行分析评价,如果老年人对每日活动不能明确表述,提示其社会角色缺失或是不能融合到社会活动中去;如果为不明确的反应,可提示其有认知或其他精神障碍。

2. **评估方式** 老年人角色功能的评估,主要用交谈和观察两种方法收集资料。交谈法常常用开放式问题进行;观察法主要观察老年人有无角色改变、角色适应不良等问题。可从以下几方面进行:

(1) **承担角色情况**:询问老年人所承担的角色。了解老年人过去从事什么职业及担任什么职务,目前在家庭或社会中所承担的角色,如最近 1 周内做了什么事,哪些事情占去了大部分时间,什么事情是最重要的、什么事情很困难等。

(2) **角色的认知**:让老年人描述对自己角色的感知情况和他人对其所承担角色的期望;目前的角色改变对其生活方式、人际关系方面的影响等。同时还应询问是否认同他人对其角色的期望。

(3) **角色的适应**:询问老年人是否了解自己的角色权利和义务。让老年人描述对自己承担的角色是否满意以及与自己的角色期望是否相符,观察有无角色适应不良的身心行为反应。

二、环境评估

老年人的健康与其生存的环境存在着联系,若环境因素的变化超过了老年人体的调节范围和适应能力,就可引起疾病。环境评估需要关注老年人家庭环境的安全性及其是否能够充足地获得需要的私人和医疗服务。

(一) 物理环境

物理环境是指一切存在于机体外环境的物理因素的总和。由于人口老龄化的出现,"空巢"家庭的日益增多,大量老年人面临着独立居住生活的问题。居住环境是老年人的生活场所,是学习、社交、娱乐、休息的地方,评估时应了解其生活环境中的特殊资源及其对目前生活环境的特殊要求,其中居家安全环境因素是评估的重点,通过家访可以获得这方面的资料。

(二) 社会环境

社会环境包括经济、文化、教育、法律、制度、生活方式、社会关系、社会支持等诸多方面。这些因素与人的健康有密切关系,尤其要着重于经济状况、生活方式、社会关系和社会支持的评估。

1. **经济状况** 在社会环境因素中,对老年人的健康以及患者角色适应影响最大的是经济。老年人因退休、固定收入减少、给予经济支持的配偶去世所带来的经济困难,可导致失去家庭、社会地位或生活的独立性。护士可通过询问以下问题了解经济状况:①经济来源有哪些,单位工资、福利如何,对收入低的老人,要询问收入是否足够支付食品、生活用品和部分医疗费用;②家庭经济状况:有无经济困难,是否有失业、待业人员;③医疗费用的支付形式。

2. **生活方式** 通过交谈或直接观察,评估饮食、睡眠、排泄、活动、娱乐等方面的习惯以及有无吸烟、酗酒等不良嗜好。若有不良生活方式,应进一步了解对老人带来的影响。

3. **社会关系与社会支持** 评估老人是否有支持性的社会关系网络,如家庭关系是否稳定、家庭成员是否相互尊重,与邻里、老同事之间相处是否和谐,家庭成员向老人提供帮助的能力以及对老人的态度,可联系的专业人员以及可获得的支持性服务等。

三、文化评估

文化是在某一地域内大多数社会成员所必须遵循的社会规范。广义的文化即社会及成员所特有的物质财富和精神财富的总和。狭义的文化则为精神文化，主要包括思想意识、道德规范、宗教信仰、习俗、知识等。老年护理主要从狭义的文化概念出发，研究文化对老年人健康的影响，充分考虑到老年人的文化背景、民族差异等情况。文化评估的主要内容如下：

1. 价值观 不同的文化背景有着不同的价值观，而个体的健康行为通常与其价值观是一致的。个体根据自身的价值观去认识、决策自身的健康问题。护理人员可从以下问题中获得资料：①老年人对自身健康的认识情况；②老年人对所患疾病的认识，患病的原因等；③老年人的生活是否受到疾病的影响等。

2. 信念 个体信念是自身经历的积累，生活在不同文化背景下，则对健康与疾病的认识和理解亦不相同。对老年人信念的评估，主要了解老年人关于疾病、健康的信念及老年人所处的文化背景对其健康信念的影响。

常采用克莱曼（Kleiman）评估模式进行。主要包括：①老年人自身认为引起健康问题的原因是什么；②是如何发现自己有健康问题的；③这些健康问题对自己产生了哪些方面的影响；④健康问题的严重程度如何，发作时持续的时间；⑤老年人自己认为该接受何种治疗，并希望通过治疗达到哪些效果；⑥疾病或健康问题给老年人自身带来了哪些问题；⑦老年人对这种病最害怕什么。

3. 宗教信仰 可评估以下问题：①宗教信仰对老年人的重要程度；②是否因宗教信仰而禁食某种食物；③有无因宗教信仰而必须禁做的事情；④老年人的家庭中，有谁与其有相同的宗教信仰。

4. 风俗习惯 风俗又称习俗，是指历代相传从而形成的风尚。习惯则是由于重复或多次练习而巩固下来并变成需要的行动方式。风俗习惯常常连用，是指由于历代相传而在人们生活中程式化的行为方式，是历代相传的规范文化，与人们的日常生活有着密切的联系，约束着人们的行为，影响着人们的衣、食、住、行、娱乐、卫生等方面。护理人员应在了解不同文化区域风俗习惯的基础上，评估老年人的风俗习惯。评估内容也应注意从与健康相关的各种习俗方面进行，包括饮食、家庭习惯、礼节、民间疗法等。

四、家庭评估

家庭是指由婚姻、血缘或收养而产生的亲属间共同生活的一个群体，是老年人主要的，甚至是唯一的生活环境。融洽的家庭关系，良好的家庭环境有助于老年人的身心健康。

1. 家庭评估的目的 对家庭的评估有助于了解其家庭对老年人健康的影响。通过完整资料的收集，发现影响老年人健康的因素，从而制订有效地恢复老年人健康的护理方法。

2. 家庭评估的内容

（1）**家庭成员基本资料**：主要包括老年人家庭成员的姓名、性别、年龄、受教育程度、职业及健康状况。

（2）**家庭结构**：主要指家庭组成的类型及家庭各成员相互间的关系。

1）家庭类型：社会学家将家庭结构描述为主干型、联合型、核心型、单身型四种类型。主干型，即一对夫妇与父母、祖父母及子女一起生活。联合型，即在不同代中有两对或两对以上夫妇共同生活。核心型，即一对夫妇与其婚生或领养子女一起生活。单身型，即仅一人生活。

我国传统的家庭结构是以主干型和联合型的大家庭为主要结构的形式，老年人在家庭中的地位较高，生活在这种类型家庭里的老年人精神较充实。随着社会的发展，家庭的结构类型发生了明显的变化。核心型家庭所占据的比例逐渐增大，核心型小家庭的状态使许多老年人得不到应有的合适的照顾,增加了老年人的孤独感,其结果是损害了老年人的身心健康而导致和加剧各种疾患的发生。当今社会子女由于工作、学习、结婚等原因而离家后,出现了空巢老人,当独守"空巢"的中老年夫妇因此而产生的心理失调症状,称为家庭"空巢"综合征。随着社会老龄化程度的加深,空巢老人越来越多,已经成为一个不容忽视的社会问题。

2)家庭成员的关系:主要是指与老伴、子女、媳婿以及孙辈之间的关系。家庭成员的关系在主干型和联合型家庭中比较复杂,容易产生矛盾。核心型家庭也会因赡养问题引起矛盾。护理人员可通过对老年人家庭成员关系的评估,了解其家庭有无矛盾及产生原因,并在工作中广泛宣传我国敬老、爱老的传统美德,做到对老年人在物质上赡养、生活上照顾、精神上安慰,保持良好的家庭关系。

(3)家庭功能:是指家庭对人类的作用和效能,及其对人类生存和社会发展所起的作用。家庭功能的健全与否关系到每个家庭成员的身心健康及疾病的预测,故家庭功能是家庭评估的重要内容之一。家庭功能对老年人的作用主要有以下三方面:

1)经济支持:经济来源是决定老年人衣、食、住、行的基本需求的物质基础,是决定老年人安度晚年的基本条件。

2)生活照顾:当老年人因衰老或疾病而丧失生活自理能力时,家庭的这一作用至关重要。

3)情感支持:通过家庭成员的情感联系,建立起家人的归属感,彼此亲近关爱。这是老年人维持心理健康必不可少的精神良药。

(4)家庭压力:是指家庭中所发生的重大生活变化。由于家庭是一个系统,个人或家庭的压力事件均会对整个家庭产生冲突。包括家庭成员关系的改变、家庭成员的角色冲突、家人患病或死亡等都会造成家庭失衡,扰乱家庭正常生活。

3. 家庭评估方法 家庭评估可以根据所需资料的不同采用不同的方法,一般以问询和问卷评估进行。

(1)问询:是对家庭成员基本资料、家庭结构、家庭成员的关系等资料采集的常用方式。

(2)问卷评估:问卷评估经常用于家庭功能的评估。常用评估表为 APGAR 家庭功能评估表(附录十三),包括家庭功能的五个重要部分:适应度 A(adaptation)、合作度 P(partnership)、成长度 G(growth)、情感度 A(affection)和亲密度 R(resolve)。

ER 3-4

老年人的能力评估

(程东阳 冯晓敏)

思考题

1. 李爷爷,81 岁。慢性支气管炎合并阻塞性肺气肿 40 余年,吸烟 50 余年。近半个月来出现咳嗽、咳大量黏液脓痰,伴心悸、气喘。查体:体温 37.2℃,脉搏 116 次/min,呼吸 28 次/min,血压 135/85mmHg。发绀明显,颈静脉怒张。桶状胸,双肺呼吸音减弱,右下肺可闻及干湿啰音,心率 116 次/min,节律整齐,未闻及杂音。腹部平软,无压痛和反跳痛,移动性浊音阴性。双下肢凹陷性水肿。

请思考:

(1)对李爷爷进行健康评估时,应遵循哪些原则?

(2)通过体格检查,可发现李爷爷有哪些阳性体征?

2. 赵爷爷,64 岁。退休前为机关干部。退休后否认自己的衰老,仍努力返聘工作,为自己制订严格的目标并乐在其中。

请思考：

(1) 老年人的人格变化有哪些特点？

(2) 赵爷爷的人格类型属于哪一种？

3. 李奶奶，68岁，退休前为律师，患高血压20年，一直坚持服药。其老伴72岁，身体健康，夫妻均为大学文化程度。其子40岁，工程师，生有一女，因住房紧张住在一起。

请思考：

(1) 李奶奶的家庭类型属于哪一种？

(2) 李奶奶的家庭可为其健康提供哪些帮助？

ER 3-5

练习题

第四章 ｜ 老年人的日常生活护理

教学课件　　　思维导图

学习目标

1. 掌握老年人皮肤清洁与衣着卫生的护理；老年人营养需求、老年人活动的注意事项。
2. 熟悉影响老年人活动的因素；活动方式的选择。
3. 了解老年人的皮肤特点；语言和非语言沟通的技巧。
4. 学会运用本章知识为老年人提供饮食、睡眠及活动指导；能够对老年人进行性生活护理与卫生指导。

2022 年国家卫生健康委等 15 部门联合印发《"十四五"健康老龄化规划》，规划提出："强化健康教育，提高老年人主动健康能力"。因此本章主要强调指导老年人建立健康的生活方式，消除健康危险因素，引导老年人维护机体功能，保持自主生活能力。

第一节　皮肤清洁与衣着卫生

情景导入

65 岁的江老师是南方人，身高 160cm，体重 75kg，喜食甜食。其有一女儿在北方工作，老伴去年因脑出血去世，女儿怕她孤独、伤感，接她同住。江老师去了不到 1 个月因不习惯当地气候和饮食习惯，执意要回家乡独居。

请思考：
如何对江老师的日常生活进行健康指导？

因为老化的原因，老年人面部皮肤出现皱纹、松弛和变薄，下眼睑出现"眼袋"。皮脂腺萎缩、功能减弱，导致皮肤变得干燥、粗糙。皮肤触觉、痛觉、温觉功能减弱，表面敏感性减低，对不良刺激的防御能力减弱，皮肤抵抗力降低。

一、老年人的皮肤清洁

老年人在日常生活中要注意保持皮肤卫生，特别是皱褶部位，如腋下、肛门、外阴等。适当沐浴可清除污垢、保持毛孔通畅，利于预防皮肤疾病。皮肤清洁应做好以下指导：

（一）沐浴

建议老年人根据自身习惯和地域特点选择合适的沐浴频率。皮脂腺分泌旺盛、出汗较多的老年人，沐浴次数可适当增多；冬季沐浴的室温调节在 24~26℃，水温在 40℃左右。浴室内置座椅，地面铺设防滑垫；盆浴时，浴盆边安装扶手，浴盆内放置防滑垫。残疾或行动不便的老年人可参照《城市道路和建筑物无障碍设计规范》中无障碍浴室的设计要求设置无障碍淋浴间，淋浴间应设高

0.45m 的洗浴座椅、高 0.70m 水平抓杆和高 1.40m 的垂直抓杆。无障碍淋浴间距地面高 0.40~0.50m 处应设求助呼叫按钮。单独沐浴时，嘱老年人不要锁浴室门，应采用门外可紧急开启的门插销。如有需要，在征得老年人同意后，入室协助沐浴；沐浴时间为 10~15min，时间过长容易发生胸闷、晕厥等意外。切记饱食或空腹均不宜沐浴，应选择在饭后 2h 左右进行，以免影响食物的消化吸收或引起低血糖、低血压等不适。无法自行沐浴的老年人，可根据情况帮助给予温水擦浴。

（二）皮肤特殊护理

老年人的皮肤宜选弱酸性的硼酸皂、羊脂香皂或沐浴液等，以保持皮肤 pH 在 5.5 左右。清洁用的毛巾应柔软，洗时轻擦，以防损伤角质层。皮肤瘙痒者尽量避免搔抓或烫洗等强刺激，忌用碱性肥皂，避免非棉质衣物直接接触皮肤，少食用辛辣刺激性食物。干燥季节沐浴后，在皮肤潮湿时应涂擦护肤油，以使皮肤保留水分，防止机械性刺激。对于手足皲裂者，冬季可在沐浴或热水泡手足之后，涂上护手护脚霜，再戴上棉质手套、袜子，持续使用 1~2h 或整晚，可有效改善皲裂状况。预防性地在晚间热水泡脚后用磨石板去除过厚的角化层，再涂护脚霜，避免足部的皲裂。

（三）头发

老年人的头发多干枯、易脱落，做好头发的清洁和保养，可减少脱落、焕发活力。应根据自身特点定期洗头，干性头发可每周清洗 1 次，油性头发则可每周清洗 2 次。有条件者可根据自身头皮性质选择合适的洗发、护发用品。如皮脂分泌较多者可用温水及中性肥皂，头皮和头发干燥者则清洁次数不宜过多，应注意选用洗发水或含脂皂清洗，并可适当应用护发素、发膜等护发产品。

二、老年人的衣着卫生

（一）服装的选择

老年人穿着主要以舒适、端庄、合体为原则。适当的装扮有助于增进老年人社交时的自信心。服装要便于穿脱、活动；上装和裤腰的拉链上应留有指环，便于老人拉动；衣服纽扣不宜过小，方便系扣；前开门式上装便于老人穿脱；鼓励老年人自己挑选喜欢的衣物。

在帮助老年人挑选服装时应注意：①在尊重老年人习惯的基础上，衣服的款式色彩要符合老年人的个性、年龄和社会活动需求；②一般选择柔软、吸水性强、不刺激皮肤、可调节体温、耐洗的布料，尤以棉织品为首选；③选择容易穿脱、不妨碍活动、宽松、便于变换体位的衣物；④衣服大小要适中，衣服过小影响血液循环，过大过长存在安全隐患；⑤服装设计应考虑便于老年人自己穿脱，以促进其生活自理能力。

（二）鞋子的选择

选择大小合适、防滑、鞋底有一定厚度的鞋子。如果鞋子太大，容易引起跌倒；如果较小，会因压迫和摩擦造成皮肤破损，特别是患有糖尿病的老年人更应该注意。老年人脚部肌肉萎缩，鞋底太薄太平不仅会降低行走时的舒适感，还无法为足弓提供足够的支撑，导致脚部产生疲劳感。最后，老年人在室内室外，均应选择有防滑功能的鞋子，以免发生跌倒。

第二节　营养与膳食

饮食与营养是维持生命的基本需要。我国老年人营养不足的情况依旧突出，尤其在高龄和患病老年人群内。合理膳食，帮助老年人改善营养状况是日常生活护理中的一个重要内容。

一、老年人的营养需求

（一）碳水化合物

碳水化合物是人体获得能量的主要来源，老年人对热能的需要随增龄而减少，因而热能的提供

60 岁以后应较年轻时期减少 20%，70 岁以后减少 30%，以免热量过剩转变为脂肪储存在体内而引起超重或肥胖，或诱发老年病。由碳水化合物供给的能量应占总热能的 55%~65%。

（二）蛋白质

蛋白质供给的能量应占总能量的 15%。《中国老年人膳食指南（2022）》推荐老年人应该摄入足够的动物性食物和大豆类食品，蛋白质摄入总量要达到每日 120~150g，其中鱼、畜禽肉、蛋类分别为 40~50g，每日饮用 300~400ml 牛奶。对于高龄老年人建议多吃鱼、禽畜类营养价值和生物利用率高的食物，每日饮用 300~500ml 液态奶。

（三）脂类

老年人胆汁酸的分泌减少，脂酶活性降低，对脂肪的消化功能下降。由脂肪供给能量应占总热能的 20%~30%。并注意控制饱和脂肪酸的摄入量，保证不饱和脂肪酸的摄入量。老年人每天烹调油的摄入量低于 25g。

（四）维生素

蔬菜、水果中含有丰富的维生素，老年人每天应摄入多种蔬菜。其中深色蔬菜应占蔬菜种类的一半，如油菜、菠菜、西蓝花等；薯类（500g）、水果（100g）将能满足老年人对多种维生素和膳食纤维的需要。

（五）水和无机盐

老年人每日饮水量应不低于 1 200ml；少量多次饮水，每次 50~100ml。老年人由于老化影响，容易缺钙，尤其是绝经后的女性，骨质疏松高发，因此应加强钙的补充，同时由于老年人喜欢偏咸的食物，需要注意健康老年人每日的食盐摄入量不超过 5g。

知识链接

深色蔬菜

深绿色蔬菜主要有：菠菜、油菜、蕹菜（空心菜）、莴笋叶、韭菜、西蓝花、茼蒿、萝卜缨、芥菜、西洋菜、冬寒菜。

红色、橘红色蔬菜主要有：番茄（西红柿）、胡萝卜、南瓜、红辣椒。

紫红色蔬菜主要有：红苋菜、紫甘蓝、蕨菜。

二、老年人的饮食保健原则

（一）食物的选择应适合老年人的特点

种类应多样，营养丰富，注意"四个搭配"：荤素搭配，适量吃鱼、禽、蛋、肉类；粗细搭配，多吃粗粮；干稀搭配，混合食用；生熟搭配，适量生食。摄取食物做到"三高、一低、四少"：高蛋白质、高维生素、高纤维素；低脂肪；少盐、少油、少糖、少辛辣调味品。

（二）饮食易消化吸收

老年人由于消化功能减弱，咀嚼能力也因牙齿松动或脱落而受到一定影响，因此食物加工应做到细、软、松，既给牙齿咀嚼的机会，又便于消化。少吃油炸、油腻、过黏的食品。

（三）食量应合理分配

老年人的 BMI 应在 $21.0~26.9kg/m^2$ 最为合适，故需适当限制热量的摄入。根据老年人的生理特点，食量分配上提倡"早晨吃好，中午吃饱，晚上吃少"，少量多餐为宜，避免暴饮暴食或过饥过饱，膳食内容的改变也不宜过快，要照顾到个人爱好。由于老年人肝脏中储存肝糖原的能力较差，对低血糖的耐受能力不强，容易饥饿，所以在两餐之间适当增加点心是必要的。因为夜间的热能消耗较少，如果多吃富含热能而又较难消化的蛋白质和脂肪会影响睡眠。晚餐可吃些蔬菜和含糖类较多而又易于消化的食物。

（四）食物温度应适宜

老年人消化道对食物的温度较为敏感，饮食宜温偏热。两餐之间或入睡前可加用温热饮料，以解除疲劳、温暖身体而利于睡眠。

三、老年人的膳食指导

（一）烹饪时的护理

1. 咀嚼、消化吸收功能低下者的护理 尽量使食物变松软而易于吞咽和消化，如肉类最好制成肉末，烹饪方法可采用炖煮，必要时可捣碎。同时应注意易咀嚼的食物对肠道的刺激作用减少而易引起便秘，因此应多选用富含纤维素的蔬菜类。比如青菜、菜根类切细后食用。建议食谱，虾肉青菜汤饭。

2. 吞咽功能低下者的护理 对于吞咽反射低下者，过碎的食物或液态食物容易导致呛咳。固体食物可以做得尽量松软或做成糊状，液态食物可选用食物调节剂（如凝胶、琼脂、淀粉等）将其变成糊状，易于吞咽。还应注意避免食用一些黏稠度极高且不宜吞咽的食物，如汤圆、年糕等。

3. 味觉、嗅觉等感觉功能低下者的护理 饮食的色、香、味能够明显刺激食欲，因此味觉、嗅觉等感觉功能低下的老年人喜欢吃味道浓重的饮食，烹调时可用醋、姜、蒜等调料来刺激食欲。但调味品食用太多对健康不利，特别是盐和糖，使用时应格外注意。

（二）进餐时的护理

1. 一般护理 进餐场所定时通风换气；尽量安排老年人与他人一起进餐以增加食欲；鼓励自行进食，对卧床的老年人要根据其病情采取相应的措施，如帮助其坐在床上、轮椅上并使用特制的餐具（如床上餐桌等）进餐；在老年人不能自行进餐，或因自己单独进餐而摄取量少且有疲惫感时，可协助喂饭，但应注意尊重其生活习惯，掌握适当的速度与其相互配合；无论是自行进餐还是喂饭，都要注意保证老年人的头颈部处于自然前倾位，以免食物不受控制地滑入咽喉，且仰头时喉部会厌软骨无法遮蔽气道而易引起误吸甚至窒息（图4-1）。

2. 上肢障碍者的护理 上肢出现麻痹、挛缩、变形、肌力低下、震颤等障碍会影响老年人自行进食，此时可选择一些特殊的餐具。如粗柄的叉、勺适用于无法握紧手的老年人，亦可将普通勺把用纱布或布条缠上（图4-2）；有些老年人的张口度小，可选用婴儿用的小勺加以改造；可选用套筷或用绳子将两根筷子连在一起以防脱落。

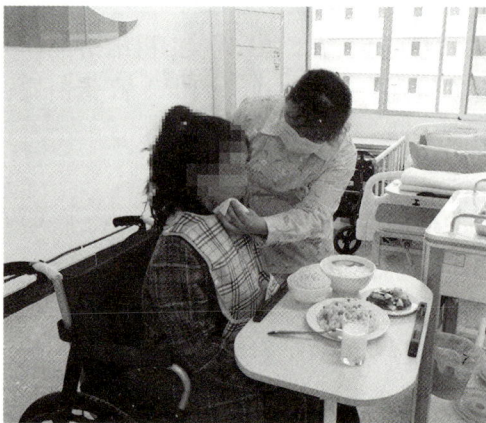

图4-1　轮椅进餐示意图

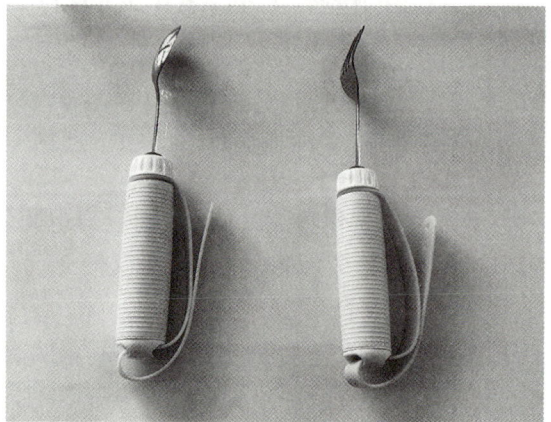

图4-2　老年人用餐具

3. 视力障碍者的护理 对于视力障碍的老年人，照顾者首先要向其说明餐桌上食物的种类和位置，并帮助其用手触摸以便确认。注意保证安全，热汤、茶水等易引起烫伤的食物要提醒注意，鱼刺等要剔除干净。视力障碍的老年人可能因看不清食物而引起食欲减退，因此，食物的味道和香味更加重要，或者让老年人与他人一起进餐，营造轻松愉悦的氛围以增加食欲。

4. 吞咽功能低下者的护理 由于可能存在会厌反应能力低下、会厌关闭不全或声门闭锁不全等情况，吞咽能力低下的老年人很容易将食物误咽入气管。尤其是卧床老年人，舌控制食物的能力减弱，更易引起误咽。因此进餐时老年人一般采取坐位或半坐位比较安全，偏瘫的老年人可采取侧卧位，最好是卧于健侧。进食过程中应有照顾者在旁观察，以防发生事故。同时伴随年龄的增加，老年人的唾液分泌也相对减少，口腔黏膜的润滑作用减弱，因此在进餐过程中应注意喝水湿润口腔。

第三节　休息与活动

一、老年人的休息

休息是指身体放松，处于良好的心理状态，以恢复精力和体力的过程，休息并不意味着不活动，变换活动方式也是一种休息。相较于年轻人，老年人需要更多地休息。休息的方式有很多种，应合理选择合适的方式。看书、看电视、上网的时间不宜过长（一般不超过 4h），尤其在使用数码产品时应适时远眺，避免引起眼睛疲劳和颈椎的受损。长时间的卧床不仅达不到休息的目的，还会增加疲劳感。故而对于长期卧床的老年人尤其需要定时更换体位。

二、老年人的睡眠

老年人由于大脑皮质功能减退，新陈代谢减慢，所需睡眠也随之减少，同时伴随出现早睡、早醒、夜间睡眠减少、白天睡眠增多等不良睡眠模式。

一般护理

日常生活中我们可以采取以下措施帮助老年人提高睡眠质量，减少疾病发生：①对老年人睡眠质量下降情况进行全面评估，针对原因进行处理；②养成良好睡眠习惯，提倡规律睡眠，做好健康教育；同时午休时间不宜过长，尽量限制在 1h 内，以保证夜间睡眠质量；③睡前不喝浓茶、咖啡、酒或摄入大量水分，不过度使用智能手机。有研究表明，睡前使用智能手机会使失眠的概率增加，护理人员要引导老年人养成良好的智能手机使用习惯，不在睡前使用智能手机，以提升睡眠质量；④老年人的房间要清洁安全、光线柔和，温湿度适宜，营造良好的睡眠环境；⑤向老年人宣传规律锻炼是促进自然入睡的好方法。指导其参加户外活动如散步、慢跑、打太极拳、跳舞等；⑥60~70 岁的老年人平均每日睡 8h，70 岁以上的老年人每日睡 9h，90 岁以上的老人每日睡 10~12h。

三、老年人的活动

适度活动可以促进老年人血液循环，加快新陈代谢，改善心肌缺氧和肺功能，同时促进胃肠道蠕动，利于消化和吸收；还可以增强免疫力，预防身心疾病的发生。但如果活动不当，会对老年人身体造成危害，甚至威胁生命。护理人员在指导老年人活动时需注意以下几点：

（一）影响老年人活动的因素

1. 心血管系统 ①最大心率下降，运动时的最大心率可反映机体最大摄氧量。老年人的心室壁弹性比成年人弱，导致心室的再充盈所需时间延长，故其运动时最大心率比青壮年低；②心输出量下降，老年人的动脉弹性变差，后负荷增加，外周静脉血流量增加，外周血管阻力增加，也会引起部分老年人舒张压升高。所以，当老年人活动时易出现心输出量减少的情况。

2. 肌肉骨骼系统　肌细胞因老化而减少，同时肌张力下降。据统计，50岁以上的人群肌肉力量每10年下降10%，而70岁以上老年人则每10年下降高达30%。老化对骨骼肌系统的张力、弹性、反应、时间及执行功能都有负面影响，这是造成老年人活动量减少的主要原因之一。

3. 神经系统　老化可造成脑组织血流减少、大脑萎缩、运动神经纤维丧失、神经树突数量减少、神经传导速度变慢，导致对刺激的反应时间延长，这些可从老年人的运动协调、步态中看出。除此之外，老年人因前庭感受器过分敏感，导致对姿势改变的耐受力下降及平衡感缺失，故应提醒其注意活动的安全性。

4. 其他　慢性疾病可使老年人对活动的耐受力下降。如帕金森可造成步态的迟缓及身体平衡感的丧失；骨质疏松症会造成活动受限，而且容易跌倒造成骨折等损伤。此外，老年人还可能因为药物的作用或不良反应、疼痛、抑郁等原因而不愿意活动。不仅如此，由于社会的发展，现代人的活动机会越来越少，如由于经济、时间和空间的限制，无法亲身参与运动而只能选择看电视、打麻将等以端坐为主的活动；汽车取代了骑行和步行；电梯减少了爬楼的机会等。

（二）老年人活动方式指导

参考《中国人群身体活动指南（2021）》要求，健康老年人每周可进行150~300min中等强度或75~150min高强度有氧活动，或等量的中等强度和高强度有氧活动组合，每周至少进行2d肌肉力量训练。如果身体情况无法完成每周150min的中等强度活动的情况下，也应该尽可能地增加各种力所能及的身体活动。不同的活动方式效果不同，故而在活动方式的选择上尽可能多样化，最好选择以有氧、平衡、抗阻、柔韧等相结合的运动，比如太极拳、八段锦、舞蹈、运动健身操等，既可以改善老年人的呼吸系统和心血管系统的功能，还可以对老年人肢体灵活性起到锻炼的作用，有效预防跌倒的发生。

（三）老年人活动的注意事项

1. 活动方式的指导　根据老年人的年龄、体质状况、运动基础及场地条件，为老年人选择适宜的运动强度和时间，研究建议老年人最好每天坚持锻炼，也可每周户外锻炼3~5次，户外活动时间最少30min，最好1h。最简便客观的监测方法是以运动后心率作为运动强度的衡量标准，即运动后最适宜心率（次/min）=170－年龄。身体健壮者可用180作为被减数，即运动后最适宜心率（次/min）=180－年龄（计算运动时心率应采用测10s心率乘以6的方法，不能用直接测量1min的方法），同时轻微出汗、自我感觉舒适为度。运动结束后在3~5min之内恢复运动前的心率，同时运动时全身有热感或微微出汗，运动后自觉精力充沛、睡眠好、食欲佳，表明运动量适宜；运动时身体不发热或无出汗，脉搏次数不增或增加不多，心率在运动结束后3min内恢复到运动前心率，则表明运动量还小；虽然运动后达到了最适宜心率，但运动结束后需10min以上才能恢复运动前心率，而且运动后感到疲劳、头晕、心悸、气促、睡眠不良，则说明运动量过大。护理人员要注意观察老年人，如在活动时出现严重的胸闷、气喘、心绞痛或心率减慢、心律失常等应立即停止运动，并及时检查治疗。

2. 活动地点的指导　运动时尽可能选择空气新鲜、环境幽静、地面平坦的场所。夏季高温炎热，要避免直接日晒，防止中暑。冬季严寒冰冻，户外活动要防跌倒和感冒，需做好保暖或选择有采暖且空气流通的场所。遇到气候恶劣或老年人行动不便时，也可在室内进行活动。

3. 活动服装的指导　老年人参与活动时应选择宽松、舒适的服装，以运动服为佳；运动鞋的选择以大小合适、软底、鞋帮稍硬，且透气、防滑效果良好为佳。

4. 活动前后的放松指导　运动前后的热身和放松对老年人尤其重要，热身可以促进肌肉中的血液流动，提升体温，增加新陈代谢的能力，一般运动前的热身控制在10min内，可采取慢走、屈伸等方式，将身体各个关节活动开。运动结束后要进行放松，可采用拉伸等方式，减少运动后乳酸堆积引起的疼痛，预防眩晕、心律不齐等现象。

5. 体力劳动不能完全取代运动锻炼　体力劳动仅是部分肢体参加的紧张性、强制性运动，而体育锻炼是全体关节、肌群参与的协调性运动。不可忽视日常生活中的运动，如沐浴时利用清洗身体各部位的动作，做伸展及弯曲的运动；睡醒后在床上可做深呼吸及四肢活动。

6.注意防止跌倒　跌倒不仅对老年人的身体带来影响，如软组织损伤、骨折、硬膜下血肿等；而且还会影响到老人的心理和社会层面，经常跌倒的老年人会对自己的活动能力丧失信心，而可能尽量减少活动，这样常常导致骨骼肌萎缩，走路更加不稳，更易导致跌倒从而形成恶性循环。

7.患病老年人的活动指导　患病老年人通过坚持适当的活动，可以维持或促进其生理功能，提高日常生活的自理能力，增进老年人与群体间的互动，提高其自我满意度和生活质量。

（1）**偏瘫的老年人**：可借助辅助器进行活动。常用的有助行器和手杖。助行器不仅适用于能够步行但容易疲劳的老年人，还可以帮助不能行走的老年人站立，又可训练其行走能力。手杖分成单脚手杖和多脚手杖。多脚手杖特点是基底面大，即支撑面与支持力大，稳定性好，给行走不便的老人增加了活动的安全性。

（2）**因治疗而采取制动的老年人**：制动状态下很容易出现肌力下降、肌萎缩、关节僵硬或挛缩、手足下垂等并发症。应将患肢置于良肢位。在不影响治疗的情况下，尽可能地做被动运动或按摩等方式协助患者运动，争取早日解除制动状态。

（3）**不愿意甚至害怕活动的老年人**：这类老人因惧怕病情恶化而不愿活动。对这类老年人要有耐心，首先应与老人和家人进行良好的沟通，耐心说明活动的重要性及对疾病的影响，鼓励其一起参与活动计划的制定，营造合适的活动氛围，提高其对活动的兴趣和信心，以达到老年人自我健康照顾的目标。

（4）**认知障碍的老年人**：认知障碍老人的感知和认知功能较差，家人和照顾者通常采用各种方法限制认知障碍老人的活动范围，这种限制只能加重病情。而积极提高认知障碍老人的活动能力，增加老人与社会的接触机会，可延缓病情发展。因此，护理人员和家属应为其创造良好的环境，增加他们与社会的接触，延缓其病情。

知识链接

抗阻运动

抗阻运动又称阻力训练，是指身体完全依靠自身肌肉的力量来对抗一定的外来阻力，从而达到提高肌肉力量和质量的运动。

常见的抗阻运动有：杠铃弯举、直立提拉、躬身提拉、卧推、过头推举、仰卧起坐、深蹲起、单臂哑铃弯举、哑铃交替弯举、摆铃弯举、斜卧哑铃弯举、传道士弯举等。

第四节　交流与沟通

在照料老年人的过程中，根据老年人的特点，护理人员主要采用语言沟通和非语言沟通方式和老年人进行交流。语言沟通是指采用语言或文字的形式将信息发给接受者的沟通方式；非语言沟通是指不使用语言的方式，包括行为动作、表情等。

一、语言性沟通技巧

（一）语言性沟通的技巧

1.引导谈话　与老年人谈话时，要用尊敬的语言及称呼，使老人感到亲切。为激发老人的谈话兴趣，不妨先请他谈谈以前的得意事，避免与其争论，应多加称赞；或请他传授知识、成功的经验，建立起一个融洽的谈话氛围。

2. 重视反馈信息 与老年人谈话时,应对所理解的内容及时反馈。例如适时地回应"嗯、对",表示已理解了老年人的情感。同样,在向老年人传递信息时,可采用目光接触、简单发问等方式探测对方是否有兴趣听,是否听懂等,以决定是否继续谈下去和如何谈下去,能使谈话双方始终融洽,不至于陷入僵局。

3. 处理好谈话中的沉默 沉默本身也是一种信息交流,但应避免长时间沉默,可采用适时发问的方式。

(二)善于使用美好语言

1. 安慰性语言 护理人员每天频繁与老年人接触交往,应善用安慰性语言,发挥语言的积极作用,不仅有益于老年人的身心健康,还能提高护理水平。

2. 鼓励性语言 护理人员对老年人的鼓励,对调动老年人与疾病作斗争的积极性是非常重要的。所以,应学会对不同的老年人说不同的鼓励性话语。如对新入院者说"您好,您住院这段时间我会一直陪在您身边,我们一起加油"。

3. 积极的暗示性语言 积极的暗示性语言可使老年人有意无意地在心理活动中受到良好的刺激。如看到老年人精神状态比较好,可以暗示说"看来您气色越来越好,这说明治疗很有效"。

4. 指令性语言 有时某些老年人必须严格遵照执行的动作和规定,护理人员指令性的语言也是必需的。例如,静脉点滴时指令老人"不得随意调快速度";对肾脏和心脏疾患的老年人告诉他们"一定要低盐饮食"等。

二、非语言性沟通技巧

非语言沟通方式有很多,与老年人沟通中应用较多的有触摸、身体姿势和倾听。

(一)触摸

可表达触摸者对老年人的关爱,然而,触摸若使用不当可能会增加躁动或触犯老年人的尊严等。因此在使用触摸沟通模式时要注意:

1. 维护老年人的尊严及尊重其社会文化背景 检查涉及老年人的隐私时,应事前征得老年人的允许,且应注意不同社会文化背景下的触摸礼节。

2. 渐进地开始治疗性触摸 如从单手握老年人的手到双手合握;逐渐拉近社交距离;在触摸过程中观察老年人面部表情和被触摸的部位是松弛(表示接受且舒适)或是紧绷(表示不舒适),身体姿势是退缩的向后靠或者是接受的前倾,为下一步措施的选择提供依据。

3. 把握好适宜的触摸位置 最易被接受的部位是手,其他适宜触摸的部位有手臂、背部与肩膀。头部则一般不宜触摸。

4. 实施有准备性地触摸 部分老人因为视、听力的渐进丧失,常易被惊吓,所以应尽量选择从功能良好的一边接触老人,注意触摸老人前给提示信号,绝不要突然从背后或暗侧给予触摸。

5. 对老年人的触摸予以正确的反应 护士应学习适当地接受老人用抚摸头发、手臂或脸颊来表达谢意,而不要一味地以老人为触摸对象。

(二)身体姿势

当言语无法清楚表达时,身体姿势能适时有效地辅助表达。运用身体姿势沟通时应注意:

1. 无法用口头表达清楚的老年人 可鼓励以身体语言来表达,再给予反馈,以利于双向沟通。

2. 听力下降的老年人 面向老年人,利于老年人观察口型的变化,并加上缓和、明显的肢体动作来有效地辅助表达。

3. 用轮椅代步的老年人 应坐或蹲在老年人旁边,并维持双方眼睛于同一水平线,以利于平等地交流与沟通。

（三）倾听

有些老年人有强烈的倾诉欲望，因此，在护理活动中要耐心倾听，并注意：

1. 眼睛接触　保持亲切自然的眼神交流，尤其与认知障碍的老年人交流时，需要提供简要的引导和保持目光接触，以提高老年人的注意力。

2. 态度良好　倾听时要集中注意力和保持开朗的情绪去感受对方所想要传达的信息。个人面部表情要平和、不要紧绷或皱眉。说话时倾身向前以表示对对方的话题有兴趣，但应小心不要让老年人有身体领域被侵犯的不适。

3. 适时的反馈　倾听时，不时对老年人点头或说"嗯""是"表示赞同，面部用表情传达惊喜、欢乐、担心、关怀、有兴趣等情绪。同时仔细观察和发现老年人面部表情反映出其内心的正向情感（欢乐、幸福、兴趣等）或负向情感（焦虑、害怕、担心、生气、挫败感等）。

总之，与老年人沟通使用语言交流时应做到"CLEAR"，即 clarify（讲述清楚）、listen（认真倾听）、encourage（鼓励表扬）、acknowledge（表示感谢）、reaction and repeat（反应与重复）。同时，还要注意观察老年人的非语言交流，如表情、眼神、手势、坐姿等，并做到"SLEOR"，即 sit squarely and smile（面对面坐、微笑）、lean towards client（身体倾向老人）、eye contact（目光接触）、open and approachable（坦率、平易近人）、relax（放松、自然、大方）。

第五节　性需求与性生活卫生

随着我国老龄化加剧，老年人群占总人口的比例越来越大，受道德观念等影响，老年人的性生活状况往往容易被忽视，影响到老年人的身心健康。因此，护理人员需秉持专业的态度，了解老年人性需求及影响因素，帮助老年人提高生活质量。

一、影响老年人性生活的因素

（一）老年人的生理变化

1. 男性　老年男性雄激素生成减少，神经传导速度减慢，阴茎勃起较慢，勃起的持续时间也会比年轻时短，且阴茎勃起的角度、睾丸上提的状况均有降低。除此之外，老年男性射精前的分泌物及精液减少，射精后阴茎较快软化。

2. 女性　老年女性雌激素分泌减少，大阴唇变平较难分开，小阴唇颜色也有所改变，阴蒂包皮虽萎缩，但阴蒂的感觉仍然存在。在性行为中阴道内润滑液的产生会较慢较少，在性交当中可能会产生疼痛的感觉，同时高潮期时间变短。

（二）老年人常见疾病

如冠心病、COPD、前列腺炎等患者或其配偶常认为性生活会加重疾病甚至导致死亡。但有研究表明，在性交时或性交后的心源性死亡实际是很少见的，适当的性生活可使老年人得到适度活动的机会，并使身心放松。

女性糖尿病患者可由于阴道感染导致不适或疼痛；乳腺癌术后因乳房缺失等出现自责、自卑等心理而出现性生活主动性差；前列腺肥大的老年人常害怕逆向射精；关节炎患者常苦于肢体活动上的不舒适或不便，从而导致性生活减少。

除上述疾病外，一些药物的不良反应也常是影响性功能的重要因素。较明显的药物包括抗精神病药物，它可以抑制勃起或射精的能力；镇静催眠药物，能抑制个体的性欲。

（三）老年人对性生活的认知与态度

老年人与性有关的知识、态度受我国传统文化和不正确的养生知识等影响，许多老年人认为老年性生活没有必要，甚至对自己有性生活而感到羞愧和困惑，生活中压抑性需求和性生活。

老年夫妻中如有一方只沉溺于孩子、事业或其他,而忽略了另一方的性需求,对自己的配偶不再显示性兴趣或性关注,容易导致对方受到性伤害甚至婚姻破裂。同时,我国养老方式主要以家庭养老为主,但子女很少顾及老年人的性需求,或居住条件有限不能保证私人空间。寡居或鳏居老年人的性需求也是目前老年护理中的一大难题,由于观念和财产分配等问题,相当数量的子女会反对父亲或母亲再婚。

二、健康指导

作为护理人员,我们需要了解老年人性活动减少或中止的原因,消除误区,正确引导老年人科学健康的性生活观念。

(一)一般指导

1. 开展健康教育 应对老年人及其配偶、照顾者进行有针对性的健康教育,帮助他们树立正确的性观念,正视老年人的性需求。

2. 鼓励伴侣间的沟通 鼓励和促进老年人与其配偶或性伴侣间的沟通,明确性生活是夫妻间共同的生理需求,以提高性生活质量。

3. 提倡外观的修饰 老年人可在外观上加以装扮,保持良好的精神状态。如女性使用香水、戴饰物等,男性使用古龙水、刮胡子等,更能表达属于自我的意义。

4. 营造良好的环境 房间除合适的湿度和温度外,环境要求应具有隐私性及自我控制的条件,如门窗的隐私性、床的适用性,床上用品整洁卫生等;在性生活过程中也不应被干扰,时间充裕,避免造成压力。

5. 其他 有研究表明男性激素在清晨时最高,故此时对男性而言是最佳的时间选择。低脂饮食可保持较佳的性活动,高脂饮食易引起心脏及阴茎的血管阻塞而造成阳痿。老年女性停经后由于雌激素水平下降而导致阴道黏膜较干,可使用润滑剂来进行改善。

(二)性卫生的指导

性卫生包括性生活频度的调适、性器官的清洁以及性生活安全等。其中性生活频度一般以性生活的次日不感到疲劳且精神愉快为好。男女双方在性生活前后都要清洗外阴,以预防生殖系统的感染;提醒老年人做必要的安全措施,如性伴侣的选择及避孕套的正确使用等。

(三)对患病老年人的指导

1. 患心脏病者 经过专业的心肺功能检测后决定患者是否能承受性交活动,并且应从其他方面减轻心脏负担,避免在劳累或饱餐饮酒后进行。性活动前可服用硝酸甘油,以达到预防的效果。

2. 呼吸功能不良者 此类老年人应学会在性活动中应用呼吸技巧来提高氧的摄入和利用,平日可利用上下楼梯来练习,活动时吐气,静止时吸气。时间上可选择使用雾化吸入治疗后,以提高老年人的安全感。在姿势安排上,可采用侧卧或面对背的姿势以减轻负担,或进行中以侧卧方式休息。

3. 其他患者 对前列腺肥大患者,应告知逆向射精是无害的,不要因此而心生恐惧;糖尿病患者可以通过药物或润滑剂等的适当使用而使疼痛获得改善;关节炎患者可由改变姿势或服用止痛药等方法来减轻不适的程度,或在事前泡热水澡,可使关节肌肉达到放松舒适的状态。

(四)勃起功能障碍患者医疗处置时的护理措施

老年男性常见的性问题为勃起功能障碍(erectile dysfunction, ED),特指在50%以上的性交过程中,不能维持足够的勃起而进行满意性交。老年ED主要与因衰老引起的阴茎组织退变有关,医学上有多种方法可以协助ED的老年人改善其性功能,比如真空吸引器、前列腺素注射、人工阴茎植入等,可在尊重老年人的意愿原则上进行选择。

(李秋颖)

1. 王爷爷，70 岁，患糖尿病 10 余年，近期准备进行锻炼，但不知道什么样的运动强度才能达到既锻炼的目的，又不会受伤。

请思考：

(1) 王爷爷可选用什么指标监测运动强度？

(2) 如果你是王爷爷的护理人员，你建议王爷爷选择什么样的运动？

2. 刘某，女，63 岁，患高血压 10 余年，育有 1 子 1 女，均未婚；近期反映睡眠情况较差，喜爱在睡前玩手机游戏，目前晚间睡眠仅有 3~5h，且有多梦、早醒的情况，为弥补晚间睡眠不足，每天下午午睡 2h。

练习题

请思考：

(1) 刘某的睡眠状况可能和什么因素有关？

(2) 你建议刘某如何改善睡眠？

第五章 | 老年人的安全用药与护理

教学课件

思维导图

学习目标

1. 掌握老年人常见药物不良反应的特点；用药能力的评估；安全用药的护理措施。
2. 熟悉老年人药物选择和应用原则。
3. 了解老年人药物代谢动力学、药物效应动力学的特点及相关影响因素。
4. 具备老年人药物应用的相关知识和技巧，能指导老人安全用药。

    随着我国人口老龄化，老年人合理用药和用药安全日益受到临床和社会的关注。由于老年人组织器官逐渐老化，各系统功能降低，尤其肝肾功能的衰退，导致机体对药物的吸收、分布、代谢和排泄等功能减弱。加之老年人多种疾病共存，用药种类也比较多，容易出现不良反应或发生药物中毒。医护人员在治疗过程中除提高药物疗效的同时，应避免和减少药物的不良反应。因而老年人的合理安全用药和护理就显得尤为重要。

第一节 老年人用药特点

情景导入

    患者王某，女性，78 岁，心电图示：频发室性期前收缩，予以胺碘酮 0.2g，tid，口服。2d 后改为 qd，口服 2 周后，出现病态窦房结综合征，收住入院。停药观察 1 月余，血中仍能查出该药含量。

请思考：
1. 老年人口服药物的影响因素有哪些？
2. 老年人药物代谢特点是什么？
3. 该患者停药 1 个月后，为什么还能查出该药含量？

一、老年人药物代谢动力学特点

    药物代谢动力学（pharmacokinetics）简称药代动学或药动学，研究药物体内过程（吸收、分布、代谢及排泄）及体内药物浓度随时间变化的规律，是确定给药剂量和间隔时间的依据。老年人各脏器功能减退，药动学改变的特点为：对绝大多数通过被动扩散方式吸收的口服药物吸收不变；对经主动转运机制吸收的药物吸收减少；对药物的代谢、排泄能力降低，药物消除半衰期延长；血药浓度增高。

（一）药物的吸收

    药物的吸收是指药物由给药部位运送到血液的过程。口服给药的吸收与胃液的酸碱度、胃的排空速度、肠蠕动等情况有关。老年人随着年龄的增长,胃肠道功能发生改变,可影响胃肠道的药物吸收。

1. 胃酸分泌减少导致胃液 pH 升高。如苯巴比妥、地高辛的吸收率因胃 pH 升高而减少。

2. 胃排空速度减慢,延迟药物到达小肠的时间;有效血药浓度到达的时间推迟,特别是对在小肠远端吸收的药物或肠溶片有较大的影响。

3. 肠肌张力增加和活动减少,药物与肠道表面接触时间延长,使药物吸收增加。

4. 胃肠道和肝血流量减少,主要原因是老年人心输出量减少;若伴有心功能不全,对奎尼丁、地高辛、氢氯噻嗪的吸收也会显著减少。但是老年人口服普萘洛尔,因肝血流量减少使药物首关效应减弱,造成消除减慢,血药浓度升高。

知识链接

首关效应

首关效应又称首过消除,是指某些药物首次通过肠壁或肝脏时被其中的酶所代谢,使体循环的药量减少的一种现象。首关效应明显的药物不宜口服给药(如硝酸甘油,首过灭活约95%),可改变给药途径(如舌下、直肠给药),从而避免首关效应。

(二)药物的分布

药物的分布是指药物吸收进入体循环后向各组织器官及体液转运的过程。药物的分布与药物的贮存、蓄积和清除有关,同时影响药物的效应。影响药物在老年人体内分布的因素主要有:

1. 机体组成成分改变 老年人细胞内液减少,脂肪组织增加,对于一些水溶性较强的药物(如乙醇、吗啡等)分布容积减小,血药浓度增加,因此不良反应或毒性反应出现机会增加;相反,脂溶性较大的药物(如利多卡因、苯巴比妥、地西泮等)因组织中分布容积增大,消除慢,药物作用时间延长,容易引起蓄积中毒。

2. 血浆蛋白减少 老年人血浆蛋白含量随年龄增加而减少,导致与血浆蛋白结合率高的药物(如磺胺嘧啶、苯妥英钠、地高辛、华法林等)的游离型药物浓度增加,效应增强,易发生毒性反应。尤其是几种结合型药物联合使用时,由于不同药物对血浆蛋白结合具有竞争性置换作用,可改变其他游离型药物的作用强度和持续时间。

(三)药物的代谢

药物的代谢是指药物在体内发生化学变化,又称生物转化。肝脏是药物代谢的主要器官。老年人肝血流量和细胞量比正常成年人降低 40%~50%,老年人肝脏代谢速度只有年轻人的 65%,因此药物代谢减慢,半衰期延长。血浆半衰期可作为预测药物作用和用药剂量的指征。因此,老年人在应用主要经肝脏代谢的药物时,应减少剂量,用药间隔时间也应延长。特别是已有肝功能减退的老年人,用药时更应注意用药剂量和给药时间间隔。

(四)药物的排泄

药物的排泄是指药物在老年人体内经吸收、分布、代谢后,最后以药物原形或其代谢物形式通过排泄器官或分泌器官排出体外的过程。老年人肾功能减退,血浆半衰期延长,用药剂量应减少,给药间隔时间应适当延长。特别是以原形排泄的药物,如地高辛、氨基糖苷类抗生素应引起注意。老年人如有脱水、低血压、心力衰竭或其他病变时,可进一步损害肾功能,故用药更应小心,应监测血药浓度。

总之,老年药动学改变的特点是药代动力学过程降低、绝大多数口服药物被动转运吸收的药物不变、主动转运吸收的药物吸收减少、药物代谢能力减弱、药物排泄功能降低。老年人用药剂量应减少，给药间隔时间应适当延长。

二、老年人药物效应动力学特点

药物效应动力学（pharmacodynamics）简称药效学，主要研究药物的效应、作用机制，以及剂量与效应之间的规律。老年人因生理学的改变而引起药效学方面发生变化。引起这些变化的原因涉及药物作用的靶系统（靶器官、靶组织）的功能变化、受体数目和亲和力、信息传递机制与内环境稳定机制等。

（一）老年人神经系统变化对药效学的影响

老年人对中枢抑制药的反应增强，如吗啡的镇痛作用增强，更易发生呼吸抑制；地西泮引起醒后困倦、定位不准、尿失禁及活动减少等。中枢性抗高血压药利血平或氯丙嗪、抗组胺药及皮质激素等引起明显的精神抑制和自杀倾向。氨基糖苷类易致听力损害。由于老年人心脏神经与胆碱受体的减少，使用阿托品后心率增加少于年轻人使用后心率增加的 1/5。

（二）老年人心血管系统变化对药效学的影响

老年人心脏对缺氧、高二氧化碳、儿茶酚胺等的刺激及反应明显减弱；吩噻嗪类抗精神病药、三环类抗抑郁药、β- 受体拮抗药、亚硝酸盐类血管扩张药、左旋多巴、利尿药、抗高血压药及苯二氮䓬类镇静催眠药等多种药物，老年人易引起直立性低血压；用升压药时应考虑老年人动脉硬化的潜在危险；老年人对肝素和口服抗凝血药物非常敏感，一般治疗量即可引起持久性血凝障碍及自发性内出血危险。

（三）老年人内分泌系统变化对药效学的影响

老年人用糖皮质激素对葡萄糖代谢的抑制作用降低，易致血糖升高；而对糖皮质激素促进蛋白异化作用的敏感性增高，易致骨质疏松或自然骨折。老年人对葡萄糖和胰岛素的耐受能力下降，大脑耐低血糖能力也较差，故应用胰岛素时易引起低血糖反应或昏迷。老年人性激素分泌减少，在更年期后适当补充性激素可缓解机体的不适症状，也可预防骨质疏松。但必须严格掌握适应证，因为雌激素可引起子宫内膜和乳腺癌变，而雄激素可引起前列腺肥大或癌变等。

（四）老年人免疫系统变化对药效学的影响

老年人自身免疫性疾病和肿瘤等的发生较为常见。由于老年人细胞免疫和体液免疫功能降低，一般主张当肝、肾功能正常时，抗菌药物的剂量可稍增加或适当延长疗程以防感染复发。另外，老年人对药物变态反应的发生率并不因免疫功能下降而降低。

因此，老年人药效学变化特点是：对大多数药物的敏感性增高、作用增强；对少数药物的敏感性降低，药物耐受性下降；药物不良反应发生率增加。另外，老年人药动学、用药依从性降低均可导致药效学改变。

三、老年人常见药物不良反应及特点

药物不良反应（adverse drug reaction，ADR）是指正常剂量的药物用于预防、诊断、治疗疾病或调节生理功能时出现有害的或与用药目的无关的反应。通常按照与正常药理作用有无关联分为：A 型，即剂量相关的不良反应（包括药物副作用、毒性反应、过度效应、撤药反应、继发反应等）；B 型，即剂量不相关的不良反应（包括变态反应和特异质反应等）。

（一）老年人常见药物不良反应

老年人常用药物易发生的不良反应有：直立性低血压、精神症状、耳毒性、尿潴留、药物中毒等（表 5-1）。医护人员在用药期间应密切观察和预防常用药物的不良反应。

1.直立性低血压 即体位性低血压。老年人血管运动中枢的调节功能弱于年轻人，压力感受器易发生功能障碍，平时就会因为体位的突然改变而引起头晕等症状。在使用血管扩张药、抗高血压药、利尿剂和三环抗抑郁药等药物时,更容易发生直立性低血压,因而使用这些药物时应特别注意。

2. 精神症状　　中枢神经系统,尤其是大脑,最易受药物作用影响。老年人中枢神经系统对某些药物的敏感性增高,可引起精神错乱、焦虑、抑郁和痴呆等精神症状。

3. 耳毒性　　老年人内耳毛细胞数目减少,听力有所下降,容易受药物的影响,进一步产生前庭症状和听力下降。主要表现为:①第Ⅷ对脑神经(听神经)损害,年老体弱者应用氨基糖苷类抗生素和多黏菌素时可出现;②前庭损害,主要症状有眩晕、头痛、恶心和共济失调,多见于卡那霉素、链霉素和庆大霉素;③耳蜗损害,主要症状有耳鸣、耳聋,多见于卡那霉素、阿米卡星等。由于毛细胞损害后难以再生,故可产生永久性耳聋,所以老年人使用氨基糖苷类抗生素时应减量,或避免使用此类抗生素和其他影响内耳功能的药物。

4. 尿潴留　　老年人使用具有副交感神经阻滞作用的三环类抗抑郁药和抗帕金森病药时可引起尿潴留,伴有前列腺增生及膀胱颈纤维病变的老年人尤易发生。因此,老年人使用三环类抗抑郁药时,应以小剂量分次服用开始,逐渐加量。呋塞米、依他尼酸等强效利尿剂应用于患有前列腺增生的老年人,也可引起尿潴留,应注意观察。

5. 药物中毒　　老年人体内各器官的生理功能呈减退趋势,60 岁以上老年人肝脏血流量比年轻时下降 40%,解毒功能降低;60 岁时肾脏排泄毒物的功能比 25 岁时下降 20%,70~80 岁时下降 40%~50%;同时老年人窦房结内起搏细胞数目减少,心脏传导系统功能障碍,心功能减退,心排血量减少。因此,老年人用药容易产生肝、肾和心脏毒性反应。

表 5-1　老年人常用药物易发生的不良反应及预防

老年人常用药物	易发生的不良反应	预防
抗高血压药	直立性低血压	从小剂量开始,逐渐增加剂量,服药后改变体位时动作要缓慢
青霉素类药物	过敏反应	皮试
头孢类药物	过敏反应和消化道反应	皮试、密切观察
喹诺酮类药物	消化道反应和皮疹	密切观察
氨基糖苷类药物	耳、肾毒性	一般不选用
巴比妥类药物	眩晕、困倦、精细运动不协调	严格掌握适应证
苯二氮䓬类药物	嗜睡、头昏、乏力和记忆力下降、共济失调	
中枢性抑制药	同上	不宜与乙醇合用,加重不良反应
洋地黄制剂	消化道反应、黄绿视、心律失常	严格用药剂量、严密观察心率和心律及电解质监测
奎尼丁	金鸡纳反应	
利尿药	表情淡漠、软弱无力、腹胀等;直立性低血压	电解质监测
利多卡因	心率减慢、房室传导阻滞和低血压	严格掌握适应证、用药剂量
普萘洛尔	窦性心动过缓、房室传导阻滞,并可能诱发心力衰竭和哮喘	
抗胆碱药	尿潴留(伴有前列腺增生)	小剂量分次服用,然后逐渐加量
三环抗抑郁药		
抗帕金森病药		

(二) 老年人药物不良反应的特点

老年人药物不良反应的特点是发生率高、程度和后果严重、表现特殊。

1. 发生率高 研究表明，老年人 ADR 发生率为 15%~27%，比成年人高 3 倍以上，且老年女性（29.96%）高于男性（18.91%）。ADR 的发生率与年龄成正比。其原因主要包括：

(1) **生理因素**：肝、肾功能衰退，药物代谢灭活和消除延缓，半衰期延长，用药反应剂量个体差异大。

(2) **病理因素**：老年人常患多种疾病，脏器功能减退，对药物耐受性差，同时对疾病或不适的感受性降低，从而易发生 ADR。

(3) **药物因素**：研究表明，药物不良反应的发生率与用药种类呈正相关。据统计，老年人因常患多种疾病，联合用药机会多，发生 ADR 的概率相应增多。据统计，同时用药 5 种以下者 ADR 发生率为 6%~8%，用药 6~10 种则上升到 40%，同时用药 15 种以上时，发生率升至 70% 以上。

(4) **服药依从性差**：服药依从性（drug compliance）是指患者服药行为与医嘱的符合程度。老年人未按医嘱准确服药的比例高达 40%，表现为服用药量过大或过小、不规则服药、擅自停药或停药过快、处方药与非处方药合并使用、使用违禁药、服药时未限制饮酒吸烟等。其原因可能与年龄增大，理解、记忆力减退；对遵医嘱用药的认识不足；需同时使用多种药物；无力购买药物；家属和照顾者的支持、关心不够等因素有关。

2. 程度重，死亡率高 老年人发生药物不良反应的程度往往较高，后果也较严重。如老年人使用药物后发生直立性低血压，引起晕厥、跌倒甚至死亡。调查显示：在我国因药物不良反应而住院治疗的老年人占 1/3，因药物因素而死亡的老年人占半数。

3. 表现特殊

(1) **症状常不典型，与原发病不易鉴别**：老年人 ADR 的表现常不典型，如直立性低血压、精神症状、便秘、尿潴留或尿失禁、共济失调致跌倒等，易与老年病症状相混淆。

(2) **药物矛盾反应多见**：老年人用药后易出现与用药治疗效果相反的特殊不良反应。如用硝苯地平治疗心绞痛，反而诱发心绞痛；应用激素抗过敏，反而引起过敏反应等。

第二节 老年人用药原则

情景导入

李爷爷是退休工人。某天早上起来，他觉得头有点痛，鼻子有点堵，心想"感冒了"，就要老伴找出抽屉里的感冒药给他。老伴把抽屉里的 3 种感冒药都拿了过来，"老头子，看看要吃几颗？"李爷爷看了一下，说："不一样的，每样吃两颗。"老伴有些不放心，劝他去医院看看，李爷爷说："没事的，感冒嘛，自己弄点药吃吃就好了。"

请思考：

1. 李爷爷的用药行为说明老年人用药中存在何种问题？

2. 针对这种现象，应如何进行健康教育？

WHO 将合理用药（rational use of drug）定义为："患者接受的药物适合他们的临床需要，药物的剂量符合他们个体需要，疗程足够，药价对患者及其社区最为低廉。"并建议将合理用药作为国家药物政策的组成部分之一。合理用药须体现安全、有效、经济和适当四个基本要素。由于老年人各器官贮备功能及身体内环境调节能力衰退，对药物的耐受程度明显下降，要求在为老年人用药时，一定要权衡利弊，确保用药对患者有益，即受益原则（用药时受益/风险 >1）作为老年人用药的总指导原则。

一、选药原则

（一）做到六先六后

1. 先明确诊断，后对症用药　用药必须有明确的指征，用药前应了解老人的健康史、既往用药史以及目前用药情况，分析引起老人机体异常的原因，作出正确诊断，选择疗效确切、毒副作用小的药物。

2. 先非药物疗法，后药物疗法　重视非药物疗法，包括物理疗法、饮食疗法、心理疗法、运动疗法以及音乐疗法等，可作为老年人治疗疾病时的首选。如老人便秘时，若能通过进食纤维素丰富的食物、腹肌锻炼来纠正改善，则无须用药。除急症和器质性病变外，老年人应尽量不用药物。

3. 先老药，后新药　用药时应首选老药，避免使用新药。因新药的临床预实验往往未将老年人群纳入，新药可能对其有意外的毒副作用，老药则相对安全有效。

4. 先外用药，后内服药　为了减少对老年人机体的毒害作用，能用外用药治疗的疾病（如皮肤病、扭伤）最好不用内服药物治疗。

5. 先内服药，后注射药　老年人心、肝、肾等脏器功能减退，为安全起见，能用内服药使疾病缓解者，最好不用注射剂。

6. 先中药，后西药　中药大多数属于天然药物，毒副作用明显低于化学药物，对老年人来说相对更安全，因此能用中药治疗时，先选中药。

（二）药物合理联用，种类宜少勿多

老年人用药须抓主要矛盾，尽可能减少服用药物的种类。必须联合用药时，应遵循少而精、先重急后轻缓的基本原则，尽量选用疗效协同、毒副反应相拮抗、一举两得的药物（如阿托品和吗啡联用，可减轻后者所引起的平滑肌痉挛而加强镇痛作用）；避免合用有相同作用或相同不良反应的药物（如红霉素加阿司匹林，联合应用毒性增强，易致耳鸣、听觉减弱等）；适当使用长效制剂，以减少用药次数，用药种类以不超过5种为宜。

（三）慎用或不用高危险药物

老年人服用某些药物会导致中毒的危险性增加，应注意避免使用特别敏感的药物。如苯巴比妥类镇静催眠药，洋地黄类药，止痛药，颠茄生物碱、东莨菪碱等胃肠解痉药，经肾脏排泄的庆大霉素、卡那霉素等有耳、肾毒性的药物，抗高血压药中的胍乙啶、利血平等，降血糖药中的氯磺丙脲等。

（四）不滥用维生素、滋补药或抗衰老药

根据老年人的健康状态和病情，按照辨证施补、合理配伍的原则，科学地选用滋补药、保健药。严格掌握老年人应用维生素的适应证，注意维生素与其他药物间的相互作用。

二、应用原则

（一）小剂量原则

老年人在应用常规剂量药物治疗时其药物效应和毒副作用有可能增加，因此用药小剂量原则是老年人开始和维持治疗的重要策略，用药剂量可以为成人量的1/2、2/3或3/4。

（二）从小递增，剂量个体化原则

由于衰老、病理损害、平时用药情况不同等个体差异，不同老年人用药时的有效剂量可相差数倍至数十倍，为安全起见，用药可从小剂量（成人剂量的1/5~1/4）开始，用药过程中密切观察分析药物的疗效与反应，以获得更大疗效和更小副作用为准则，缓慢增量至最佳剂量，同时应考虑老年患者的个体差异，做到用药剂量个体化。

（三）简洁原则

根据老年人的服药能力、生活习惯，用药方案应尽量简洁明了：①尽可能减少用药种类和给

药次数，避免间歇或交替服药；②药物剂型应适合老年人服用，如有吞咽困难的老年人不宜选用片剂、胶囊剂，最好选用液体剂型（冲剂、口服液等），必要时也可选用注射给药；因胃肠功能改变可影响缓释药物的吸收，因此胃肠功能不稳定的老年人不宜服用缓释剂；③药物标志（名称、用法和用量等）必须清楚醒目；④药物包装开启要容易、方便，便于老年人服用，提高用药依从性。

（四）择时原则

根据疾病、药动学和药效学的昼夜节律变化，结合老年人的作息时间特点，选择最合适的用药时间进行治疗（表5-2），以达到提高疗效和减少毒副作用的目的。

表 5-2　老年人常用药物的最佳用药时间

药物名称	用药时间
抗高血压药	治疗非杓型高血压应在早、晚分别服用长效抗高血压药 治疗杓型高血压应在早晨服用长效抗高血压药
抗心绞痛药	治疗变异型心绞痛主张睡前用长效钙通道阻滞剂 治疗劳力性心绞痛应早晨用长效硝酸盐、β受体拮抗药及拮抗剂
降血糖药	格列本脲、格列喹酮在饭前半小时服用 二甲双胍应在饭后服用 阿卡波糖与食物同服
利尿剂	氢氯噻嗪应在早晨服用
铁剂	晚餐后半小时服用
阿司匹林	早餐后服用
平喘药	睡前服用
强心苷类	地高辛上午 8~10 点服用

（五）暂时停药原则

老年人长期用药十分常见，应随时了解老年人的病情和服药情况，注意观察有无潜在的感染、代谢改变或任何新的症状，定期监测血药浓度和肝、肾功能。当怀疑 ADR 时，应在监护下停药一段时间。如果服药的老年人出现新症状，包括躯体、认识或情感方面的症状，应考虑 ADR（需停药）或病情进展（需加药），但停药受益明显多于加药受益，所以暂停用药原则作为现代老年病学中最简单、最有效的干预措施之一，值得高度重视。

第三节　老年人安全用药

情景导入

张奶奶，68 岁，独居，体型较胖，有晨练习惯，糖尿病 5 年一直口服格列本脲（优降糖）控制血糖。近十余天来晨练后总感到心慌、出汗、肢体无力、视物模糊，休息并饮用糖水之后症状有所好转，未予重视。前日因尿频、尿急、尿痛，医院检查诊断为：尿路感染。医嘱给予复方磺胺甲噁唑口服。今日晨练时出现眩晕、肢体无力、大汗淋漓、意识模糊，同伴将其送入医院。

请思考：

1. 张奶奶可能出现了什么问题？原因是什么？
2. 此事件对医务人员有何启示？

老年人各器官功能及身体内环境稳定性随年龄增长而衰退，且常罹患多种疾病需联合用药，因而发生用药不良反应的可能性明显高于年轻人。同时，老年人记忆力减退，学习新事物的能力下降，对药物的治疗目的、服药时间、服药方法常不能正确理解，使得加强用药安全管理显得更为重要。

一、评估老年人用药情况

（一）老年人的服药能力评估

老年人的服药能力包括视力、听力、理解力、阅读处理能力、打开药瓶的能力、吞咽能力、按时按量服药的能力、及时发现不良反应的能力等。通过对老年人服药能力评估，医护人员才能确定给药途径。

（二）老年人的用药史评估

老年人在用药前应详细了解其疾病状况，用药史及用药疗效，建立完整的用药记录，特别是对曾经引起过敏和不良反应的药物用药要特别慎重，如对青霉素、磺胺类药物过敏的人，应选用其他抗菌药物。

（三）老年人的病情及各系统老化程度评估

详细了解老年人病情轻重，有无其他并存疾病，如哮喘患者合并有高血压病史，应慎用肾上腺糖皮质激素治疗。心绞痛伴支气管哮喘的老年人，使用普萘洛尔可加重支气管痉挛。评估老年人各脏器的功能情况，尤其是肝、肾功能情况等，以判断药物使用的合理性。

（四）老年人用药心理社会评估

了解老年人的文化程度、饮食习惯、家庭经济状况；对当前治疗方案和护理计划的了解、认识程度和满意度及家庭的支持情况；对药物有无依赖、期望、恐惧等心理。

（五）老年人用药依从性评估

了解老年人有无固执己见和对用药的偏见。评估服用药量有无过大或过小情况，是否存在不规则服药、停药太快或擅自停药，服用处方药是否擅自合并使用非处方药或违禁药、是否存在不节制烟酒等。

二、安全用药指导

（一）指导老年人进行用药的自我管理

1.严格遵医嘱用药　注意服药时间和服药间隔，坚持按时按量服药。须在医护人员的指导下调整药物剂量或方案，不得擅自增、减药量或停药，不随意混用某些药物等。

2.尽量不用或少用药物　能用非药物方式缓解症状或痛苦时，不用药物。

3.不滥用滋补药、保健药、抗衰老药和维生素　老年人服用保健药的主要目的是增强体质，预防疾病，提高生活质量和自理能力，健康地安度晚年。身体健康的老年人通过合理的饮食、乐观的心态、适宜的运动和良好的生活习惯即可延年益寿，因此一般不需要服用滋补药。体弱多病者，可在医护人员的指导下适当应用保健药，但不可盲目服用或过度服用，以免适得其反。

4.服药技巧　服用药片较多时，可分次吞服，以免发生误咽。药物刺激性大或异味较重时，可将其溶于水，用吸管饮服，用后可饮果汁，以减轻不适感。吞咽片剂或胶囊有困难时，可选用液体剂型，如冲剂、口服液等。

（二）指导家属学会病情观察和药物管理

1.及时观察用药后反应　指导家属多关心老人，注意观察老人服药后的反应和病情变化。一旦发现异常，应立即停药，保存好残余药，送老人入院就诊。

2.帮助保管药品　定期帮助老年人整理药柜，弃除过期变质药品，保留常用药和正在服用的药物。

（三）预防和控制药物不良反应的发生

1.合理选用药物

（1）遵循老年人药物选用的基本原则,在明确诊断的基础上,选择疗效肯定、最小有效剂量的药物。

（2）对于治疗窗窄的抗心律失常药、抗癫痫药等进行治疗药物监测,以便更准确地根据个体差异调整用药剂量,指导临床用药和减少不良反应。

（3）多种疾病综合治疗时,应根据病情的轻重缓急合理用药。一般先使用急重病症的治疗药物,病情基本控制后,再兼顾治疗其他方面疾病的药物,以减少联合应用多种药物增加 ADR 发生的可能性。

（4）采用正确的给药途径,适当减慢给药速度,以减少毒副作用。

知识链接

治疗窗和治疗药物监测

治疗窗即"有效治疗药物浓度范围",是指药物治疗成功概率较高的血浆浓度范围。如果检测到患者的血药浓度位于治疗窗内,通常认为治疗效果可能是较为理想的,同时也是比较安全的,但并非绝对。临床上常见治疗窗窄的药物有茶碱、地高辛、锂制剂、苯妥英钠等。

治疗药物监测的目的是通过测定血液中或其他体液中药物的浓度,并利用药代动力学的原理和公式使给药方案个性化,以提高药物的疗效,避免或减少毒性反应;同时也为药物过量中毒的诊断和处理提供有价值的实验室依据。需要进行治疗药物监测的药物须满足药物治疗浓度范围狭窄、同一剂量可能出现较大的血药浓度差异、具有非线性药代动力学特性、肝肾功能不全或衰竭患者使用主要经肝代谢或肾排泄的药物、长期用药、怀疑患者药物中毒等条件。

2.制订个体化给药方案　根据老年人的生理特点,各器官的功能状况,结合其所患疾病的种类,所患疾病的严重程度,适用药物的代谢、分布和排泄特点,制定个体化的用药方案。

3.严格控制预防用药　掌握预防用药指征,切忌随意滥用药物。

4.纠正用药误区　对于部分长期患病用药的老人,应注意不可凭经验随便用药或加大用药剂量,这种做法对体质较差或患多种慢性病的老人尤为危险。同时告诫老年人不可听信广告用药,迷信名、贵、新药或保健品等。

5.控制嗜好和饮食　用药期间应控制烟、酒、糖、茶等嗜好,以免影响药物疗效。应严格按照各种药品的说明书注意饮食忌口,以免与药物发生反应。如含钠或碳酸钙的制酸剂不可与牛奶或其他富含维生素 D 的食物一起服用,以免刺激胃液过度分泌或造成血钙或血磷过高。

（四）提高老年人用药的依从性

1.建立伙伴式的护患关系,引导老人主动参与治疗　鼓励老人表达意愿,提出问题,参与治疗方案的讨论和制定。若老人欲调整治疗方案或停止治疗,鼓励其陈述理由,并可根据其意愿和实际情况作出酌情调整,逐渐使老人对治疗具有参与感、充满信心,形成医疗意向。治疗过程中,应关注老人心理状况,是否存在不自觉否定疾病、"忘记"有病、对药物治疗有错误认识或恐惧感、不肯服药等情况,在充分讨论和说明的基础上,帮助解除疑虑,以顺利执行治疗方案。

2.用药方案和指导简单易记

（1）用药方案力求简单易懂,减少服药种类、次数、缩短疗程、选择适合老年人的药物剂型、统一服药时间,使老人容易理解、记忆和规范自己的遵医行为。

（2）以通俗易懂、简洁明了的话语或老年人能接受的方式解释用药的必要性、用量、用法、疗程、不良反应和注意事项等,并附以书面说明。

(3) 在药品标签上以醒目的颜色和大字标明药品的名称、剂量和用法。

(4) 若经济因素是导致老人服药依从性下降的主要原因,可考虑换用相对价廉的药物。

3. 实施行为监测 将老人的服药行为与日常生活习惯联系起来,如将药物放在固定、显眼处(建议家属为老人设置专用的药盒或小药箱,颜色鲜艳,开关方便),使用闹铃等方法提醒老人按时服药。教会和鼓励老人写服药日记或病情自我观察记录。

4. 促进家庭有效应对 老年人的家属或照顾者应督促和协助老年人遵医嘱按时按量服药,帮助检查用药是否无误等;对于服药有困难或自理能力差的老年人,可提前配好老人所用药物,分放于不同颜色的药袋或药瓶中,分别贴好"早、中、晚服用"的标签,也可以建立服用药品的日程表或备忘卡。必要时提前帮助老人打开药品包装或瓶盖等。

5. 完善随访工作 老年患者服药的依从性必须持续不间断地强化,因此需做好跟踪、随访工作。可根据老年人的不同情况采用定期的电话随访,预约随访等,医患定期联络可提高老年患者的服药依从性。

(徐 婷)

思考题

1. 李奶奶,62 岁,小学文化,患有糖尿病、高血压,同时口服降血糖药、抗高血压药。3d 前觉尿频、尿急、尿痛,自行服用诺氟沙星和呋喃妥因,症状无改善,且出现全身瘙痒、皮疹,来院就诊。诊断:尿路感染,糖尿病,高血压,药物过敏。

请思考:

(1) 作为责任护士,你认为李奶奶的用药行为反映了什么问题?

(2) 应如何做好李奶奶的安全用药指导,可采取哪些措施?

2. 张爷爷,71 岁,性格外向,常和朋友一起去参加各种健康讲座、保健用品等推销活动,一次参加了某保健品生产单位组织的活动后,对其生产的一款保健药品非常感兴趣,但是又有点拿不定主意,于是拿了传单到社区卫生服务中心来咨询。

ER 5-3

练习题

请思考:

(1) 作为接待张爷爷的社区护士,应如何介绍"保健品"选用的原则?

(2) 如何保证该类老人的用药安全?

第六章 | 老年人常见心理与精神护理

教学课件

思维导图

ER 6-1　ER 6-2

学习目标

1. 掌握离退休综合征、空巢综合征、老年期抑郁症及认知症的概念；老年期抑郁症和阿尔茨海默病的护理评估、常见护理诊断/问题及护理措施；阿尔茨海默病和血管性认知症的异同。

2. 熟悉老年人心理变化的特点及影响因素，做好有针对性的护理。

3. 了解老年人心理健康的标准。

4. 具有关爱老年人，指导老年人维护与促进心理及精神健康的职业素养。

目前，我国老龄化现状不容乐观，慢性病发病率居高不下，老年人精神健康水平较低。为此，"十四五"国家老龄事业发展规划明确指出要依托相关机构积极开展老年心理健康服务试点，为老年人提供心理关怀和精神关爱。进入老年期后，由于生理功能衰退、适应能力降低、重大生活事件（如退休、丧偶等），都会对老年人的心理和精神健康产生很大影响。掌握老年人心理变化的特点及其影响因素，正确评估老年人心理和精神状况，采取有针对性的护理措施，对提高老年人的生活质量和实现健康老龄化有重要意义。

第一节　老年期常见心理问题

情景导入

85 岁的李爷爷和老伴，很想下楼去晒晒太阳，看看外面的世界，这对别人来说太平常了，但对他们来说却是一种奢望。5 层的楼梯让他们望而却步，只能在家中的小天地中，互相对视，日复一日。

请思考：

1. 该案例说明我国高龄老年人可能存在什么问题？

2. 作为社区护理人员应如何预防和应对？

随着年龄增长，人体组织器官发生老化，生理功能随之减退，机体整体调节功能减弱，适应能力、社交能力和生活能力等受到严重影响，从而使老年人产生一系列心理变化。此外，离退休、丧偶、再婚、经济窘迫、家庭不和睦等社会生活状况的改变，也影响着老年人的身心健康。因此，了解老年人的心理变化，加强对老年人常见心理问题的护理十分必要。

一、老年人心理变化的特点及影响因素

（一）老年人心理变化的特点

1. 身心变化不同步 生理和心理既相互联系，又有区别。生理变化主要由生物学自然法则所决定，而心理变化却较为复杂，并主要受社会文化的影响。伴随着老年期的进程，生理功能逐渐衰退，但并非心理状态也必然走向紊乱和衰退。事实上，不少人高龄后仍有建树，取得"第二个黄金时期"的辉煌成绩。

2. 心理发展具有潜能和可塑性 老年期面临的人生大事很多，如离退休、亲朋好友的去世、丧偶等问题，这就必然存在着适应过程。这种适应需要心理潜能，更要求有较大可塑性。社会地位更迭、生活方式改变、经济状况下降、疾病困扰、人生的回顾与安排等，对这些问题的良好适应本身就意味着心理发展具有潜能和可塑性。

3. 心理变化体现出获得与丧失的统一 获得和丧失在人生的任何阶段均可能产生。老年期的心理发展会因增龄而受到诸多制约，但健康老年人一般均能有选择性地优化能力或发展替代能力，以补偿逐渐下降的能力，适应新的生活。

4. 心理变化存在较大的个体差异 由于受遗传、社会环境和个体生活经历的影响，老年人的心理变化必然会存在较大的个体差异。

（二）老年人心理变化的影响因素

1. 机体的衰老性变化 步入老年，机体各系统功能趋于衰退。如视、听觉功能衰退，对外界感知迟钝；运动及交感神经对神经冲动的传导随增龄而减慢，对外界事物反应迟钝；脑细胞萎缩，导致记忆力下降，学习新知识、新技能的能力也随之下降；精力、体力不足，日常生活能力有不同程度的下降，使老年人有一种"垂暮感"。表现为对生活缺乏信心，不能积极配合医护人员的治疗方案，对衰老和死亡有忧虑和恐惧感，但同时又向往健康长寿。

2. 社会地位改变 离退休后，老年人的工作、生活环境、社会角色、经济状况都会发生一系列的变化，可引发一些老年人出现心理变化，如孤独感、抑郁等。

3. 经济收入明显减少 经济收入减少，尤其是依靠老伴的经济收入维持生活的老年人，一旦丧偶，即使能够依靠子女赡养，也会形成沉重的心理压力，使老年人变得谨小慎微，沉默寡言。

4. 家庭关系改变 离退休后的老年人常以家庭的活动为中心，家庭是其生活的主要场所。家庭状况、家庭成员之间的关系对老年人的影响很大，如子女的独立、结婚和婚后婆媳间关系及丧偶、离异等老年夫妇间的关系变化等，特别是丧偶所带来的心理问题尤为严重。

5. 疾病损害 如果长期患慢性病或伤残，可造成部分老年人经济贫困及活动范围缩小，甚至丧失基本生活能力，进而产生孤独、抑郁等不健康的心理状态。

6. 死亡临近 随着年龄增长，衰老及同龄人的相继去世，老年人逐渐感到生命有限，伤感时间流逝，甚至对死亡产生恐惧。回忆自己一生的历程，表现出自豪、满足、悔恨与罪恶感等各种各样复杂的心理。

二、老年人常见心理问题与护理

（一）离退休综合征

离退休综合征是指职工在离退休后所出现的适应性障碍。老年人由于离退休后不能适应新的社会角色、生活环境和生活方式的变化而出现焦虑、抑郁、悲哀、恐惧等消极情绪，或因此产生偏离常态行为的一种适应性的心理障碍，这种心理障碍往往还会引发其他生理疾病，影响身体健康。

离退休综合征多发生于事业心强、平时工作繁忙、争强好胜和毫无心理准备而突然离退休的老年人,而平时活动范围大且爱好广泛的老年人则较少发生。离退休综合征经心理疏导或自我心理调适大部分在一年内可以恢复常态,个别需较长时间才能克服。少数可能转化为严重的抑郁症,也有的会并发其他身心疾病,极大地危害老年人健康。

1. 主要表现

(1) **焦虑**:表现为心烦意乱、坐立不安,行为重复,小动作多,无法自控;犹豫不决,不知所措;偶尔出现强迫性定向行走,注意力不集中;容易急躁和发脾气,性格变化明显;敏感、多疑,对任何事都不满或不快,做事缺乏耐心等症状。

(2) **抑郁**:表现为情绪低落,沮丧、郁闷,意志消沉、萎靡不振;有强烈的孤独感、失落感和衰老无用感,对未来生活失去信心,感到悲观失望;行为退缩,兴趣减退,不愿主动和人交往;懒于做事,严重时个人生活不能自理。

(3) **躯体不适**:表现为头晕、头痛、失眠、胸闷或胸痛、腹痛、乏力、全身不适等症状,且现有躯体疾病无法解释这些症状。

2. 防护措施

(1) **正确看待离退休**:向老年人耐心介绍角色过渡与转换的必然性,离退休只是人生的一个新起点,而不是终点。

(2) **做好离退休心理行为准备**:快到离退休年龄时,老年人可适当地减少工作量,多与已离退休人员交流,主动及早地寻找精神依托;退休前积极做好各种准备,培养兴趣爱好,根据自己的体力、精力及爱好,安排好自己的活动时间,或寻找一份轻松的工作,使自己退而不闲。

(3) **培养健康而又广泛的兴趣爱好**:兴趣多、爱好广,能开阔视野,扩大知识面,丰富生活,陶冶性情,增进心脑健康。鼓励老年人积极参与社区、居委会等组织的活动,根据自己的爱好,选学一两项技艺,诸如书法、图画、摄影、园艺、烹饪、弹琴等,用以调节情绪,稳定生理节奏,使老年人的晚年生活充实而充满朝气。

(4) **建立良好的社会支持系统**:家人要热情温馨地接纳老年人,尽量多地陪伴老年人;单位要经常联络、关心离退休老年人,发挥离退休党支部桥梁作用,有计划地组织离退休人员学习、外出参观,帮助其减少心理问题。社区要及时建立离退休老年人的档案,并组织各种有益于老年人身心健康的活动。

(二) 空巢综合征

空巢家庭指家中无子女或子女长大成人后相继分离出去,只剩下老年人独自生活的家庭。生活在空巢家庭中的老年人常由于人际关系疏远、缺乏精神慰藉而产生被疏离、舍弃的感觉,出现孤独、寂寞、空虚、伤感、精神萎靡、情绪低落等一系列心理失调症状,称为空巢综合征。据统计,目前我国空巢老年人数量已超过老年人口的一半,空巢家庭的数量和比例正以前所未有的速度增长,因空巢引发的老年人身心健康问题突出,须引起高度重视。

1. 主要表现

(1) **情感表现**:老年人常有孤独、思念亲人、自怜、无助等复杂的情感体验。空巢家庭中的老年人,大多都情绪低落、寂寞、空虚、伤感、精神萎靡和心情抑郁。

(2) **认知表现**:多数老年人有自责倾向,认为过去没有尽到父母应尽的责任与义务,关心、照顾子女不够等。也有部分老年人认为子女对父母的回报、孝敬、关心和照顾不够,只顾个人追求自在的生活方式和享乐,却让老年人独守空巢。

(3) **行为表现**:活动减少,兴趣减退,深居简出,与社会交往减少,常愁容不展、闷闷不乐,时常发出叹息,甚至偷偷哭泣。常伴有睡眠障碍、食欲减退,严重时生活不能自理。

2. 防护措施

(1) **指导老年人正确面对空巢**:随着人们寿命的延长,人口的流动性和竞争压力的增加,年轻人自发地选择离开原生家庭来应对竞争，从前那种"父母在，不远游"的思想已不再适用于今天的社会。老年人要做好充分的思想准备，计划好子女离家后的生活方式，不过高期望和依赖子女对自身的照顾，善于利用现代通信工具与子女沟通。

（2）**指导老年人安排合适的社会活动**：鼓励空巢老年人多参与社会活动，多与邻里和朋友交往，扩大生活圈，改善独居现状。增进与邻居的关系，互相关心和帮助，消除孤寂感。许多老年人能通过跳舞、下棋或其他文娱活动结识了朋友，体会到老年生活的乐趣。

（3）**支持丧偶老年人再婚**：知心老伴是维持老年人心理健康的重要因素，家庭成员要正确对待老年人的选择，理解、支持老年人再婚，使老年人晚年不再孤单。

（4）**发挥子女对老年人的精神赡养作用**：子女要常与父母进行感情和思想交流。子女与老年人居住距离不要太远，在异地工作的子女，除了托人照顾父母，更要"常回家看看"，注重父母的精神赡养。

（5）**完善与落实社会化养老保障机制**：政府应在全社会加强尊老爱幼教育，深入贯彻《中华人民共和国老年人权益保障法》，提供有效权益支持，切实维护空巢老年人合法权益；依托社区组织开展兴趣活动，社区工作人员或义工定期电话联系或上门看望空巢老年人，排遣空巢老年人的孤独寂寞情绪；建立家庭扶助制度，制定针对空巢困难老年人的特殊救助制度，把帮扶救助重点放在空巢老年人中的独居、高龄、女性、农村老年人等重点群体上。

三、老年人心理健康的维护与促进

（一）老年人的心理健康

1. 心理健康的定义　第三届国际心理卫生大会将心理健康（mental health）定义为："所谓心理健康，是指个体在身体、智能及情感上与他人的心理健康不相矛盾的范围内，将个人心境发展成最佳状态。"因此，心理健康应包括两层含义：①与绝大多数人相比，其心理功能正常，无心理疾病；②能积极调整自己的心理状态，顺应环境，建设性地发展完善自我，充分发挥自己的能力，过有效率的生活。也就是说，心理健康不仅意味着没有心理疾病，还意味着个体的良好适应和充分发展。

2. 老年人心理健康的标准　综合国内外心理学专家对老年人心理健康标准的研究观点，结合我国老年人的实际情况，老年人心理健康的标准可从以下 6 个方面进行界定。

（1）**认知正常**：认知正常是人正常生活的最基本的心理条件，是心理健康的首要标准。老年人认知正常体现在：感觉、知觉正常，判断事物基本准确，不发生错觉；记忆清晰；思路清楚，不出现逻辑混乱；在平时生活中，有比较丰富的想象力，并善于用想象力为自己设计一个愉快的奋斗目标；具有一般的生活能力。

（2）**情绪健康**：愉快而稳定的情绪是情绪健康的重要标志。能否对自己的能力作出客观正确的判断，能否正确评价客观事物，对自身的情绪有很大的影响。心理健康的老年人能经常保持愉快、乐观、开朗而又稳定的情绪，并能适度宣泄不愉快的情绪。

（3）**关系融洽**：融洽和谐的人际关系表现为：乐于与人交往，能与家人保持情感上的融洽并得到家人发自内心的理解和尊重，同时拥有志同道合的朋友；在交往中保持独立而完整的人格，有自知之明，不卑不亢；能客观评价他人，取人之长补己之短，宽以待人，友好相处；既乐于帮助他人，也乐于接受他人的帮助。

（4）**环境适应**：老年人要与外界环境保持接触，虽退休在家，却不脱离社会，通过与他人的接触交流、电视广播网络等媒体了解社会信息，并能坚持学习，从而锻炼记忆和思维能力，丰富精神生活，正确认识社会现状，及时调整自己的行为，使心理行为能顺应社会改革的进步趋势，更好地适应环境，适应新的生活方式。

（5）**行为正常**：能坚持正常的生活、工作、学习、娱乐等活动，其一切行为符合自己年龄特征及在各种场合的身份和角色。

（6）**人格健全**：主要表现为①以积极进取的人生观为核心，积极的情绪多于消极的情绪；②能够正确评价自己和外界事物，能够听取别人意见，不固执己见，能够控制自己的行为；③意志坚强，能经得起外界事物的强烈刺激；正确应对悲痛、欢乐及困难处境；④能力、兴趣、性格与气质等心理特征和谐而统一。

（二）老年人心理健康的维护与促进

1. 帮助老年人正确认识和评价衰老、健康和死亡

（1）**树立正确的生死观**：生老病死是人生的自然规律。古往今来没有人可以长生不老，也没有让人长生不老的药。当死亡不可避免时，若不能泰然处之，就可能没有足够的时间与精力处理未尽心愿；若能以平常心处之，则可以延缓衰老。

（2）**树立正确的健康观**：老年人要坦然面对衰老与疾病，积极配合医务人员进行疾病诊治，且充分发挥自己的主观能动性，寻找出一套适合自己病情的治疗和休养方法。正确的健康观为在疾病的状态下，能保持生活自理，有社会功能，并最大限度地发挥自主性。

2. 指导老年人妥善解决家庭问题　老年人需要家庭成员的理解、支持和照料，因而处理好夫妻、子女及亲属的关系，建立和睦的家庭环境非常重要。如果丧偶老年人再婚，子女亲属应正确对待给予积极支持。老年人和子女之间存在所谓的"代沟"问题，也就是在思想、感情和生活习惯等方面不相适应，难以沟通或保持一致。为此，老年人要客观分析和充分认识，要看到子女在成长过程中的心理变化，从自身和子女双方的具体情况考虑问题；对于已有独立能力的子女，可阐明自己的观点或建议，相互尊重而不必强求一致。老年人应避免独断专行，遇事多和家人协商。此外应根据自身情况参加一些力所能及的家务劳动。

3. 教育老年人树立老有所用，老有所为的新观念　离退休后的老年人如何发挥作用，需要根据自身的实际情况和客观条件来定。有人把老年人的再就业看作是"第二次青春"，"第二个职业生命"，认为是老年人再次展现自己才能的大好时机。对于身体好、精力充沛的健康离退休老年人来讲，应积极创造条件再就业，寻找适合自己的工作，做一些力所能及的事情。此外，可以积极参加社会公益活动或社会福利事业，这样可使老年人真正感到心情愉快，内心充实，真正实现老有所为，老有所用。

4. 注意日常生活中的心理保健

（1）**培养广泛的兴趣爱好**：对老年人而言，广泛的兴趣爱好不仅能开阔视野，扩大知识面，丰富生活，陶冶性情，充实老年人的晚年生活，而且能有效地帮助其摆脱失落、孤独、抑郁等不良情绪，促进生理及心理的健康。因此，老年人要根据自己的情况，有意识地培养一些兴趣爱好，如书法、绘画、下棋、摄影、园艺、烹调、旅游、钓鱼等，用以调节情绪，充实精神，稳定生理节奏，让老年人的晚年生活充实而充满朝气。

（2）**培养良好的生活习惯**：饮食有节，起居有常，戒烟限酒，修饰外表，装饰环境，多参与社会活动，增进人际交往，多与左邻右舍相互关心往来，有助于克服消极心理、振奋精神、怡然自得。

（3）**坚持适量运动**：坚持适量运动有益于老年人的身心健康。适量运动有助于增强老年人的脏器功能，延缓细胞代谢和功能的老化，并增加老年人对生活的兴趣，缓解老年生活的孤独、抑郁和失落的情绪。因此，老年人可根据自己的年龄、体质、兴趣、爱好等选择合适的运动项目，如散步、慢跑、钓鱼、游泳、骑自行车、太极拳、气功等，都是非常适合老年人的运动项目。

5. 营造良好的社会支持系统，体现老有所养，老有所助

（1）**建立或完善社区服务网络**：在住宅区集中处建立或完善服务网络，为生活不能自理的老年人提供多种便利服务，如协助搞卫生、采购物品、实施送医送药上门等。

（2）**丰富老年人的精神文化生活**：如加强文化娱乐设施建设，满足老年人的精神文化需求。在各种媒体中增添老年人喜爱的内容，组织一些老年活动，如书法、绘画、棋艺竞赛，老年保健知识讲座，组织观赏戏剧等，为老有所学、老有所乐创造良好平台。同时，完善相关法律保护和社会保险机制，提供良好的心理和社会环境。

6. **心理治疗和心理咨询**　常用的方法有心理疏导、暗示疗法、转移疗法、行为疗法和想象疗法等。

第二节　老年期常见精神障碍

情景导入

66岁的周老先生，生活美满，儿女长大成人，事业有成。然而这一切幸福并没使他感到愉快。半年来，他总是郁郁寡欢，情绪特别容易激动，爱发脾气，常为一些小事与家人争吵不休，以往感兴趣的事变得索然无味。近期越来越悲观，觉得自己没用，生不如死。曾想触电身亡，由于开关跳闸，自杀未遂。家人为他万分担心，时刻派人守护。

请思考：

1. 周先生目前发生了何种健康问题？
2. 针对周先生的健康问题应采取哪些护理措施？

目前，老年人精神障碍的患病率日趋上升，而老年人精神障碍的临床表现往往不典型或明显不同于中青年人，其护理也具有特殊性。本节重点介绍老年人常见且对其危害较大的老年期抑郁症和老年期认知症。

一、老年期抑郁症

老年期抑郁症（depression in the elderly）是指首发于老年期，以持续至少2周的抑郁心境为主要临床特征的一组精神障碍。老年期抑郁症的临床症状多样化，趋于不典型，其主要表现为情绪低落、焦虑、迟滞和躯体不适等，常以躯体不适的症状就诊，且不能归同于躯体疾病和脑器质性病变。我国老年期抑郁症的患病率为7%~10%。相关研究发现，老年人的自杀和自杀企图有50%~70%继发于抑郁症。老年期抑郁症已成为全球性的重要精神卫生保健问题，被世界卫生组织列为各国的防治目标之一。

【护理评估】

1. **健康史**

（1）**生活状况**：了解个人成长发育史、生活方式、特殊嗜好、家族史等。

（2）**既往史及用药史**：老年人常伴各种躯体疾病，如脑血管系统疾病、心肺疾病、内分泌系统疾病等，这些疾病可引起抑郁症状。同时因躯体疾病服用的某些药物，如利血平、α-甲基多巴、普萘洛尔、类固醇和抗肿瘤药物等均可诱发抑郁症状。

2. **身体状况**

（1）**抑郁心境**：情绪低落、兴趣缺乏及乐趣丧失是抑郁发作的核心症状。老年人不能体验乐趣是较常见的特点。自感情绪低落，痛苦忧伤，丧失了对生活的乐趣，不愿意参加正常社交、娱乐，甚至闭门不出、疏远亲友。自责、自罪、自我评价低。重性抑郁障碍的老年人其抑郁心境呈现晨重夜轻的波动性变化，即清晨低落情绪和症状最重，感到"度日如年"，至下午或黄昏时则有所减轻。

（2）**思维迟缓和妄想症状**：表现为主动言语减少，语速明显减慢，声音低沉，联想过程受到限制，反应迟钝。部分老年人可出现被害、疑病、虚无、罪恶、贫穷等妄想。有些老年人希望能向人倾诉其内心感受，一旦愿望未达到，则会产生"别人言行举止在瞧不起、讨厌或嫌弃他"的观念，甚至出现一些被害妄想的症状，产生厌世想法和自杀想法。如果因小事而引发大怒，言行激越者，称为激越性抑郁症（agitated depression）。

（3）**躯体症状**：老年期抑郁症具有躯体化障碍的明显特征，常有许多躯体不适的主诉，如睡眠障碍、食欲减退、上腹部不适、周身乏力、头部不适、出汗、心慌、气短、胸闷等。躯体症状突出，常掩盖或冲淡了抑郁心境，称为隐匿性抑郁症（masked depression）。

（4）**认知功能障碍**：老年抑郁症患者 10%~15% 有严重认知功能损害，表现类似认知症，也称"假性认知症"。

（5）**自杀观念和行为**：重度抑郁发作者，常自感极度忧伤、悲观、无用、无助、绝望、度日如年，内心十分痛苦，以死求解脱而产生强烈的自杀观念和行为。老年人一旦决心自杀，常表现得更坚决，行为更隐蔽，成功率也更高，约达 20%。

3. 心理–社会状况　包括病前个性特征、病前有无遭受某种心理社会应激事件、老年人应对挫折与压力的心理行为方式及效果、社会支持系统等。

4. 辅助检查　首先排除明显的躯体疾病，并可采用抑郁量表测量老年人的抑郁程度。

【常见护理诊断 / 问题】

1. **应对无效**　与情绪抑郁、无助感、精力不足、疑病有关。
2. **情境性低自尊**　与抑郁情绪、自我评价过低、无价值感有关。
3. **睡眠型态紊乱**　与抑郁情绪有关。
4. **有自杀的危险**　与严重的悲观情绪、自责自罪等有关。

【护理计划与实施】

治疗和护理的总体目标是：①老年人抑郁症状和情绪得到改善或消失；②能采取新的应对方法，能适当地与人交往；③基本生理需求得到满足，表现为睡眠充足、营养状况良好、生活自理、生活有规律；④妄想次数减少，思维过程有进步；⑤未发生自杀、自伤行为；⑥家属对疾病的简单知识及应对技巧有所了解，并掌握一定的照顾方法。具体护理措施如下：

1. 心理护理

（1）**阻断负性思考**：护理人员应设法改善老年人的消极状态，鼓励和支持其重树生活的信心。帮助老年人提高自身心理素质，乐观对待生老病死及生活中的负性事件。设法阻断老年人的一些负性思考，护理人员可帮助老年人回顾其优点、长处及成就，来增加其正向评价。鼓励老年人采用宣泄、自我安慰、转移注意力、遗忘等措施和方式调节情绪，以积极乐观的心态克服消极悲观的情绪，并尽可能解决老年人生活和工作中的实际困难，增强应对心理压力的能力。

（2）建立护患沟通：老年人常会出现思维迟钝、言语减少或减慢。故在沟通时，要鼓励其抒发内心感受，给予老年人足够反应和思考的时间，并耐心地倾听。交谈时，应避免简单、生硬的语言或一副无所谓的表情，尽量不使用"你不要……""你不应该……"等直接训斥性语言，以免加重其自卑感。避免强化老年人的抑郁情绪，要给予实事求是的评价。交流中应努力选择一些老年人感兴趣、较为关心的话题，鼓励引导老年人回忆以往愉快的经历和体验，激励老年人对美好生活的向往。在语言交流的同时，应重视非语言沟通的作用。

2. 日常生活护理

（1）**改善睡眠状态**：睡眠障碍是抑郁症患者最常见的症状之一，以早醒最多见。护理人员白天应安排或陪伴老年人从事多次短暂的活动，尽量减少白天睡眠时间，睡前不做剧烈活动，不观看紧张刺激的电视节目和不阅读刺激性的书籍，晚上入睡前给予温热的牛奶，洗温水澡，温水泡脚等，必要时遵医嘱给予安眠药，并创造一个安静、舒适的环境。

（2）**加强营养**：抑郁常导致老年人食欲减退，有些老年人因厌食或自罪观念而拒食，加之老年人体质较差，睡眠不好，容易出现营养缺乏，故应保证营养摄入。创造集体进餐的环境，少食多餐，注意选择老年人喜爱的食物，并变换饮食种类，使其尽量符合老年人的口味，增进食欲。

3. 安全护理　抑郁症患者易出现自杀观念与行为。尤其是病情较重、情绪消极、悲观失望、有厌世观念者，往往会事先计划，行动隐蔽，甚至伪装病情好转来逃避医护人员及家属的注意，并采取各种方法，来达到自杀目的，故护理人员要加强责任心，严防老年人自杀。

（1）**密切观察有无自杀先兆症状**：如表情极度痛苦，严重睡眠障碍；口头或文字遗嘱、赠与他人物品财产；收藏药物或自杀工具；或焦虑不安、失眠、沉默少语或心情豁然开朗、在曾经出事地点徘徊等。当老年人服用抗抑郁药后，其精神状态由抑郁转为亢奋，自杀的危险性增大；有些老年人服药后病情明显好转，也不可放松警惕。

（2）**提供安全的环境**：病房设施要加强安全检查，做好药品及危险物品的保管，一切危险物品如刀剪、玻璃、铁器等锐器、药物和各种绳索、有毒物品等均不能带入病房。发药时应仔细检查口腔，严防老年人藏药或囤积后一次吞服。测体温时，严防咬吞水银体温计。

4. 用药护理　服药后要注意观察药效和不良反应。服用抗抑郁药后如出现头晕、乏力、双手颤动、恶心、视物模糊等，甚至出现心悸、呕吐、腹痛、双手粗大震颤、嗜睡或昏迷等，应警惕药物中毒，及时通知医生。清晨给药可避免因药物兴奋所引起的失眠。用药期间应避免驾驶或进行其他危险性的运动。由于抗抑郁药可增加酒精的作用，故用药期间应忌酒。

5. 健康指导

（1）**介绍有关抑郁症的知识**：向老年人及其家属介绍抑郁症的相关知识与预防复发的常识。说明坚持用药、定期门诊复查的重要性。对于原发性抑郁症者，达到临床治愈后至少应维持治疗一年；若复发，则维持治疗两年或更长。病情好转后，应鼓励其主动参加家庭和社会活动，对老年人的进步给予正向的肯定和鼓励。

（2）**指导家庭应对技巧**：鼓励子女与老年人同住，要在精神上给予关心和赡养；帮助老年人培养兴趣，如养花、下棋、舞蹈、钓鱼等。

【护理评价】

经过治疗和护理后，老年患者的抑郁症状得到改善或消失，异常情绪反应得到控制，未发生伤人、自伤、自杀等意外行为；老年人的基本生理需求得到满足；老年人及家属对疾病的知识及应对技巧有所了解，并能加以运用。

二、认知症

认知症，原称老年期痴呆（senile dementia），是指发生在老年期，由于大脑退行性病变、脑血管性病变、外伤、肿瘤、感染等因素引起的，以认知功能减退和人格改变为主要表现的一组综合征。为防止患者产生病耻感，根据多个国家和地区的命名情况，本书采用认知症。认知症主要包括阿尔茨海默病（Alzheimer's disease，AD）、血管性认知症（vascular dementia，VD）、混合性认知症（mixed dementia，MD）和其他类型认知症（如外伤、颅内血肿等引起的认知症）4种类型。其中以AD和VD最为多见，约占全部认知症的70%~80%。

AD是一种病因未明的中枢神经系统原发性退行性变性疾病，多起病于老年期，起病隐匿，病程缓慢且不可逆，主要临床症状为认知障碍、行为异常和社会功能减退。目前该病病因尚不明确，与其发病有关的因素可能有遗传、慢性病毒感染、免疫功能障碍、铝中毒等。AD最显著的组织病理学改变为：神经细胞间大量形成以β淀粉样蛋白为核心的老年斑和神经细胞内存在神经原纤维缠结。

VD是指由于脑血管的广泛性梗死等病变，引起大脑细胞广泛而散在的缺血性病变，最终导致脑功能不全的疾病。通常认为导致血管性认知症的危险因素与卒中的危险因素类似，如高血压、冠心病、糖尿病、高血脂、吸烟、高龄、既往卒中史等。该病男性略多于女性，其发病率占认知症病例的8%~20%，但近年来发病有逐渐增多的趋势。

【护理评估】

1. 健康史

（1）**既往史**：了解老年人家族中有无认知症患者。

（2）**认知能力**：对老年人的记忆、理解、注意、思维及应答力、书写和阅读能力、分析综合能力及心智的敏捷度进行评估。

（3）**情绪与性格特征**：评估老年人情绪的紧张度。有无情绪低落或波动，伤感流泪，抑郁、焦虑、神情淡漠或烦躁不安，心神不宁，气愤发怒等现象。了解老年人有无孤僻、离群、懒散等现象。

2. 临床表现　AD与VD在临床上均有构成认知症的记忆障碍和精神症状的表现，但两者又在多方面存在差异，见表6-1。

表6-1　阿尔茨海默病与血管性认知症的鉴别

内容	阿尔茨海默病	血管性认知症
起病	隐匿	较急，发作性的，高血压史
病程	进行性缓慢发展	波动或阶梯式恶化
早期症状	近记忆障碍	脑衰弱综合征
认知功能	可出现全面障碍	有一定的自知力
人格	常有改变	保持良好
精神症状	情感淡漠或欣快	情感脆弱
神经系统	早期多无局限性体征	存在局限性症状和体征
脑影像学	弥漫性脑皮质萎缩	多发梗死、腔隙或软化灶

此外，AD根据病情演变，大致分为三期。

第一期（遗忘期）：①记忆力减退常是本病的首发症状，尤其是近事记忆下降，不能学习和保留新信息，例如常常忘记刚说过的话、做过的事和存放的东西。②语言能力下降，很难找出合适的词汇表达思维内容，甚至出现孤立性失语。③抽象思维和判断能力受损。④空间定向不良，易迷路。⑤情绪不稳，情感可较幼稚，或呈童样欣快，情绪易激惹，出现抑郁、偏执、急躁、缺乏耐心、易怒等。⑥人格改变，如主动性减少、活动减少、孤僻、自私、对周围环境兴趣减少、对人缺乏热情，敏感多疑。病程可持续 1~3 年。

第二期（混乱期）：①大脑皮质的功能明显受损，认知能力进一步减退，完全不能学习和回忆新事物，远事记忆受损，但并未完全丧失。②注意力不集中。③定向力进一步丧失，常去向不明或迷路，并出现失语、失用、失认、失写、失计算。④人格进一步改变，如兴趣更加狭窄，对人冷漠，甚至对亲人漠不关心，言语粗俗，无故打骂家人，缺乏羞耻感和伦理感，行为不顾社会规范，不修边幅，将他人之物据为己有，争吃抢喝类似孩童，随地大小便，甚至出现本能活动亢进，当众裸体，严重者可发生违法行为。⑤行为紊乱，如精神恍惚，无目的性翻箱倒柜，爱藏废物并视作珍宝，无目的徘徊、出现攻击行为等，也有动作每日渐少、端坐一隅、呆若木鸡者。⑥日常生活能力下降，如洗漱、梳头、进食、穿衣及大小便等需别人协助。此期是本病护理照管中最困难的时期，多在起病后的2~10 年。

第三期（极度痴呆期）：①生活完全不能自理，二便失禁。②智能趋于丧失。③无自主运动，缄默不语，成为植物人状态。常因吸入性肺炎、压疮、泌尿系感染等并发症而死亡。此期多在发病后8~12 年。

3. 心理－社会状况　评估患病老年人有无孤独、寂寞、羞愧、抑郁、消极厌世，甚至自杀行为。本病病程长，老年人常有人格障碍，并伴自理缺陷，给家庭和社会带来沉重负担。家庭付出的时间和精力增加，当付出与效果不成正比时，部分家属会失去信心，发生冷落、嫌弃老年人的现象。

4. 辅助检查

（1）**影像学检查**：脑电图检查多为正常或轻微的波幅降低。计算机断层摄像（CT）或磁共振成像（MRI）检查可见脑萎缩，脑室扩大、脑沟变深。

（2）**心理学检查**：筛选认知症可用简易智力状态检查（mini-mental sate examination，MMSE）、长谷川认知症量表。记忆障碍测量用韦氏记忆测查和临床记忆量表。智力测查用成人韦氏及简易智能量表。国际认知症研究小组最新研制的 10/66 痴呆诊断程序是一个不受教育程度影响、敏感度较高的诊断工具。

【常见护理诊断／问题】

1. 记忆功能障碍　与阿尔茨海默病记忆细胞丧失和变性有关。

2. 健康自我管理无效　与认知障碍或丧失有关。

3. 思维过程紊乱　与认知障碍或丧失有关。

4. 娱乐活动减少　与记忆力和／或判断力丧失有关。

5. 言语沟通障碍　与思维缺陷或受损有关。

6. 照顾者角色紧张　与老年人病情严重或疾病过程不可预测有关；与照顾者的照料知识欠缺、身心疲惫有关。

7. 社会交往障碍　与失语、活动限制有关。

【护理计划与实施】

认知症护理的总体目标是：①老年人能最大限度地保持记忆能力、语言沟通能力和社交能力，重建老年人以前的生活经验。②老年人能较好地发挥残存功能，日常生活能部分或全部自理，生活质量得以提高。③家庭能应对认知症老年人。其具体的护理措施如下：

1. 生活照顾与护理

（1）**日常生活的指导与帮助**：注意老年人的饮食与营养、日常清洁卫生，生活自理有缺陷或完全不能自理者，应给予补偿或替代性护理和帮助；督促老年人尽量按时自行完成穿衣、洗漱、进食、梳头、如厕等日常事宜,鼓励并赞扬参加力所能及的活动。

(2)**训练自我照顾的能力**:轻、中度认知症者,尽可能给予其自我照顾的机会,并进行生活技能训练,如反复练习洗漱、穿脱衣服、用餐及如厕等,以提高老年人的自尊。

(3)**加强重症老年人的护理**:晚期认知症患者,要专人照顾,注意饮食及大小便的护理,保证营养摄入,因记忆障碍而超量进食、因徘徊或兴奋而拒食的老年人应加强管理。预防走失、跌倒及意外伤害等并发症的发生。长期卧床者,要定时翻身、清洁,以预防压疮及并发感染;喂食时,应避免呛咳,引起肺部感染;发生肺部感染者,要指导并鼓励老年人有效排痰,进行体位引流或给予拍背,协助排痰;泌尿系感染者,应鼓励老年人多饮水,增加尿量,注意尿道和会阴部的清洗,并做好留置尿管的护理。

2. 认知康复训练

(1)**协助老年人确认现实环境**:老年人房间及使用的物品、储物柜等,可以用明显的标志标明,便于识记。如果老年人丧失了适应新环境的能力,则应建立稳定、简单、明了及固定的生活日程,如个人生活用品、桌椅等家居用品固定位置。帮助确认所住地址、房间、卫生间等现实环境。房间内的布置和物品摆设尽量不移动,且不放老年人未见过的物品,以减少其辨认环境的困难和错误。

(2)**诱导正向行为**:尽可能随时纠正或提醒老年人正确的时间、地点、人物等概念,诱导其向正向行为改变。

(3)**积极开发智力**:①记忆训练:鼓励老年人回忆过去生活经历,帮助其认识目前生活中的真实人物与事件,以恢复记忆并减少错误判断。②智力锻炼:如进行拼图游戏,让老年人对一些图片、实物、单词作归纳和分类。③理解和表达能力训练:在讲述一些事情后,提一些问题让老年人回答。也可以让其解释一些词语的意义。④社会适应能力训练:如针对日常生活中可能遇到的问题,提出来让老年人解决。对于日期、时间的概念,生活中必须掌握的常识,在日常生活中结合实际训练。⑤数字概念和计算能力的训练:如计算日常生活开支费用,运算能力较差者可计算物品的数量等。

3. 安全管理

(1)**环境管理**:运动障碍者,应注意保持地面的平整、防滑,有台阶处要设法消除,地毯应固定,保持平整。厕所要选用坐式马桶,墙壁上安装把手,帮助老年人保持身体平衡。床不宜过高,最好设有扶手架,便于老年人安全上下和防止坠床。家具高度适宜,靠墙放置。

(2)**物品管理**:注意危险物品的管理,尽可能减少镜子、玻璃等危险品,防止意外事故的发生。尽可能不让老年人直接接触电线、电器开关、热水瓶、煤气等日常物品,注意熄灭火源、关闭煤气开关,并妥善保管药品。

(3)**外出管理**:老年人外出活动或散步时应有家人陪同,以防迷路或走失。可在老年人衣服兜里装上写有老年人及其家人的名字、家庭住址、电话号码的卡片。

4. 心理护理

(1)**关心、理解老年人**:在帮助、护理认知症老年人时,照顾者的真诚最重要。对待老年人要特别亲切、耐心,并注意老年人的情绪变化,以保护老年人的自尊心。

(2)**沟通技巧**:与认知症老年人谈话时,语调要低、温和;语速要慢,清晰地说出每个字;语句要简短,使用名词,不用代名词;在每次交谈之前,称呼老年人的名字且说出自己的身份。最好重复关键词并用手势。

5. 照顾者的支持与护理

(1)**指导照顾者及家属合理应对**:为了缓解长期照顾患认知症的老年人所带来的紧张情绪和压力,照顾者及家属要学会放松自己,合理休息,以保持良好的身心健康。根据病情对老年人要进行合理安排,若老年人尚能自我照顾,则可让其住在家里,利用家庭照顾机构进行家庭护理或家事服务;若晚期认知症者,则需要住进医院或专门机构,由专业人员照顾。

(2)**帮助照顾者及其家属寻找社会支持**:护理人员要帮助寻找社会支持,并组织有认知症老年人的家庭,进行相互交流,相互联系与支持。

6. 健康指导

(1)**及早发现认知症**:加强对全社会的健康指导,提高对认知症的认识,普及有关老年期认知症的预防知识和认知症早期症状,重视对认知症前期的及时发现,鼓励凡有记忆减退主诉的老年人及早就医,以利于及时发现介于正常老化和早期认知症之间的轻度认知障碍。做到早期发现,早期诊断,早期干预。

知识链接

老年认知症的绿色照料农场模式

绿色照料农场的理念继承于 20 世纪 80 年代以来对现代医疗建筑环境的反思,是人本主义色彩下疗愈景观的拓展和延续。截至 2015 年,以日间服务为主的照料农场在欧洲迅速发展。荷兰在该领域的研究实践处于领先,有 250 家照料农场专为老年认知症患者提供服务,已成为传统护理院体系的重要替代与补充。

与传统护理院、小型养老机构相比,绿色照料农场从丰富环境属性、生活质量提升与人性尊严维护等方面对认知症老年人的户外环境设计进行精细化思考。绿色照料农场的特殊优势,诸如家庭化组织、熟悉环境、健康饮食、自然活动、自主激发与剩余能力发挥等,无论对我国养老机构还是适老化社区环境改造与提升,均具有借鉴意义。

---

(2)**早期预防认知症**:①老年期认知症的预防应从中年开始做起。②积极合理用脑、劳逸结合,保证充足睡眠,注意脑力活动多样化。③培养广泛的兴趣爱好和开朗的性格,保持乐观的情绪。④养成良好的饮食习惯,多吃富含锌、锰、硒、锗类的健脑食物,如海产品、乳类、豆类、坚果类等,适当补充维生素 E,以延缓认知功能减退。⑤戒烟限酒。⑥尽量不用铝制炊具,过酸过咸的食物在铝制炊具中存放过久,会使铝深入食物而被吸收。⑦积极防治高血压、脑血管疾病、糖尿病等慢性病。

【护理评价】

经过预防、治疗和护理干预后,认知症老年人的认知能力有所提高,并能最大限度地保持社交能力和日常生活自理能力,生活质量有所提高。

(周 雪)

思考题

1. 王先生,64 岁,某大学离休教授,子女因出国一直不在身边、与老伴一起生活,退休半年后丧偶,陈先生常常情绪低落、精神萎靡、伤感落泪。

请思考:

(1)应如何指导其保持充实的生活?

(2)家庭成员从哪些方面给予支持?

2. 李爷爷,71 岁,工人,初中文化。4 年前家人发现老年人经常丢三落四,东西放下即忘。近 2 年来忘事更严重,外出买菜忘记将菜带回家,以后在小区散步,竟找不到回家的路。不会穿衣,常将双手插入一个袖子中,或将衣服穿反,或将内衣扣与外衣扣扣在一起,家人纠正,他反而生气。

不知主动进食，或只吃饭，或只吃菜。常呆坐呆立，从不主动与人交谈，不关心家人。入院前 3d 无目的地外出走失，被家人找回送入医院。体格检查未发现神经系统定位征，CT 检测提示轻度脑萎缩，诊断为阿尔茨海默病。

练习题

请思考：

（1）如何指导其家人应对出现的情况？

（2）如何保证该类老年人的安全？

第七章 | 老年综合征与护理

教学课件　　思维导图

> **学习目标**
>
> 　　1.掌握老年综合征的管理及预后；跌倒的护理；衰弱的护理；视觉障碍的护理；便秘的护理。
> 　　2.熟悉老年综合征的概念及特点；老年综合征的护理评估；疼痛的护理；听觉障碍的护理；尿失禁的护理；压力性损伤的护理；睡眠障碍的护理。
> 　　3.了解吞咽障碍的护理。
> 　　4.学会运用护理程序对常见的老年综合征进行识别、评估并实施护理。
> 　　5.具有多学科团队合作的意识，细心、耐心的服务精神。

　　随着年龄的增长，在衰老和疾病的共同作用下，老年人机体功能逐渐下降，罹患老年综合征的风险增高。老年综合征表现形式多样，可能涉及多个系统和器官且相互关联，是引起老年人患病和死亡风险增加的易感因素。因此，开展老年综合征早期筛查和积极防治，对维护老年人身心健康，改善疾病预后，优化医疗资源配置有重要意义。

第一节　概　述

> **情景导入**
>
> 　　张某，女，75岁，因"乏力加重伴进行性体重下降1年余"入院。2年前无明显诱因自觉双下肢无力，近1年来加重，轻体力活动后即感疲乏，行走速度减慢，食欲下降，近1年来体重减轻5kg，伴跌倒2次，易感冒，睡眠差，记忆力差，听力减退，情绪低落，多次住院治疗无明显改善。病程中无肢体麻木疼痛和活动障碍，无头晕、黑矇、活动后胸闷、气促等不适。既往有高血压病史10余年，糖尿病病史3年，使用药物包括硝苯地平控释片、沙格列汀、阿司匹林肠溶片、鱼油及钙剂。否认慢性阻塞性肺疾病、骨关节疾病、慢性胃肠道疾病等。
> 　　体格检查：体温、血压、脉搏、呼吸等均在正常范围，身高158cm，体重46kg，BMI为18.4kg/m²，心律齐，无杂音，肺部(−)，神经系统检查未见明显异常，四肢关节活动无异常。
> 　　辅助检查：血尿便常规、生化等无异常，糖化血红蛋白7%，甲状腺功能、肿瘤标志物、胸腹部超声、核磁等未见明显异常。
> 　　**请思考：**
> 　　1.该患者存在哪些老年综合征？
> 　　2.该患者的临床特点如何？对不良临床结局的预测能力如何？
> 　　3.对该患者如何开展早期干预？

一、老年综合征的概念及特点

（一）老年综合征的概念

老年综合征（geriatric syndrome，GS）是指老年人因老化、多种疾病（呼吸、循环、神经等系统疾病）或其他因素（认知障碍、功能下降及移动障碍等）出现的非特异性复杂临床症候群，包括跌倒、衰弱、疼痛、吞咽障碍、视觉障碍、听觉障碍、便秘、尿失禁等。这些症候群无法通过医学疾病进行分类，是老年人特有的病理状态，多给老年人带来身心健康受损、疾病预后不佳、生活质量下降等负面影响。随着人口老龄化的加剧及平均期望寿命的延长，GS 的发生率将进一步上升。

（二）老年综合征的特点

1. 与增龄和老年期疾病相关　老年综合征发生在老年期，可以随着增龄而独立存在，也可以与老年期疾病相互交叉，叠加存在。老年综合征是增龄出现的各种功能失衡的状态，包括感知觉障碍、躯体功能障碍、认知功能障碍等。老年期疾病可以加速老年综合征的发生和发展，同时老年综合征也可以促进老年期疾病的发展。

2. 多因一果　老年综合征不同于传统疾病，可能由多种因素引起，常常是"多因一果"。如老年综合征中常见的衰弱，原因可包括增龄、共病、营养不良、器官衰竭等；而跌倒可能与感官障碍、中枢神经系统疾病、多重用药、精神心理问题、环境因素等有关。对于同一老年人，可能存在多种老年综合征，且每种老年综合征的诱发原因是多样的，需要逐一筛查和梳理。

3. 功能衰退　由于损害的累积影响，老年人多个系统对环境应激表现出脆弱性，引起老年人功能渐进性衰退。老年疾病可以加剧老年综合征，在治疗疾病的同时应尽可能改善功能状态。

4. 需要多学科团队合作　老年综合征是一组临床症候群，常涉及多个系统或器官的病变，症状体征多样且相互关联。面对这一特殊问题，传统的诊疗方式存在一定的局限性，因此，老年综合征需要进行多学科协同合作、综合诊疗。老年医学专家、专科护理人员、综合评估师、临床药师、康复治疗师、心理师等多学科人员的参与，可满足伴有多重合并症状及相互交叉症状的老年人的复杂需求，有助于进一步改善老年综合征预后，提高医疗服务质量。

二、老年综合征的护理评估

由于老年综合征的复杂性和多样性，在老年人医疗护理实践中，如何综合全面地评估老年人功能状态及准确地开展对症干预至关重要。老年综合评估有别于以疾病为中心的传统医学，它是以人为中心，对老年综合征进行科学评估和判断的一种方法。针对老年人的生理、认知、心理情绪及社会适应情况，多学科团队进行多方面、多层次的评估及诊疗，逐一查找和梳理老年综合征的病因，并筛查出可干预的因素，进行个体化干预和全人管理，进而避免老年综合征引发的严重危害，促进老年人功能状态的改善，最大限度提高老年人的生活质量和健康期望寿命。

Terry Fulmer 博士设计的 SPICES 评估表可用于临床常见的 6 种老年综合征的评估。其中 S 代表睡眠障碍（sleep disorder），P 代表进食问题（problems with eating or feeding），I 代表失禁（incontinence），C 代表意识模糊（confusion of consciousness），E 代表跌倒现象（evidence of falls），S 代表皮肤完整性受损（skin breakdown）。该工具可快速筛查出健康或虚弱的老年人现存或潜在的问题，为后续进行深入评估提供方向和依据。

我国对老年综合征的研究起步相对较晚，尚无适宜在医院或社区统一使用的老年综合征评估工具。目前所使用的多数为针对单一老年综合征的评估工具，种类繁多，缺乏系统、全面的老年综合征整体评估工具。对于评估量表的选择，还要结合我国老年综合征的实际情况，选取并修订一套简便、客观、有效的评估工具。

三、老年综合征的管理

老年人常存在多种老年综合征，对医院、社区、家庭的照护需求增大，医护人员和家庭照顾者需要掌握有关老年综合征的知识，以便提供更高效的护理服务。

在临床实践中识别和评估老年综合征是非常重要的，老年综合征的存在通常不只是一个系统的问题，一个老年综合征常常会导致其他综合征的出现。老年综合征的实践管理方案应不同于传统的系统或器官等专科疾病，它需要依靠多学科团队，将针对单一疾病的治疗方案，扩大到整体治疗和照护，使治疗效果最大化。在开展老年综合征管理过程中要注意老年疾病与老年综合征的关系，老年疾病可加剧老年综合征，老年综合征也可导致疾病的恶化。在治疗疾病的同时尽可能改善功能状态，在处理专科疾病的基础上，联合老年科多学科团队联合干预，预防或延缓老年综合征的发生，缩短住院时间，减少再入院，降低残疾和死亡率，提升老年人生活质量。

第二节　常见综合征的护理

一、跌倒的护理

跌倒（fall）是指突发、不自主的、非故意的体位改变，倒在地上或更低的平面上。按照国际疾病分类（ICD-10）将跌倒分为两类：①从一个平面至另一个平面的跌落；②同一平面的跌倒。

跌倒是老年人的头号杀手，是我国伤害死亡四大原因之一，而在 65 岁以上老年人中则是首位死因。跌倒也是造成老年人致残的重要原因，可使健康预期寿命减少 5~10 年，是入住养老院的独立危险因素，严重威胁着老年人的身心健康。老年人发生跌倒的地点多在床边、浴室、厕所或过道等地方。跌倒可导致骨折、软组织损伤及脑部伤害等，严重者可致残、致死。跌倒不仅给老年人造成重大的身心伤害，而且给家庭和社会造成巨大负担。老年人跌倒，并不像普通人认为的是一种意外，而是存在可预知的潜在风险，因此可通过积极评估和干预进行预防和控制。

【护理评估】
（一）健康史

老年人跌倒是由内因与外因共同作用的结果，应详细了解老年人既往跌倒史和最近一次跌倒的情况。有无惧怕跌倒的心理；是否有与跌倒相关的疾病；诊治情况如何；是否使用可引起跌倒风险的药物，近 1 周来有无服用或如何服用哪些药物，尤其是抗高血压药、抗精神病药或镇静药。应详细进行本次跌倒情况评估：跌倒前老年人的活动，是否有前驱症状，如头晕、心悸或呼吸短促等；跌倒的时间、跌倒时所处的环境、跌倒后的处理方法；有无任何明显的外伤；有无意识丧失、大小便失禁等。对跌倒情况完整详细地评估可以全面了解老年人跌倒状况，为进一步进行身体检查提供依据。

（二）跌倒的危险因素

跌倒是多种因素相互作用的结果，跌倒发生的可能性随着危险因素的增加而增加。（详见"老年人综合评估"章节）

（三）身体状况

主要检查是否出现与跌倒相关的损伤。老年人跌倒后容易并发多种损伤，如软组织损伤、骨折等，故需要重点检查着地部位、受伤部位，并对老年人做全面细致的体格检查，详细检查外伤及骨折的严重程度，同时进行头部、胸腹部、四肢等的全面检查；观察生命体征、意识状态、面容、姿势等；检查听觉、视觉、神经功能等。

（四）心理-社会状况

除了解老年人的一般心理和社会情况外，要特别关注有跌倒史的老年人有无跌倒后恐惧心理，有这种心理的老年人往往害怕再次跌倒而减少活动和外出导致活动能力降低、人际交往减少,既增加了再次跌倒的风险,又对老年人的身心产生负面影响,致使其生活质量下降。

(五) 辅助检查

根据需要行影像学和实验室检查,明确跌倒造成的损伤情况和引起跌倒的疾病或潜在性疾病。影像学有 X 线、CT 等;也需要诊断性穿刺等。

【护理诊断】

1. 有受伤的危险 与跌倒有关。

2. 疼痛 与跌倒后损伤有关。

3. 恐惧 与害怕再跌倒有关。

4. 自理缺陷 与跌倒后损伤有关。

【护理目标】

1. 老年人能够识别跌倒的危险因素,能积极主动地进行自我防护。

2. 老年人对跌倒的恐惧感减轻或消失,不发生跌倒或再跌倒。

3. 老年人发生跌倒时能得到及时、合理地处理和护理,使身体功能得到最大的保留及恢复。

【护理措施】

(一) 紧急处理

发现老年人跌倒后不要急于扶起,要分情况进行处理。

1. 意识不清老年人的护理 在场者应立即拨打急救电话。①出现外伤、出血者,应立即止血、包扎;有呕吐者,将其头部偏向一侧,并清理口、鼻腔呕吐物,保证呼吸通畅。②出现抽搐者,应移至平软地面或身体下垫软物,防止碰、擦伤,必要时牙间垫较硬物,防止舌咬伤。不要硬掰抽搐肢体,防止肌肉、骨骼损伤。③如呼吸、心跳停止,应立即进行胸外心脏按压、口对口人工呼吸等急救措施。④如需搬动,应保证平稳,尽量平卧。

2. 意识清楚老年人的护理 ①询问老年人跌倒情况及对跌倒过程是否有记忆。如不能记起,可能为晕厥或脑血管意外,应立即护送老年人到医院诊治或拨打急救电话。②询问是否有剧烈头痛,观察有无口角歪斜、言语不利、手脚无力等提示脑卒中的情况,如存在以上情况,避免立即扶起老年人,应立即拨打急救电话。③存在外伤、出血者,应立即止血、包扎并护送老年人到医院进一步处理。④检查有无提示骨折情形,有无腰、背部疼痛及大小便失禁等提示腰椎损害情形,如无相关专业知识,避免随便搬动,以免加重病情,应立即拨打急救电话。⑤如老年人意识清晰,无严重损伤可协助老年人缓慢起立,坐、卧休息并观察,确认无碍后方可离开;如需搬动,应保证平稳,尽量平卧休息。

(二) 一般护理

1. 病情观察 立即观察患者神志、心率、血压、呼吸等,警惕内出血及休克征象。严密观察生命体征、意识、瞳孔大小及对光反射,以及单侧肢体无力、口齿不清、打哈欠、跌倒后排泄情况,警惕有无颅脑损伤等。

2. 提供跌倒后的长期护理 大多数老年人跌倒后伴有不同程度的伤害,往往导致长期卧床。对于这类老年人,需提供长期护理:①根据老年人日常生活活动能力,提供必需的基础护理,满足老年人日常生活需求;②预防压疮、肺部感染、尿路感染等并发症;③指导并协助老年人进行相应的康复训练等,促进老年人身心健康的恢复,回归健康生活。

(三) 心理护理

通过教育,使老年人了解自身的健康状况和活动能力,克服不服老、不愿麻烦别人的心理,在需要时主动向他人求助,以减少跌倒的发生。

(四）健康指导

1. 指导日常生活

（1）**穿着**：衣、裤、鞋要合适，不穿过长、过宽会绊脚的长裤或长裙。走动时尽量不穿拖鞋。穿脱鞋、裤、袜时坐着进行。

（2）**行动与活动**：走动前先站稳再起步，小步态的老年人，起步时腿要抬高一些，步子要大些。变换体位时（如便后起身、上下床、低头弯腰捡物、转身、上下楼梯等）动作要慢。日常生活起居做到"3个30s"（醒后30s再起床，起床30s再站立，站立30s再行走）。避免从事重体力劳动和危险性活动，避免过度劳累，不要在人多的地方走动。老年人一旦出现不适症状应马上就近坐下或由他人搀扶卧床休息。

（3）**使用坐便器的方法**：双腿站稳，扶握扶手，然后缓慢下蹲身体。

（4）**跌倒后起身的正确方法**：先取仰卧位，应弯曲双腿，挪动臀部放到有毯子、垫子的椅子或床旁，确保身体舒适平躺，盖好毯子，保持体温。休息片刻，等体力准备充分后，尽力使自己向椅子的方向翻转身体，使自己变成俯卧位。双手支撑地面，抬起臀部，弯曲膝关节，然后尽力使自己面向椅子跪立，双手扶住椅面。以椅子为支撑，尽力站起来。

（5）**夜间安全防范**：反应迟钝，有直立性低血压的老年人，最好在睡前将便器置于床旁。意识障碍、身材高大或睡眠中翻身幅度较大的老年人，睡眠时可在床边加床栏。发现老年人睡向床边时，应及时将其移向床中央。

（6）**选择适当的辅助工具**：活动不便的老年人，可使用安全的辅助工具如轮椅、助行器等。有视听觉障碍者，可佩戴老花镜或助听器。

2. 运动锻炼　规律的运动锻炼（特别是平衡训练）可减少跌倒的发生。运动锻炼的形式可根据老年人的年龄、活动能力、个人兴趣选取，如散步、慢跑、太极拳、平衡操、运动操等。

3. 重视相关疾病的防治　积极防治可诱发跌倒的疾病，如控制高血压、心律失常和癫痫发作等，以减少和防止跌倒的发生。

4. 合理用药　避免服用易引起跌倒高危药品。若必须使用，尽量减少用药的种类和剂量，缩短疗程，并在用药前做好宣传教育，如告诉服用镇静催眠药的老年人未完全清醒时不要下床。

5. 针对环境因素的预防措施　包括去除居住环境中的危险因素，如房间布局、地面、通道、楼梯、照明、家具等。

ER 7-3

老年人跌倒后的护理（微课）

【护理评价】

经过预防、治疗和护理后，老年人能说出跌倒的危险因素，并积极参与防护，未发生跌倒或再跌倒，或发生跌倒后得到了合理的处理和护理。

二、衰弱的护理

衰弱（frailty）是指老年人随着年龄增长，各脏器生理储备功能减退，应激适应能力和维持自身稳态的能力下降，机体易损性增加，外界较小刺激即可引起不良临床事件发生的一种非特异性状态。其核心特点是涉及多系统（如骨骼肌、神经、内分泌等）病理生理变化，这些变化增加了失能、跌倒、谵妄甚至死亡等负性事件的发生率。

衰弱患病率随增龄而增加，女性高于男性，医疗机构中老年人患病率高于社区。衰弱导致老年人机体系统功能下降，增加了对不良结局的易感性。衰弱老年人的致残、致死率均高于非衰弱老年人，与非衰弱老年人相比，其平均死亡风险增加15%~50%，及时识别、评估和干预衰弱，最大限度维护和恢复老年人的功能，提高生活质量。

【护理评估】

（一）健康史

包括老年人的一般状况，如年龄、性别、婚姻状况、教育程度、职业、饮食习惯、生活方式等，了解老年人的疾病史、家族史、有无多重用药等。增龄、女性、不良生活方式、低收入和低教育水平、精神心理因素、独居及社会支持较差均与老年人衰弱相关。

（二）危险因素

衰弱的危险因素包括不可控的危险因素和可控的危险因素。

1. 不可控的危险因素

（1）**遗传**：基因多态性可影响衰弱的临床表型。目前发现与衰弱相关的基因包括：白细胞介素-6（IL-6）、CXC 趋化因子 10（CXCL10）、血管紧张素原（AGT）、脑源性神经营养因子（BDNF）、微小核糖核酸（miRNA）等，不同的基因型表达主要通过炎症、线粒体和细胞凋亡、钙稳态、纤维化等影响个体衰弱的易感性。

（2）**增龄**：年龄被认为是衰弱的独立危险因素之一。随增龄，衰弱的发生率成倍上升，这与增龄带来的器官退行性改变和储备能力下降相关。

（3）**性别**：女性是衰弱的易感人群，主要原因可能是绝经后女性雌激素迅速丢失，对肌肉力量、神经肌肉功能和姿势稳定性产生了负面影响，导致老年女性衰弱的发生率升高。

2. 可控的危险因素

（1）**社会经济状况**：社会经济状态、社会地位、婚姻状况均可影响衰弱的发生。未婚、独居、经济状况差或社会支持较差者更容易出现衰弱。

（2）**不良生活方式**：吸烟、酗酒、缺乏运动、个人卫生状况差等不良生活方式会增加衰弱的发生风险。

（3）**老年共病**：疾病与衰弱有密切关系，心血管系统疾病、骨质疏松症、恶性肿瘤、贫血等疾病均可促进衰弱的发生。而同时患有两种或两种以上疾病与衰弱的发生有密切关系，共病的数量与衰弱呈正相关。

（4）**营养不良**：机体的营养状况与衰弱密切相关，营养不良是衰弱发生和发展的重要生物学机制。营养不良相关的不良结局如肌少症、认知障碍、跌倒等，可促进衰弱的发生和发展，且衰弱老年人出现食欲下降、进食和吞咽问题的可能性更大。衰弱与营养不良相互影响、相互促进，形成了恶性循环。

（5）**不合理用药**：老年人多重用药可增加衰弱的发生。某些药物如抗胆碱能药物、抗精神病药物与衰弱及衰弱相关因素有关，此外，老年人如过度使用质子泵抑制剂可引起维生素 B_{12} 缺乏、减少钙的吸收，增加衰弱的发生率。

（6）**心理因素**：老年人的心理状态与衰弱密切相关，焦虑、抑郁、睡眠障碍等问题，会严重影响老年人的生活质量，增加衰弱的发生率。

（三）身体状况

衰弱老年人可有以下一种或几种临床表现。

1. 非特异性表现　虚弱、易疲劳、无法解释的体重下降和反复感染。

2. 跌倒　平衡功能下降和步态受损是衰弱的主要特征，也是跌倒发生的重要危险因素。衰弱状态下，轻微的疾病或刺激也可引起肢体平衡受损，无法维持步态完整性而致跌倒。

3. 谵妄　衰弱老年人多伴有脑功能下降，应激时可导致脑功能障碍加剧而出现谵妄。

4. 波动性失能　老年人可出现功能状态的急剧变化，常表现为功能独立和需要照护交替出现。

（四）心理-社会状况

评估老年人有无不良心境，如焦虑、抑郁等，评估老年人经济状况及社会地位，是否存在社会隔离、感到寂寞等。

（五）辅助检查

衰弱目标人群的识别十分重要，国内外专家共识推荐对所有 70 岁及以上人群或最近 1 年内，非刻意节食情况下出现体重下降（≥5%）的人群进行衰弱的筛查和评估。常用的筛查和评估工具包括 Fried 衰弱综合征标准、Rockwood 衰弱指数（frailty index, FI）、FRAIL 量表等。（详见"老年人综合评估"章节）

【护理诊断】

1. 活动耐力下降　与衰弱导致的疲乏感有关。

2. 自理缺陷　与增龄、共病等有关。

3. 营养失调：低于机体需要量　与日常能量摄入不足或摄入营养素缺乏有关。

4. 有受伤的危险　与平衡功能和步态稳定性下降有关。

【护理目标】

1. 老年人通过适当锻炼及营养补充等方法，增加活动耐力，改善衰弱的症状。

2. 老年人衰弱程度减轻，自理能力提高。

3. 老年人营养状况改善，适应机体需要。

4. 医护人员建立和完善个体化的衰弱老年人综合照护和支持系统，减少衰弱的相关不良风险。

【护理措施】

（一）日常生活护理

1. 运动干预　运动是提高老年人生活质量和功能的最有效方法。抗阻运动、平衡训练、有氧运动及传统中医学运动疗法等有助于预防和延缓老年人衰弱状态，促进平衡能力和肌肉力量的改善。衰弱老年人运动必须坚持力所能及、循序渐进、安全第一的原则，应根据老年人的个人兴趣、训练条件和目的选择运动项目、强度、频率等。重度衰弱的老年人可选用被动运动的方式进行康复训练。

2. 营养干预　营养在衰弱的发生和发展中起着至关重要的作用。建议老年人要保证充足的能量供给，食物多样化，粗细搭配，营养均衡。补充蛋白质特别是富含亮氨酸的必需氨基酸混合物可以提高肌肉容量，改善衰弱状态。老年人日常所需要的蛋白质要略高于年轻人，且以优质蛋白为主。健康老年人每日蛋白质建议摄入为 1.0~1.5g/kg；老年糖尿病患者每日蛋白质建议摄入为 1.0~1.3g/kg；稳定期老年恶性肿瘤患者每日蛋白质建议摄入为 1.2~1.5g/kg，肾功能正常的肿瘤患者可提高至 2.0g/kg。对于营养不良，缺乏阳光照射的衰弱老年人，建议每日补充维生素 D，从而减少跌倒、髋部骨折的发生，改善肌肉功能。

（二）用药治疗与管理

1. 一般药物治疗　目前尚无衰弱的针对性治疗药物，正在研究的药物有激素类似物（睾酮和生长激素替代治疗）、血管紧张素转化酶抑制剂（能够阻止活动能力减退及肌肉力量的下降）、抗炎药物、抗氧化剂等。未来如何使用这些药物，需根据患者的具体情况权衡利弊。

2. 共病和多重用药管理　老年衰弱患者常合并抑郁、心力衰竭、糖尿病、认知功能障碍等，多病共存和多重用药均可促进衰弱的发生与发展。衰弱的预防和治疗应包括积极管理老年人现患共病，尤其重视处理可逆转的疾病。评估衰弱老年人用药合理性并及时纠正不恰当用药，建议根据老年人不适当处方筛查工具（screening tool of older persons' prescriptions, STOPP）及 Beers 标准评估衰弱老年人的用药情况，及时纠正不合理用药，对改善衰弱具有效果。

（三）多学科团队医疗护理模式

老年衰弱的护理应以患者为中心，强调多学科团队（包括老年科医生、护士、康复治疗师、临床药师、营养师、社会工作者等）合作，以改善功能为目标，尊重患者的意愿，针对不同群体（社区老年人、入驻护理机构或医院的老年人等）采取长期、个性化、连续性的医疗护理模式。尽量减少对中、重度衰弱老年人的侵入性检查和治疗，避免医源性伤害，延缓衰弱老年人的功能减退，改善不良健康结局。

（四）心理护理

衰弱老年人可能具有独特的社会心理状况，如依赖他人、认知障碍、孤独、沮丧等。减少老年人衰弱的应激源，可延缓衰弱的进展。指导老年人通过放松训练、运动干预、增加社会参与等方式释放不良情绪，做好与老年人的沟通，必要时可建议转诊到心理科或精神科。

（五）健康指导

衰弱是一个动态、可逆的过程，明确衰弱的危险因素，识别衰弱的高危人群，进而积极开展干预，可有效逆转衰弱状态。建议老年人每年进行健康体检，早期识别衰弱状态，补充足够的热量、蛋白质、维生素、膳食纤维，并进行自我锻炼，纠正吸烟、饮酒及久坐等不良生活习惯。

知识链接

老年人衰弱预防中国专家共识（2022）

推荐1：衰弱是一种与增龄相关的老年综合征，增加老年人跌倒、失能和死亡的风险，在老年人群中对衰弱进行预防非常重要。

推荐2：多种因素可影响老年人衰弱的发生与发展，除遗传、增龄、性别因素外，可控的因素包括社会经济状况、生活方式、疾病、老年综合征、营养、药物、心理和全生命周期健康管理等。

推荐3：衰弱预防的总体建议：①开展系统的健康教育；②提高社会支持水平，加强老年人健康管理；③定期进行老年综合评估；④健康的生活方式；⑤个性化的营养干预；⑥运动锻炼；⑦认知训练；⑧预防跌倒；⑨心理健康；⑩多病共存和多重用药的管理。

推荐4：营养干预是预防老年人衰弱的重要手段之一，建议老年人饮食上保证充足的能量供给，并补充充足蛋白质，必要时可联合补充营养制剂，保持合理的体重指数（BMI）。

推荐5：患有慢性疾病的老年人，应针对不同疾病，选择个性化的营养干预方案。

推荐6：将多元运动计划安全有效地融入老年人的生活，积极制定个性化运动计划，并鼓励老年人参与，同时对运动计划进行监督，确保运动的安全性。

【护理评价】

经过预防、治疗和护理后，老年人活动能力增加，营养状况改善，自理能力提高，未发生跌倒、谵妄等不良事件。

三、疼痛的护理

国际疼痛医学研究会将疼痛（pain）定义为一种与实际或潜在组织损伤，或描述的类似损伤相关的不愉快的感觉和情感体验。

2001年世界卫生组织将疼痛列为继体温、脉搏、呼吸、血压4大生命体征之后的第5生命体征。疼痛是老年人最常见且严重影响日常活动能力的主诉之一，风湿、关节炎、骨折、糖尿病、心绞痛、脑卒中、癌症等许多疾病都可以诱发疼痛。资料显示，65岁以上老年人80%~85%存在一种或一种以上诱发疼痛症状的疾病，老年慢性疼痛的发生率为25%~50%。随着人口老龄化程度日益加深，近年来对老年疼痛的诊疗和护理越来越受到重视。

【护理评估】

（一）健康史

老年人疼痛影响因素较多，既受年龄、疾病的影响，也受个人经验、文化教养、情绪、个性及注意力等心理社会因素的影响，因此疼痛评估尤为重要。需详细询问疼痛起始时间、部位、强度、性质、持续时间及对疼痛的耐受性和用药史，有无疼痛关联情况（如运动时疼痛）；评估老年人的非语言性疼痛指征，如不安、紧张、身体扭曲、面部表情异常、血压升高等，特别对于难以评估的情况（如患有严重认知障碍的老年人）应观察其行为变化和生理变化；最后评估疼痛对老年人的功能状态、情绪、睡眠等的影响。护理人员应以整体观对老年人的疼痛进行个体化的评估，切忌以自身的理解和体验来主观判断老年人的疼痛程度。

（二）疼痛的危险因素评估

详见"老年人综合评估"章节。

（三）身体状况

老年人疼痛表现为：持续性疼痛，功能障碍与生活行为受限等症状明显。常伴有抑郁、焦虑、疲劳、睡眠障碍、行走困难等症状，康复缓慢。疼痛常使老年人服用过多的药物，并影响其活动能力，从而影响老年人的生活质量。

1. 运动系统检查　对触觉敏感区域、肿胀和炎症部位的触诊、相应关节的旋转和直腿抬高试验使疼痛再现以帮助明确原因。

2. 神经系统检查　寻找运动、感觉、自主神经功能障碍和神经损伤的体征。

（四）心理-社会状况

慢性疼痛常伴有消极的情绪，故要及时评估老年人的心理社会因素，如是否有抑郁、焦虑；是否有社会适应能力下降；是否有突患重病、丧失亲人等负性生活事件。

（五）辅助检查

1. 疼痛相关检查　根据疼痛的部位及原因进行有目的、有选择的辅助检查，包括影像学（CT、X线、造影等）以及实验室检查。注意鉴别老年人由于年龄增长而出现的一些正常改变。

2. 疼痛强度评估　各种疼痛量表可量化评价老年人的疼痛情况，便于护士对患者的疼痛程度有较为准确的了解。（详见"老年人综合评估"章节）

【护理诊断】

1. 急、慢性疼痛　与组织损伤、血管疾病等有关。

2. 焦虑　与疼痛引起的紧张，担心治疗预后有关。

3. 睡眠型态紊乱　与疼痛有关。

4. 舒适改变　与疼痛有关。

【护理目标】

1. 老年人能说出缓解疼痛的方法。

2. 老年人对治疗充满信心，焦虑情绪减轻或消失。

3. 老年人的疼痛症状得到改善，生活未受到明显的影响。

【护理措施】

老年人的疼痛以慢性较为常见，采用药物与非药物治疗相结合的方法，治疗时应了解老年人的需要和生活方式，使用药个体化。

（一）用药护理

药物治疗是治疗疼痛最常见的方法，但须合理用药。老年人的疼痛以慢性多见，治疗最好使用长效缓释剂。

1. 非甾体抗炎药　适用于痛风、类风湿关节炎的疼痛治疗，也是肿瘤的早期和辅助止痛药物。

该类药物有天花板效应（即在达到最高极限时，剂量增大并不提高止痛效果）。对乙酰氨基酚（泰诺林）是缓解轻至中度的肌肉骨骼疼痛的首选药物。非甾体的消炎止痛药物如布洛芬和阿司匹林对老年人会产生明显的不良反应，如胃肠道出血、凝血障碍、肾脏损害及视力和听力下降等不良反应。

2. 阿片类药物　阿片类镇痛药物能提高患者的痛阈，从而减轻或消除疼痛，可用于急性疼痛和恶性肿瘤引起的疼痛。老年人使用阿片类药物其半衰期长于年轻人，止痛效果好。阿片类药物主要的不良反应为恶心、呕吐、便秘、镇静和呼吸抑制。其中呕吐和便秘并不随用药时间的延长而减轻，前者可根据老年人的具体情况选用镇吐剂，后者可选用麻仁丸等中药，软化和促进排便。

3. 抗抑郁药物　此类药包括三环类抗抑郁药如阿米替林和单胺氧化酶抑制药。抗抑郁药除了抗抑郁效应外还有镇痛作用，对神经性疼痛的治疗效果较好。三环、四环类抗抑郁药不能用于严重心脏病、青光眼和前列腺肥大患者。

4. 其他药物　曲马多主要用于中等程度的各种急性疼痛和术后疼痛，由于其对呼吸抑制作用弱，适用于老年人的镇痛。

（二）运动锻炼

运动锻炼对于缓解慢性疼痛非常有效。运动锻炼可以增强骨承受负荷及肌肉牵张的能力，减缓骨质疏松的进程，帮助恢复身体的协调和平衡能力，还可提高心血管功能，调节情绪，缓解抑郁症状，提高生活质量等。

（三）心理护理

护士要对老年人的疼痛表示同情和关心，耐心倾听患者的诉说。指导患者或家属正确使用口服止痛药物，同时为患者实施有效的非药物止痛疗法，这些均有助于减轻患者的疼痛、焦虑和抑郁。

（四）健康指导

1. 用药指导　告知患者及家属常用止痛药物的不良反应。心血管药、降血糖药、利尿药及中枢神经系统药都是老年人应用最多的药物，止痛药物与这些药物合用时，应注意药物的相互作用可能带来的影响。

2. 减轻疼痛的方法　疼痛时采取舒适的体位，指导患者学会放松技巧（如腹式呼吸、深呼吸等），选择聆听舒缓音乐、阅读、看电视、与他人交谈等患者感兴趣的方式，分散患者对疼痛的注意力，从而减轻患者的疼痛。提倡清淡、高蛋白、低脂、无刺激的易消化食物，少量多餐；保持大便通畅减轻腹胀，以免诱发疼痛；保持情绪稳定。教会患者和家属常用的疼痛评估方法及在家中缓解疼痛的简单措施。

【护理评价】

通过治疗和护理干预后，老年人能采取各种有效的措施止痛，焦虑抑郁情绪得到改善，日常生活无明显影响，睡眠良好。

四、吞咽障碍的护理

吞咽障碍（dysphagia）又称吞咽功能低下、吞咽异常或吞咽紊乱，是指食物或液体在从口腔到胃的运送过程中发生障碍，常伴有咽部、胸骨后或食管部位的梗阻停滞感，是临床常见的老年综合征之一。吞咽活动分为口腔准备期、口腔期、咽期、食管期四个时期，任何一个阶段发生障碍都会导致吞咽运动受阻，发生进食困难。吞咽障碍可引起厌食、营养不良、脱水、吸入性肺炎、窒息甚至死亡。

【护理评估】

（一）健康史

1. 一般资料　收集患者的年龄、性别及文化背景等基本信息。

2.口腔功能评估 仔细观察口部开合、口唇闭锁、舌运动、有无流涎、软腭上抬、吞咽反射、呕吐反射、牙齿状态、构音、发声（如开鼻声提示软腭麻痹、湿性嘶哑提示声带上部有唾液等残留）、口腔内知觉、味觉等。同时了解口腔卫生保健情况等。

（二）危险因素

1.生理因素 随着年龄的增长，老年人出现牙齿脱落，咀嚼能力下降，同时唾液腺萎缩，唾液分泌减少，舌肌萎缩，运动能力减弱，吞咽反射迟钝，易造成吞咽动作的不协调。咽部肌肉变硬萎缩，肌纤维之间的结缔组织增生，导致咽腔扩大，而食管平滑肌萎缩，管腔伸展性及弹性下降，支配吞咽的神经和肌肉功能失调，吞咽反射降低，易发生噎呛。

2.疾病因素 脑血管意外或头部外伤的患者因吞咽反射障碍、迟钝，吞咽动作不协调，可引起吞咽障碍。同时食管癌、反流性食管炎、舌咽神经和迷走神经麻痹者均可能存在吞咽功能障碍，此类疾病导致的吞咽障碍也称器质性吞咽功能障碍。老年人牙齿残缺导致咀嚼功能下降，大块食物不易嚼碎。由于疾病影响，咽反射下降、咽喉部感觉减退、咳嗽反射减弱、胃肠蠕动减弱、体位调节能力丧失以及抵御咽喉部分泌物及胃内容物反流入呼吸道的能力下降，因而出现吞咽功能失调。其他慢性疾病，如硬皮病干燥综合征等造成内脏器官的硬化及萎缩、唾液分泌减少，严重影响吞咽功能。同时，糖尿病、慢性阻塞性肺疾病、慢性呼吸衰竭、心力衰竭等，也可使体位不易保持、呼吸急促、吞咽期会厌闭合时间缩短等导致吞咽障碍。

3.药物因素 镇静催眠药物等精神药物抑制中枢神经系统，影响口腔吞咽协调；抗组胺药、抗胆碱药等也可影响口腔唾液分泌进而影响吞咽功能。

4.侵入性操作 气管切开、气管插管、头颈部手术及头颈部放疗也可能使吞咽障碍的发生率增加。如喉全切除术、甲状腺手术等可导致喉返神经麻痹、吞咽和咳嗽反射减弱，或喉内肌瘫痪影响吞咽功能。

5.体位因素 进食姿势不正确也可影响吞咽功能。

（三）身体状况

进食速度慢、吞咽费力、喘鸣、咳嗽、哽噎、食物通过受阻、鼻腔反流等；老年人发生吞咽障碍，可因营养物质摄入不足，水、电解质及酸碱平衡失调，从而影响他们的整体康复，同时还可能会出现误吸、误咽和窒息，甚至引起吸入性肺炎等。

（四）心理－社会状况

吞咽障碍会限制患者社会化的程度，导致其日常生活方式发生剧烈改变。由于误吸、误咽和窒息等常常危及老年人的生命，患者及家属在知识不足的情况下往往容易产生焦虑和恐惧的心理，所以要特别注意评估患者及家属是否出现焦虑和恐惧的心理问题。

（五）辅助检查

1.基本筛选 观察患者的意识水平，观察控制姿势的能力，能否坐位15min；观察口腔卫生，观察口腔及分泌物控制力。另外，可以通过患者或者主要家庭照顾者填写的进食评估问卷调查（eating assessment tool EAT-10），进行初步筛查，评分>2分者，需要进一步评估。

2.反复唾液吞咽测试 这是临床上评估老年人吞咽能力简单易行的方法。具体做法：老年人采取坐位，卧床时采取放松体位。首先，用人工唾液或1ml水让老年人口腔湿润，检查者将手指放在被检查者的喉结及舌骨处，让其尽量快速反复吞咽唾液，观察30s内喉结及舌骨随着吞咽越过手指向前上方移动再复位的次数。判断标准：30s内吞咽3次属正常，30s内吞咽2次或小于2次则有噎呛的风险。

3.洼田饮水试验 老年人端坐位，喝下30ml温开水，观察所需时间及呛咳情况，并对老年人吞咽能力进行分级。判断标准：5s内能顺利地1次咽下为1级；5s内分2次以上，能不呛地咽下为2级；5s内能1次咽下，但有呛咳为3级；5~10s内分2次以上咽下并有呛咳为4级；10s内全量咽下困难,频频呛咳为5级。1级为正常,2级为可疑异常,3~5级为异常。

4.其他 改良饮水试验、染料测试、多伦多床旁吞咽筛查试验、吞咽功能性交流测试评分等,其中染料测试用于气管切开者,可以利用蓝色/绿色食用染料测试,筛查患者有无误吸。

【护理诊断】

1.有窒息的危险 与摄食—吞咽功能减弱有关。

2.有急性意识障碍的危险 与有窒息的危险有关。

3.吞咽障碍 与老化、进食过快、食物过硬或过黏、疾病原因(如脑梗死、痴呆、谵妄)等有关。

4.焦虑 与担心窒息而紧张有关。

5.恐惧 与担心窒息而害怕有关。

【护理目标】

1.老年人的吞咽障碍得到缓解。

2.老年人出现噎呛时能够得到及时处理,未发生窒息和急性意识障碍等危险。

3.老年人焦虑、恐惧情绪减轻,配合治疗及护理。

4.老年人未发生误吸、营养不良、吸入性肺炎、恐惧进食等相关并发症。

【护理措施】

吞咽障碍通常通过改变饮食、进食姿势或代偿技巧以及管饲等进行处理,但这些措施有可能影响生活质量,制订护理计划需要在并发症的预防及生活质量之间个体化选择平衡点。

(一)改变饮食和使用补偿技术

1.饮食控制 根据老年人的吞咽状况,指导或者为其选择合适的软食、半流质、流质。不同质地食物应精美可口,并且有多种食物可以供老年人选择。

2.补偿技术(姿势和动作改变) 如吞咽的时候提示和鼓励患者吞下,嘴巴闭合和身体前倾、头部向前等。

3.其他 口水过多使用口水防护服、围裙,必要时抽吸过多口水;进食后30min减少痰液的抽吸;内科医生、口腔科医生、药剂师共同讨论药物用药情况。

(二)吞咽障碍的治疗

吞咽康复训练与治疗手段有口腔感觉运动训练、低频电刺激、生物反馈训练、球囊扩张术、针灸与电针治疗、通气-吞咽-说话瓣膜(ventilator swallowing speaking valve)等。

对需要的老年人进行营养干预。筛查出有营养不良和营养不良风险的老年人,应由营养师指导并给予口服营养补充处方。完全不能、部分不能经口进食者,选择适当营养液体补充营养。如果老年人出现不能吞咽,对液体和食物有噎呛,可以通过鼻胃管,经皮内镜下胃造口术供给营养,并可推荐给长期(>4周)肠内管饲的患者使用。

(三)进食护理

1.进食前准备

(1)**餐厅或病房**:鼓励老年人在餐厅进食以增加进食量,提供个性化餐厅服务;进餐时尽量停止不必要的治疗或其他活动。

(2)**环境**:保持安静,尽量让照顾者和电视的声音最小化。

(3)**其他**:如选择使患者愉快的音乐;光线应适当,以不影响患者视物为标准,避免光线过暗或过亮;使用颜色对比来帮助老年人适应视力下降;食物的气味能诱发食欲;或餐厅接近备餐区,刺激食欲;设备齐全、清洁;照顾者和/或患者能够熟练使用。

2.食物选择

(1)**食物性状**:对偶有呛咳的患者,合理调整饮食搭配,尽量做到细、碎、软的食物要求。

(2)**食物温度**:食物温度在38~40℃为宜,前臂内侧试温不觉得烫,方可摄入。

（3）**每口摄入量**：从小剂量（1~4ml）开始喂食，逐步增加并掌握患者合适的一口量。一口量过多，食物会从口中漏出或引起咽部食物残留导致误咽；过少，则会因刺激强度不够，难以诱发吞咽反射。

（4）**禁忌食用的食物**：避免有刺、干硬容易引起噎呛的食物；避免黏性较强食物，如糯米之类食物；避免食物过冷或过热；少食辛辣、刺激的食物；不可过量饮酒。

3. 餐具选择　餐具使用适当餐具（例如大小形状适宜的瓷器、杯碟、筷子、勺子等），不使用一次性餐具，必要时用围兜（围裙）。避免使用刀叉等不安全餐具，合理使用防滑垫，防止杯子、碗倾倒。

4. 进食体位

（1）老年人应坐在稳定的扶手椅上，坐在轮椅上或在床上进餐的患者餐桌高度应适当调整。进食时能坐起就不要躺着，能在餐桌旁就不要在床上进食。

（2）**端坐位**：老年人取端坐位时可以使用枕头或坐垫等协助其保持坐位，尽量保持上半身直立体位或前倾 15°。

（3）**床上坐位**：在整个进食（食物、液体、药物）期间至少床头抬高 60°，而且进食后需至少 30min 才能放低床头。如果患者实在无法保持上身抬高 60° 及以上的体位，护理人员应协助患者经口进食。

5. 进餐过程

（1）**自行进餐**：患者应注意力集中，细嚼慢咽，前一口完全吞下后再吃下一口。

（2）**协助进餐**：偏瘫患者需要协助进餐，照顾者位于患者健侧喂食，食物不宜从口中漏出，向舌部运送，减少反流和误咽。

（四）健康指导

健康指导对象应包括患者及其照顾者。

1. 现场应急指导

（1）当患者出现呛咳时，立即协助低头弯腰，身体前倾，下颌朝向前胸。

（2）教会老年人及照顾者海姆利希急救法。

2. 吞咽功能锻炼指导　①面部肌肉锻炼：包括皱眉、鼓腮、露齿、吹哨、龇牙、张口呷唇等。②舌肌运动锻炼：伸舌，使舌尖在口腔内左右用力顶两颊部，并沿口腔前庭沟做环转运动。③软腭的训练：张口后用压舌板压舌，用冰棉签于软腭上做快速摩擦，以刺激软腭，嘱患者发"啊""喔"声音，使软腭上抬，利于吞咽。通过上述方法，促进吞咽功能的康复或延缓吞咽功能障碍的恶化，预防噎呛的再发生。

【护理评价】

经过治疗和护理，吞咽障碍得到缓解，未发生窒息和急性意识障碍等危险。患者焦虑、恐惧情绪减轻，配合治疗及护理，未发生相关并发症。患者及其照顾者掌握误吸与噎呛的自救方法和预防误吸异物堵塞呼吸道的知识。

五、视觉障碍的护理

视觉障碍（visual impairment）是由于先天或后天原因，导致视觉器官（眼球视觉神经、大脑视觉中心）的结构或功能发生部分或全部的障碍，经治疗仍对外界事物无法作出视觉辨识。包括突然出现或逐渐视力下降、看远或看近不清楚、视物变形、视野缺损、复视、眼前固定或飘动的黑影等。

大多数眼病会导致视觉器官的损伤和功能丧失，不同年龄的人群中，盲和视力损伤的患病率明显不同，而老年人群患病率明显增高。在全球范围内，致盲性前五位的病因分别是白内障、未矫正屈光不正、青光眼、年龄相关性黄斑变性及角膜混浊，其中白内障、青光眼、年龄相关性黄斑变性是老年人视力损伤最重要的病因。

【护理评估】

（一）健康史

主要包括老年人年龄、性别、居住环境、经济状况、生活方式、饮食习惯等，了解老年人的疾病史、家族史等。

（二）身体状况

1. 年龄相关性视觉改变　随着年龄增长，老年人晶状体非水溶性蛋白质逐渐增多，晶状体透光度降低，加上弹性减弱、睫状肌收缩乏力等，调节和聚焦能力减退，导致看近物不清楚，形成"老花眼"。同时晶状体老化变黄，巩膜的不透明度较少，使老年人产生视觉的颜色扭曲，对颜色的辨识度下降。瞳孔括约肌张力相对增强，使瞳孔始终处于缩小状态，视网膜感光度下降，角膜透明度降低，使到达视网膜的光线减少，因此在强光下，光照不足或夜晚时会出现视力下降，对环境距离深度的判断不准确。视野变小，可见范围变窄变小，容易产生安全隐患，如跌倒、烫伤等。

2. 特征表现

（1）眼部充血：包括结膜充血（位置在球结膜）、睫状充血（位置在角膜周围巩膜表面）以及结膜下出血三种，可单眼或双眼发生。

（2）视力下降：常见的视力下降表现及原因见表7-1。

表7-1　常见视力下降表现及原因

视力下降表现	原因及常见疾病
无痛性视力突然下降	眼部急性缺血引起组织损伤，常见于视网膜脱离、玻璃体积血、黄斑病害、缺血性视神经病变等
急性疼痛视力下降	眼部活动性炎症或外伤引起，常见于眼外伤、角膜炎、结膜炎、急性闭角型青光眼、虹膜睫状体炎等
慢性视力下降不伴有疼痛	视力逐渐下降长达数周、数月至数年，常见于白内障、屈光不正、玻璃体混浊等
视力下降眼底正常	见于球后视神经炎等
一过性视力下降	见于直立性低血压、视网膜中央动静脉痉挛等

（3）眼压升高：常见于青光眼患者。

（4）其他：角膜混浊、晶状体混浊、视网膜脱离、玻璃体充血等。

3. 临床表现

（1）年龄相关性黄斑变性：早期多数无明显视力改变；中期出现视力下降、视物变形、中央黑点等症状；晚期出现视网膜出血、视网膜新生血管形成、视网膜渗出等，视力急剧下降。

（2）老年白内障：双眼先后发病，主要表现为进行性、无痛性视力减退。阅读或看电视时眼睛易疲劳，且视野中的物体出现变形或扭曲的情况；视物有炫光感或呈双影，白天尤为明显，视力逐渐下降，甚至失明。

（3）老视：主要症状是近视力减退，远视力不受影响。初期感觉阅读小字困难，不自主地将目标放远，看近时易致视疲劳、胀感、头痛、视物模糊。这是因为长时间近距离用眼时，睫状肌过度收缩引起睫状肌的痉挛，调节能力下降。

（4）青光眼：随临床不同类型和分期表现复杂，可无症状，随疾病进展出现不同程度的眼痛、视力减退、视野缺损、眼球充血、头痛、头晕、恶心、呕吐等。

（5）干眼症：最常见的眼表疾病，由于泪液的质和量的异常引起泪膜不稳定和眼表损害从而导致眼部不适，视功能障碍的一类疾病。好发于老年人，与增龄所致的老年人泪液减少有关，早期表现为视物模糊、眼干涩、酸痛、刺痛、畏光、异物感。

（6）糖尿病视网膜病变：有视物模糊、视力下降、失明等。

视觉障碍的临床表现见表 7-2，当出现以下表现时，建议及时就诊查找病因。

表 7-2　常见视觉障碍临床表现

常见表现	具体描述
视力下降	在原来看得清楚的基础上渐渐看不清楚了
视物模糊	突然看东西不清楚，或渐渐地看东西不清楚
视物变形	把一条直线看成一条弯曲的线，或把正常的物体看的变大或变小
视物遮挡	视野中有一个固定的黑点或黑点挡住视线，导致看不全或看不见东西
视物成双	单眼看物体成双或双眼看同一物体成双
黑矇	眼前一黑，突然什么都看不见了
炫光感	看东西时周边出现一层明显的光圈，边缘发散或有刺眼感
眼前黑影飘动	眼前出现漂浮的细点

（三）心理－社会状况

眼科疾患引起的视力减退，影响老年人日常生活及社会交往，导致其自信心降低，容易出现消极、悲观的情绪，因此要评估老年人是否有孤独、抑郁、自信心下降和自我保护能力受损等问题。

（四）辅助检查

1. 视力检查　老年人近半年内是否出现视力改变或下降，头痛或眼部不适症状以及症状发作的程度、部位、时间与特点。在家中可采用视力检测表对老年人进行筛查。临床上以≥1.0 的视力为正常视力；1.0＞视力≥0.3 为轻度视力损伤；0.3＞视力≥0.1 为中度视力损伤，0.1＞视力≥0.05 为重度视力损伤；视力＜0.05 为盲。

2. 裂隙灯检查　裂隙灯检查是眼科的基本检查。在裂隙灯下，可以检查结膜有无充血、分泌物增多；角膜是否透明，有无角膜上皮、基质病变及角膜后沉着物；检查前房深度，是否存在浅前房；瞳孔对光反射是否灵敏；虹膜有无萎缩；晶状体是否透明及是否在位；前段玻璃体是否有混浊。

3. 眼底检查　黄斑区有无出血、渗出、瘢痕和水肿，视网膜动静脉比例，有无视网膜新生血管形成，有无视网膜脱离等。

4. 眼压检查　眼压检查可以帮助判断有无青光眼的风险，对于急性眼痛伴眼压升高的患者可以提示存在急性闭角型青光眼的可能。

5. 全身性疾病情况　老年人有无全身性疾病，如高血压、糖尿病史。

6. 其他检查　如眼 B 超检查、视野检查、光学相关断层扫描、荧光血管造影等。

【护理诊断】

1. 有受伤的危险　与视觉障碍有关。

2. 社会交往障碍　与视力减退有关。

3. 自理缺陷　与视力下降或丧失有关。

【护理目标】

1. 老年人能够积极治疗眼科常见疾病和相关慢性疾病，使视觉障碍得到控制或缓解。

2. 老年人及家属采取有效积极的治疗措施，减少视力减退对老年人日常生活的影响，避免受伤。

3. 老年人能够采取有助于保持视觉功能的生活。

【护理措施】

（一）常见眼部疾病护理

1. 干眼症　做好眼睑皮肤的清洁，可用 45~50℃毛巾热敷于闭目的双眼之上，每次 10min，每天

2~3次，热敷完毕后可进行睑板腺自我按摩。局部点用人工泪液，在点用人工泪液的过程中需注意不宜过频，一天不超过 6 次，过于频繁会把正常的泪膜冲走，从而加重病情。严重的干眼症患者可行泪点栓塞术。养成多眨眼的习惯，注意劳逸结合，避免长时间用眼尤其是长时间使用电子产品。

ER 7-4
睑板腺按摩

2. 青光眼　密切监测患者眼压情况，遵医嘱正确使用滴眼剂降低眼压；避免增加眼压的活动。日常生活中避免诱发因素，生活规律，避免过度疲劳，学会控制情绪，保持情绪舒畅。开角型青光眼药物治疗不理想时可选择激光治疗或手术治疗，闭角型青光眼常选择手术治疗，患者术后需眼垫包眼，眼罩保护，指导患者闭眼静卧，减少头部活动，观察视力、眼压、前房、滤过泡的情况，发现异常及时通知医生；避免剧烈运动、长时间低头、弯腰等引起眼压增高的行为。

3. 白内障　目前尚无有效的药物，白内障的治疗以手术为主，术前需要帮助患者提高安全意识，防止跌倒等意外，减轻恐惧心理，建立配合手术的信心；术后护理包括观察术眼情况，遵医嘱点眼治疗，避免长时间用眼，术后当日取平卧位，教会患者正确使用滴眼剂和眼膏；术后 3 个月内避免重体力劳动和剧烈活动，避免弯腰提重物，勿用手揉眼，保持排便通畅，预防感冒。

> **知识链接**
>
> ### 白内障手术治疗
>
> 　　白内障超声乳化术（phacoemulsification）是目前世界公认的、先进而成熟的白内障手术方式。该技术是使用超声波将晶状体核粉碎使其呈乳糜状，然后连同皮质吸出，术毕保留晶状体后囊膜，同时植入后房型人工晶状体。老年性白内障发展到视力低于 0.3，或白内障的程度和位置显著影响视觉功能，即可行超声乳化白内障摘除手术。其优点是切口小，组织损伤少，手术时间短，视力恢复快。

---

4. 年龄相关性黄斑病变　多采用药物治疗和光动力疗法，服用叶黄素、维生素 C 等抗氧化剂或摄入富含叶黄素、维生素 C 等的食物，防止自由基对细胞的损害，保护视细胞。光动力疗法后 48h 内避免强光照射，避免皮肤暴露在阳光下，降低光敏反应。

（二）一般护理

1. 提供安全的环境　提倡"无障碍设计理念"的生活环境，光线充足，明暗适宜，可适当提高照明度弥补老年人视力下降带来的问题；出入门适当加宽，不设门槛，便于轮椅通行；地面平整、干燥、无障碍物；生活用品及家具摆放相对固定、有序，通道无障碍物；提示性标语要明显。

2. 生活指导　避免长时间阅读、看电视、使用电子产品。每日保证充足的睡眠，适当的活动和锻炼。外出活动安排在白天进行，在光线强烈的户外活动时，要佩戴抗紫外线太阳镜。不要在暗室久留，从暗处转到明处或明处转到暗处时要停留片刻，适应后再活动。

3. 饮食护理　饮食宜清淡、易消化。多吃新鲜蔬菜和水果，保证充足的维生素摄入，尤其是维生素 A、维生素 B、维生素 C 的摄入。多吃鱼类、奶制品，忌辛辣刺激性食物，减少含咖啡因食物的摄入，戒烟限酒。摄入足够的水分，每日饮水量达到 2 500ml。对于有青光眼的患者，每次饮水量不超过 200ml，间隔时间为 1~2h，应少量多次，防止眼压升高，加重病情。

4. 积极防治慢性病　包括眼部的疾患及全身性疾病，尤其是糖尿病最易并发白内障，要及时有效地控制血糖，在血糖控制平稳的基础上定期进行眼底检查。避免使用抗胆碱药、抗帕金森病药、抗精神病药物。

（三）心理护理

发生眼部急症时让患者立即休息，保持安静，避免躁动刺激，给予精神安慰及心理支持。对视力下降的患者要告知视力下降对日常生活、社会交往的影响，帮助其调整生活计划，强化患者的触觉和感知觉，使老年人在心理和行为上能够逐渐适应生活上的不便。鼓励视觉障碍的老年人多参加社会活动，为老年人提供多种视力障碍辅助工具，提高日常生活能力，恢复自信和自尊。

（四）安全护理

除设置无障碍生活环境外，还应重点评估视力障碍老年人的视力受损度，生活自理能力，防患于未然。日常用品定位放置，如进餐时尽量固定摆放饭菜及餐具的位置。外出活动、下地行走时应有人在旁搀扶，以防跌倒，注意安全。

（五）健康指导

1. 定期眼科检查 指导老年人每年进行 1 次眼科检查；有糖尿病、心血管疾病的老年人每半年检查 1 次，尤其是有微循环改变的老年人，每 3~6 个月检查一次眼底。如近期自觉视力减退或眼球胀痛伴头痛的老年人，应及时就医，明确病因。

2. 滴眼剂的正确使用和保存 ①使用前要了解滴眼剂的性能、维持时间、适应证和禁忌证，检查药液有无混浊、沉淀、是否在有效期之内。②清洁双手，用示指和拇指分开眼睑，眼睛向上看，将滴眼剂滴在下穹隆内，闭眼，再用示指和拇指提起上眼睑，使滴眼剂均匀地分布在结膜腔内。③滴药时注意滴管口不可触及角膜及其他眼球内容物。④滴药后须按住内眼角片刻，防止滴眼剂进入泪小管，吸收后影响循环和呼吸。⑤滴眼剂开封后保质期一般在 1 个月左右，未用完也应立即丢弃。

3. 配镜指导 配镜前先验光，确定有无近视、远视和散光，按年龄和老视的程度增减屈光度。老年人眼睛的调节力随年龄的增长而逐渐衰退，配镜后要定期进行眼科检查，按需更换合适的眼镜。

【护理评价】

经过治疗和护理后，老年人常见眼部疾病和与视力相关的慢性疾病得到控制，视觉功能得到改善。视力减退对老年人的日常生活影响减少，未发生受伤事件；社会交往未受影响，负性情绪消除或减弱。

六、听觉障碍的护理

听觉障碍（dysaudia）又称听力障碍，是指听觉系统中的传音、感音及对声音的综合分析的各级神经中枢发生器质性或功能性异常，而导致听力出现不同程度的减退。其中听力严重减退，表现为双耳均不能听到任何言语称为耳聋（deafness），而听力损伤未达到此严重程度者，则称为听力减退（hearing loss）。老年性聋（presbycusis）是老年人最常见的听觉障碍，是指随着年龄增长，双耳听力进行性下降，以高频听力下降为主的感音神经性聋。

老年性聋是老年人群常见的慢性病，对其发病率评估不尽相同，随着年龄增长发病率呈指数增长，据 WHO 的统计数据显示，65 岁以上人群中老年性聋的发病率为 70%~80%。听觉障碍直接导致老年人出现不同程度的交流障碍，使老年人孤立于社会之外，进一步造成孤独、抑郁、认知障碍，还可增加老年痴呆发病的风险，影响老年人的正常生活。

【护理评估】

（一）健康史

1. 一般情况 评估老年人的年龄、性别、经济状况、生活方式、饮食习惯、听力情况等，了解老年人的疾病史、用药史、家族史等。

2. 老年性聋的病因 老年性聋主要是因为听觉器官的退化所致，这种退化过程快慢不一，一般来说，年龄越大老化越快，但在老年性聋的病因中，年龄老化并不是主要因素，遗传、噪声环境刺激、高脂高胆固醇饮食摄入、耳毒性药物或化学试剂损害、精神压力、代谢异常以及一些老年性疾病如高血压、冠心病、动脉硬化、糖尿病等是加速老年性听力损伤的重要因素。

（二）身体状况

1. 年龄相关性听觉改变 老化所致的外耳和中耳的解剖学改变，一般不会引起显著的传导性听力下降。听力下降主要是由于耳蜗和前庭功能受损导致的。中枢神经萎缩，耳蜗基底膜的螺旋器（Corti 器）、耳蜗毛细胞和支持细胞萎缩、缺失，耳蜗基底膜增厚及纤维化，血管纹萎缩、变性及血流减少，螺旋韧带和耳蜗螺旋动脉变性，支配基底膜的耳蜗神经也发生萎缩，这些都可导致老年性聋的发生。老年性聋的病理变化比较复杂，范围广泛，但是每个个体的主要病变部位可能有所不同。

2. 听觉障碍的临床表现

（1）**听力下降**：不明原因的双侧感音神经性聋，起病隐匿，呈缓慢进行性加重。一般双耳同时受累，亦可两耳先后起病，或一侧较重。以高频听力下降为主，患者首先对门铃声、电话铃声等高频声响不敏感，逐渐对所有声音敏感性都降低。

（2）**言语分辨率降低**：对缓慢简单的言语尚能理解，讲话速度较快或环境噪声较强则理解能力下降。重度及中重度老年性聋言语识别率与纯音听力改变不平衡。

（3）**重振现象**：部分老年人常有听觉重振现象，即"小声听不见，大声难忍受"。

（4）**耳鸣**：多数老年人伴有一定程度的耳鸣，常为高调性耳鸣如蝉鸣、哨声、汽笛声等，偶有火车轰鸣样的低频耳鸣，开始时为间歇性的，以后逐渐加重成为持续性的。

（三）心理-社会状况

随着听力的逐渐下降，老年人与外界的沟通和联系减少，对老年人的认知能力、情感、社会行为以及交往能力均会产生不良影响。对听力障碍老年人应评估是否存在焦虑、抑郁、孤独、社交障碍等心理问题。

（四）辅助检查

主要检查包括一般耳道检查、听力检查以及听力学测试。

1. 外耳及中耳道检查 通过外耳道检查以排除因耵聍阻塞耳道而引起的听力下降，检查鼓膜是否完好。

2. 听力检查 检查老年人两侧耳朵的听觉是否一致，如有差异则先对听力较好的耳朵进行测试。测试者先用耳塞塞住老年人听力较差侧耳朵，站在离老年人约50cm处对另一侧耳朵小声发两音节的数字，让老年人复述。测试者的声音强度可由轻柔的耳语增强到中等、大声的发音，注意测试者的脸不能面对老年人的眼睛。

3. 听力学测试 临床采用纯音听力检查，通过测得的听力图以了解老年人的听力损伤情况。2021 年 WHO 制定了最新的听力损失分级标准（表7-3），分为轻度、中度、中重度、重度、极重度和全聋六个等级，每15dB 为一级，并且增加了单侧听力损失的标准。除此之外，耳声发射、耳蜗电图、言语测听、音叉实验等也用于听力检查。

表 7-3　2021 年 WHO 听力损失程度分级标准

听力损失程度	好耳的平均听阈 / dBHL	多数成年人在安静环境下的听力体验	多数成年人在噪声环境下的听力体验
正常听力者	<20	听声音没问题	听声音没有或几乎没有问题
轻度听力损失者	20~35	谈话没有问题	可能听不清谈话声
中度听力损失者	35~50	可能听不清谈话声	在谈话中有困难
中重度听力损失者	50~65	在谈话中困难，提高音量后可以正常交流	大部分谈话都很困难

听力损失程度	好耳的平均听阈/dBHL	多数成年人在安静环境下的听力体验	多数成年人在噪声环境下的听力体验
重度听力损失者	65~80	谈话大部分内容都听不到,即便提高音量也不能改善	参与谈话非常困难
极重度听力损失者	80~95	听到声音极度困难	听不到谈话声
完全听力损失/全聋	≥95	听不到言语声和大部分环境声	听不到言语声和大部分环境声
单侧聋	好耳<20 差耳≥35	除非声音靠近较差的耳朵,否则不会有问题 可能存在声音定位困难	可能在言语声、对话中和声源定位方面存在困难

4. 主观问卷调查法 常用的问卷包括筛选型成年听力残疾量化测试表(hearing handicap inventory for the elderly-screening version,HHIE-S)用来筛选受试者是否有早期听力损失以及由此引起的社会和情绪问题。交流能力评估量表(communication performance assessment,CPA)可用于评估老年人在配戴助听器前后的听觉功能及对交流能力的影响。

【护理诊断】

1. 社会交往障碍 与听力下降有关。

2. 有受伤的危险 与听力下降有关。

【护理目标】

1. 老年人积极配合治疗,听力得到改善,减少或消除听觉障碍对日常生活的影响,未发生受伤事件。

2. 老年人及家属能够知晓影响听力的相关因素,避免听力的进一步损伤。

3. 老年人听力改善,积极参与社会活动,维持良好的社会交往,并减少安全问题的发生。

【护理措施】

(一)一般护理

1. 创造有利于交流的环境 ①交流环境应安静、舒适,尽可能除掉背景噪声。②说话前先正面进入老年人视线,获得其注意,对着听力较好的一侧耳朵说话。③对老年人说话时要口齿清楚,语速、语调适当,不高声喊叫,使用短句表达意思,可配合使用手势或文字辅助交流。④帮助老年人把需要解释和说明的问题记录下来并予以耐心解答。⑤可让老年人重复所听到的意思,保证交流效果。

2. 加强病情监测 定期进行听力监测并指导老年人在突发听力下降时及时检查和治疗。

3. 建立良好的生活方式 ①饮食宜清淡,减少高脂、高胆固醇食物的摄入,多吃蔬菜水果,控糖减盐,戒烟限酒,少食多餐,控制体重。②适当运动,根据自己的躯体状况和条件选择合适的体育项目,如散步、慢跑、打太极拳和八段锦等,促进全身血液循环,改善内耳的血液供应。③避免过度劳累和情绪紧张。

(二)用药护理

避免使用耳毒性药物,如氨基糖苷类抗生素、利尿剂、抗肿瘤药、水杨酸等。必须使用时要严格按照医嘱,用药剂量不可过大,时间不可过长,定期监测听力,注意观察药物的不良反应,并及时视情况调整用药剂量。

(三)疾病治疗

指导老年人积极治疗高血压、动脉硬化、糖尿病等慢性疾病,有效控制血压、血脂、血糖等,避.

免对耳部血管和神经的损伤,预防和延缓听觉障碍的发生。同时,可借助助听器、电子耳蜗、人工中耳等听觉辅助装置积极治疗老年性聋。

(四) 心理护理

随着听力的逐步下降,老年人与外界的沟通和联系会产生障碍,容易产生焦虑、孤独、抑郁、社交障碍等一系列心理问题。家庭和社会要关注老年人的心理健康,及时给予关怀和帮助,同时护士也要经常与老年人进行沟通交流,尊重和重视老年人,使老年人树立乐观生活和克服听觉障碍所带来困难的信心。

(五) 健康指导

1. 定期听力检查 老年性聋目前尚无有效治疗方法,但可以通过各种方法减缓老年性聋的进展。老年人一旦出现耳鸣或听力下降,应到耳鼻喉科门诊进行听力检查,尽早发现和治疗。

2. 避免噪声刺激 日常生活和外出时应尽量避开噪声大的环境和场所,加强个人防护,可随身携带耳塞、耳罩等隔音设备备用。

3. 正确选用助听器 助听器是改善老年人交流困难、减少交流障碍的主要方法,对老年人的听力有补偿作用,使用助听器所带来的收益远大于其所产生的困扰。经专业人员测试后,根据老年人听力损失的类型、程度、经济情况选择合适的助听器,助听器使用的理想目标是在舒适配戴下达到最大言语识别率。

4. 居家听力无障碍环境构建 向患者及家属讲解居家生活的听力无障碍环境的重要性,如安装信号警示设备,报警器可设计成声音和光线同时提醒的装置,以提高老年人对信号警示设备的反应性;门铃与室内灯相连,便于应答;此外,还可给老年人的电话听筒增加扩音装置等,减少日常生活障碍。

知识链接

助听器的适应证

1. 轻、中度听力损失者,尤其是在安静环境下言语识别能力较好者,建议首选助听器作为听力补偿的手段。

2. 重度、极重度听力损失者,在佩戴助听器后不能满足听力基本需求时,要及时考虑人工耳蜗植入。如暂时不具备手术条件,建议仍继续使用大功率助听器。

3. 双耳听力损失者,推荐双耳验配助听器。

【护理评价】

经过治疗和护理后,老年人听觉障碍症状缓解,对日常生活影响减少或消除。老年人及家属能够知晓影响听力的相关因素,避免听力的进一步损伤。通过使用听觉辅助装置改善老年人交流困难的问题,恢复正常的社会交往。

七、便秘的护理

便秘(constipation)是指食物残渣在肠道内滞留时间过长,过量水分被吸收,致粪便干硬,排出困难。患者多会出现排便次数减少、排便困难和 / 或粪便干结,便后无舒畅感。便秘是老年人的常见症状,老年人便秘主要为慢性便秘,据统计,中国老年人便秘发生率是 18.1%,而在长期卧床的老年人可高达 80%。慢性便秘对老年人的生活质量有非常严重的影响,会导致腹部不适、食欲减退、心烦失眠等症状,严重者会引起肠石性肠梗阻、肠壁溃疡、肠穿孔、直肠脱垂、尿潴留以及尿失禁等,同时因排便时费力,腹压增高,容易诱发心脑血管疾病,甚至可能危及生命。

【护理评估】

（一）健康史

老年人便秘是内因和外因共同作用的结果。了解患者的年龄、性别、饮食习惯、生活方式等基本信息；了解患者既往是否出现过相关症状，是否采取措施以及治疗效果。

（二）危险因素评估

1. 不合理饮食 饮食过于精细、食物缺少纤维素及饮水量较少；饮用浓茶。

2. 生理因素 老年人胃酸缺乏，消化酶分泌减少，小肠吸收功能差，使食物经过胃肠的时间过长，粪便干燥。

3. 心理因素 情绪紧张、焦虑抑郁导致神经调节功能紊乱，排便反射受抑制。

4. 疾病 肺心病、心力衰竭、心肌梗死、肛裂、痔疮及糖尿病神经病变等。

5. 缺乏锻炼 老年人由于行动不便或因疾病限制，活动量较少，肠蠕动减弱，肠道水分减少。

6. 药物副作用 老年人用药种类较多，如阿片类镇痛药、缓泻剂、抗胆碱药及抗抑郁药等均可导致结肠平滑肌功能失调。

7. 其他 不良的排便习惯，有意克制排便等。

（三）身体状况

1. 排便次数减少 每周排便少于 3 次、粪便干硬、排便费力、排便不尽感、排便时肛门直肠堵塞感，甚至需手法辅助排便等。

2. 排便时间延长 甚至长达 30min 以上或每天排便多次但排出困难，粪便干硬如羊粪状，且每次排出的量很少。

3. 可出现腹痛、腹部不适感，排便后可缓解。

4. 长期便秘可伴全身症状，食欲缺乏、乏力，睡眠障碍，焦虑和抑郁。

（四）心理－社会状况

抑郁、精神压力及焦虑均与老年便秘的发生有关。在一些特定情况下便秘是精神疾病的躯体表现，所以对有精神压力或焦虑的患者诉说便秘症状，应加以仔细评估并进行鉴别。也有老年人过分注意排便次数，偶尔未按规律排便就出现情绪急躁、焦虑，甚至精神抑郁，从而加重便秘。

（五）辅助检查

粪常规和隐血试验可以作为常规筛查和定期随访的指标之一；对于严重慢性便秘患者，为了排除结肠、直肠病变及肛门狭窄或其他器质性病变等情况，可视情况进行结肠镜、直肠镜等检查；若可疑为功能性便秘患者，可以视情况进行肠道动力和肛门直肠功能检测，包括直肠肛门压力测定、球囊排出试验、肛门直肠表面肌电测量等。

【护理诊断】

1. 便秘 与老化、活动减少、饮食不合理、药物影响等有关。

2. 舒适度减弱 与排便困难、便后异常感等有关。

3. 焦虑 与排便不畅、担心便秘并发症及其预后有关。

4. 知识缺乏：缺乏缓解便秘方法、合理饮食以及健康生活方式等预防便秘相关知识。

【护理目标】

1. 老年人的便秘得到有效缓解或消失。

2. 老年人知晓排便技巧，能够养成定时排便习惯。

3. 老年人能描述引起便秘的原因，掌握便秘的护理知识，保证每日水分的摄入，坚持每日活动锻炼，预防便秘。

4. 老年人情绪稳定，焦虑缓解。

【护理措施】

(一) 一般护理

1. 饮食调整 老年人应多食用含纤维素丰富的食物,少食刺激性辛辣食物。多饮水,保证每天饮水量在 2 000~2 500ml 为宜。

2. 适当增加运动量 选择适宜老年人的活动,如散步、慢跑、做操、打太极拳等,可促进肠蠕动,保证每天活动时间 30~60min。卧床或坐轮椅的老年人应做肢体活动,并定时翻身、进行腹部按摩。

(二) 排便护理

1. 腹部环形按摩 排便时用手沿结肠解剖位置自"右下腹—右上腹—左上腹—左下腹"的顺序循环反复进行腹部按摩,开始每次 10 圈,以后逐渐增加,力度以自我感觉舒适为宜,同时可做肛门收缩运动。

2. 规律排便 重建良好的排便习惯,每天定时排便,理想的排便时间是晨起或餐后 2h 内,即使无便意,亦可稍等,以形成条件反射。排便时不阅读报纸、杂志或听广播,集中精力,避免排便时间过久。

3. 辅助排便 便秘严重,可采取开塞露、灌肠通便法。因干粪便阻塞直肠下部,靠近肛门口处,可人工取便。

4. 外用简易通便剂 常用通便剂包括开塞露、甘油栓、肥皂栓等,经肛门插入,可以软化粪便,润滑肠壁,从而达到通便的效果。此方法简单有效,老年人及家属易掌握。

(三) 心理护理

讲解便秘发生的病因,反复强调便秘的可治性,增加治疗信心,调节患者情绪,放松其精神,避免因为精神紧张加重便秘。同时鼓励患者多参与集体活动,提高患者的家庭支持和社会支持水平,改善精神心理状态。

(四) 健康指导

1. 帮助患者重建正常的排便习惯 指导老年人选择适合自己的排便时间;避免随意使用缓泻剂或灌肠等。

2. 合理饮食 多摄取粗纤维含量高的食物,蔬菜、水果、豆类、粗粮等;减少辛辣食物的摄入;多饮水,无明显肾功能疾病时建议每日饮水 2 000~2 500ml,每日晨起或餐前饮一杯温开水,促进肠蠕动,刺激排便。

3. 适当的运动和锻炼 鼓励患者进行力所能及的运动,协助患者制订运动计划,可根据老年人的喜好和运动的可坚持性,选择适宜的活动,如散步、太极拳等;指导每日进行腹部按摩以增强胃肠道蠕动能力;对长期卧床的老年人应勤翻身;此外还可以指导患者进行增强腹肌和盆底肌肉的运动,促进排便。

【护理评价】

患者便秘症状缓解或消失,能够规律排便,粪便性状正常。主诉能够有效排便,无明显排便困难,便后无不适感。心理状态良好,或知晓焦虑的缓解和控制方式。患者掌握预防以及治疗便秘的相关知识,确保合理的饮食结构和足量的水分摄入,建立健康的饮食和运动习惯。

八、尿失禁的护理

国际尿控协会将尿失禁(urinary incontinence, UI)定义为患者主诉有任何尿液不自主地流出状态。老年人最常见的尿失禁类型包括急迫性尿失禁、压力性尿失禁和混合性尿失禁。其中,压力性尿失禁是女性尿失禁中最常见的类型。尿失禁虽然对大多数老年人的生命无直接威胁,但是其所造成的身体异味、反复尿路感染及皮肤糜烂等,是导致老年人发生抑郁等心理问题的原因之一;尿失禁也会给患者及其家庭、卫生保健人员以及社会带来沉重的经济负担和精神负担,严重影响老年人及其照顾者的生活质量。

【护理评估】

（一）健康史

包括患者年龄、性别、饮酒情况、家庭结构等基本信息。

（二）身体状况

1. 患者尿失禁相关症状 ①排尿时是否伴发其他症状，如尿急、尿频、夜尿增多、尿速变慢排尿等待、排尿中断、排尿费力、尿后滴沥等，可采用标准化问卷评估患者的症状和严重程度；②是否有诱发尿失禁的相关因素，如咳嗽、打喷嚏、大笑、酒精、咖啡因等；③尿失禁发生的时间、频率、失禁时流出的尿量及失禁时有无尿意等（可采用排尿日记评估）。

2. 评估患者的身体活动状况 是否存在活动受限，导致不能及时如厕。

3. 评估患者是否存在可能引起尿失禁的相关病史 ①中枢神经系统疾病，如谵妄、脑卒中、脊髓病变、帕金森、痴呆等；②手术创伤，如前列腺切除术、膀胱手术、直肠癌根治术等，可损伤膀胱及括约肌的运动或感觉神经；③尿路感染；④尿潴留；⑤其他，如膀胱肿瘤、结石、糖尿病、粪便嵌塞等。

4. 评估患者最近有无服用可能引起或加重尿失禁的药物 利尿药、抑制副交感神经的药物如抗抑郁药或地西泮类药物（可致尿潴留和充盈性尿失禁）、钙通道阻滞剂（可致残余尿量增加）、α受体拮抗药（可导致压力性尿失禁）。

（三）心理-社会状况

评估尿失禁患者及其照顾者尿失禁对其日常生活能力、社交能力、心理状况、人际关系、整体生活质量的影响，以及给其家庭带来的经济负担和精神负担等。

【护理诊断】

1. 压力性尿失禁 与老年退行性变化（尿道括约肌松弛）、肥胖、手术等因素有关。

2. 急迫性尿失禁 与老年退行性变化、局部膀胱刺激（感染、结石、炎症、肿瘤）、中枢或周围神经病变、液体（酒精、咖啡因、饮料）摄入过多等有关。

3. 反射性尿失禁 与老年退行性变化、脊髓损伤、肿瘤或感染引起对反射弧水平以上的冲动的传输障碍有关。

4. 有皮肤完整性受损的危险 与尿液刺激局部皮肤、辅助用具使用不当等有关。

5. 社会交往障碍 与尿频、异味引起的不适、困窘和担心等有关。

6. 知识缺乏：缺乏尿失禁治疗、护理及预防等知识。

【护理目标】

1. 老年人日常生活需求得到满足。

2. 老年人能正确使用相关护理用具。

3. 老年人能正确进行行为管理，包括饮食控制、规律的康复锻炼等。

4. 老年人局部皮肤保持清洁、舒适、完整。

5. 老年人接受现状，积极配合治疗护理，恢复参与社交活动。

【护理措施】

（一）行为干预

1. 指导老年人多饮水 保证摄入液体每日在 2 000~2 500ml，使之有足够的尿液刺激排尿反射的产生。

2. 盆底肌锻炼 指导老年人进行骨盆底肌肉的锻炼，以增强控制排尿的能力。具体方法是患者取立、坐或卧位，试做排尿动作，先快速有力地收紧盆底肌肉，并维持至少 3s，松弛休息 2~6s，连续做 15~30min，每天重复 3 遍。

3. 定时排尿　定时排尿是有效的膀胱训练方法。当膀胱内尿量减少时即使腹压增加，漏尿量也减少。此方法还适用于由于认知或运动障碍导致的尿失禁患者，同时也是针对大容量感觉减退膀胱的首选训练方法（如糖尿病周围神经病变导致的糖尿病膀胱）。

（二）皮肤护理

1. 注意患者会阴部清洁卫生，每日用温水擦洗，保持会阴部皮肤清洁干燥。定期变换体位、减轻局部受压、加强营养，预防尿失禁相关性皮炎、压力性损伤等皮肤问题的发生。

2. 根据患者病情、性别、活动性、经济状况等结合产品特点，选择合适的护理用具，并指导患者及其照顾者正确使用护理用具。临床常用的尿失禁护理用具和方法主要有以下三类：

（1）**吸收型尿失禁用品**：包括一次性护理垫、纸尿裤、失禁内裤，是最普遍且易于使用的护理用具。使用时应根据患者失禁的尿量、频率和患者体型，选择合适型号的吸收能力强且透气性好的产品。每次更换时注意用温水清洁会阴部皮肤，必要时予涂抹氧化锌软膏、液体敷料等皮肤保护剂，避免失禁性皮炎的发生。

（2）**外用收集型尿失禁用品**：对于男性患者，尿套和保鲜袋是常用的外用收集型尿失禁用品套，可保持阴茎及会阴部皮肤的清洁干燥，但透气性较差，龟头浸于尿液中，长时间尿液刺激导致感染，易引起瘙痒、糜烂；保鲜袋接尿法简单易行，成本低，易于观察尿液的颜色、性状和量，尿路感染、阴茎糜烂的发生率低，使用时应注意松紧适宜。

（3）**导尿**：导尿术是临床尿失禁患者常用的护理方法，尤其适用于急性或合并尿潴留者。留置导尿术可用于监测出入量，导尿时要严格遵守无菌操作，定期消毒尿道口周围皮肤，以减少泌尿系感染的风险。清洁间歇性导尿术无须长期留置尿管，适用于神经源性膀胱功能障碍患者，可使膀胱规律性充盈与排空接近生理状态，有利于保持膀胱容量和恢复膀胱收缩功能，帮助患者建立排尿反射。

（三）用药护理

了解尿失禁相关药物的作用和不良反应，给予患者正确的指导和教育。

（四）手术护理

各种非手术治疗失败者，或伴有盆腔脏器脱垂、尿失禁严重影响生活质量者可采用手术治疗。

（五）心理护理

尿失禁会给患者带来生活、卫生、社交及工作的影响，使患者产生各种负性情绪和心理问题，如不愿参加社交、怕被人嘲笑、性格孤僻、自卑等。要注意多与患者沟通，了解患者的心理，有针对性地对患者进行教育和指导沟通。注重患者的感受，进行尿失禁护理操作时注意保护患者隐私。尊重患者的保密意愿，征得患者同意后，才可以就其健康问题与其亲友或照顾者交谈。向患者及家属讲解尿失禁问题的处理方法，增强患者应对尿失禁的信心，同时用心聆听患者抒发困扰及愤怒情绪，帮助其舒缓压力，减轻焦虑情绪。

（六）健康指导

向患者介绍尿失禁的可能原因及相应的治疗和护理方法，根据患者具体情况给予个性化的健康指导。

1. 对于压力性尿失禁者，嘱其尽量避免尿失禁的相关诱因，减少腹压增加的动作，如大笑、咳嗽、剧烈运动等，减少饮用含咖啡因的饮料，控制体重，定时排尿，减少膀胱内尿量，并告知患者进行盆底肌训练的重要性，指导患者掌握正确的盆底肌训练方法。

2. 对于急迫性尿失禁者，应鼓励其治疗原发病，解除病因，如积极治疗泌尿系感染，指导患者掌握膀胱训练、盆底肌训练的具体内容及方法，向患者解释相关治疗药物可能存在的不良反应，在日常生活中，可将老年人的卧室尽量安排在靠近厕所的位置，夜间应有适宜的照明灯，避免老年人如厕过程中跌倒。

3. 对于所有类型的尿失禁患者，均应告知患者及家属皮肤护理的重要性以及相应的护理要点，并应保证适宜的饮水量（2 000~2 500ml），不可因为控制漏尿量而缩减饮水量。

【护理评价】

患者日常生活需求得到满足。患者信心增强，了解尿失禁及其处理的相关知识，能正确使用尿失禁护理用具。患者掌握了尿失禁饮食控制、膀胱训练等行为管理知识和技巧。患者会阴部皮肤清洁干燥，无并发症发生。患者能主动参与治疗活动，恢复社交活动。

九、压力性损伤的护理

2016 年美国压疮咨询委员会（NPIAP）将压疮更名为压力性损伤，是指皮肤和／或皮下组织，由于压力或联合有剪切力和／或摩擦力作用，发生在骨隆突处或皮肤，与医疗设备接触处的局限性损伤。目前压力性损伤的发病率各研究机构报告也不尽相同，可能与其收治的患者病种密切相关。我国压力性损伤的流行病学资料并不完善，目前为数不多的调查资料显示，我国大型医院的压力性损伤患病率为 1.14%~1.579%。也有报道显示，在住院患者中，压力性损伤发病率为 3%~12%，老年患者压力性损伤发生率为 10%~25%，其中 ICU 发生率最高，其次为老年医学科、内科，院内压力性损伤发生率有随年龄增大而升高，随住院时间延长而升高的趋势。

【护理评估】

（一）健康史

压力性损伤的形成是一个复杂的病理过程，是局部和全身因素综合作用的结果。既往史评估：了解患者疾病史、年龄、营养状况；是否存在摩擦力或剪切力，是否有局部皮肤潮湿或排泄物刺激，是否有机体活动或感觉障碍，是否长期使用医疗器械等。

（二）压力性损伤的危险因素评估

详见"老年人综合评估"章节。

（三）身体状况

根据压力性损伤的严重程度和特征对压力性损伤进行分期。Ⅰ期压力性损伤：皮肤完整，局部出现指压不变的红斑。Ⅱ期压力性损伤：部分真皮质缺损，形成表浅型溃疡（水疱等）。Ⅲ期压力性损伤：皮肤全层缺损，但尚未侵犯肌膜。Ⅳ期压力性损伤：全层组织缺损，深达肌肉、肌腱、骨骼。不可分期的压力性损伤：全层组织缺损，由于伤口被腐肉或焦痂覆盖，无法确定伤口具体程度。去除腐肉或焦痂后，可表现Ⅲ期或Ⅳ期压力性损伤。可疑深部组织压力性损伤：完整或破损的皮肤局部出现持久性非苍白性发红、褐红色或紫色变化，或表皮分离后出现暗红色伤口痂或充血性水疱。新的指南将黏膜相关性压力性损伤和器械相关性压力性损伤纳入了压力性损伤的范畴。黏膜相关性压力性损伤是使用医疗器械所致的局部黏膜部位的损伤。由于损伤部位的解剖特点，不能进行分期。器械相关性压力性损伤是医疗设备在使用过程中对局部组织所造成的损伤。其外观表现与医疗设备的性状相符合，此种损伤应该使用上述分期系统进行分类。

（四）心理 - 社会状况

压力性损伤会造成疼痛，这种疼痛既会发生在更换敷料过程中，也会发生在静息状态，不同程度的压力性损伤相关性疼痛，对日常生活、活动能力和睡眠都有影响。此外，由于压力性损伤造成患者形象扭曲，患者会产生自我孤立、社交恐惧和自卑等情绪问题。

（五）评估工具

目前公认的压力性损伤的评估工具主要包括 Braden、Norton 和 Waterlow 压疮评估量表。（详见"老年人综合评估"章节）

【护理诊断】

1. 皮肤完整性受损 与局部受压过久（或压力过大）、组织缺血缺氧坏死有关。

2. 疼痛　与压力性损伤侵犯神经末梢有关。

3. 焦虑　与担心压力性损伤预后差有关。

4. 抑郁　与压力性损伤愈合缓慢、正常生活受影响有关。

5. 移动能力障碍　与担心再次损伤皮肤有关。

6. 知识缺乏：缺乏压力性损伤的预防及护理知识。

【护理目标】

1. 老年人皮肤完整，无压力性损伤的发生。

2. 老年人皮肤损伤得到及时处理。

3. 老年人和照顾者获得预防压力性损伤的知识和措施。

【护理措施】

（一）一般护理

1. 加强基础护理及皮肤管理　良好的护理是防止压力性损伤发生的前提。保持床单干净、干燥和皮肤清洁，做到勤擦洗、勤更换、勤翻身、勤检查，避免潮湿刺激，如小便失禁的患者可留置导尿，大便失禁患者可用透明贴膜、溃疡贴膜贴于肛周皮肤。

2. 减压　减压是压力性损伤防治的关键，减轻局部压力是预防压力性损伤最重要的措施。为防止易受累部位局部毛细血管压力过高，必须尽量使患者的体重分散在尽可能大的体表面积上。强烈推荐使用压力再分布床垫来预防和管理压力性损伤，可合理使用支撑性工具，如翻身床、水垫床、气垫床、气圈、楔形海绵垫等，严禁使用橡皮圈。此外，应教会患者在规律翻身的间隙自我减压。勤翻身可避免局部压力，应为压力性损伤危险患者建立翻身时间卡，记录翻身频次和体位。翻身时，注意检查受压皮肤情况，以 2h 翻身一次为最佳，可采取侧斜 30° 方法预防压力性损伤，当人体侧卧与床面成 30° 时，利于人体骨隆突部位压力分散和血液循环，能降低压力性损伤发生的风险。

3. 降低剪切力和摩擦力　半卧位床头抬高 45° 时卧床患者最易滑动，增加骶尾部的剪切力，形成压力性损伤，因此以 5°~15° 为宜，床头抬高不宜超过 30°，同时摇起膝下支架，在腘窝放软枕并将软枕固定于床沿，使屈髋 30°，防止下滑并扩大身体支持面。在搬动患者时一定要抬起患者身体，避免拖、拉、拽等动作产生摩擦力。

4. 营养支持　营养不良是压力性损伤形成的不良因素之一，影响压力性损伤愈合，降低机体抵抗力和皮肤抗压、抗摩擦能力。营养支持可改善患者营养状况，促进创面愈合。给予患者高蛋白、高热量、高维生素饮食，保证正氮平衡，适当补充微量元素如锌、镁、铜等，可预防压力性损伤发生。

（二）压力性损伤创面的处理

1. 换药治疗　换药治疗是压力性损伤局部治疗的基础，在此基础上，可局部应用生长因子，如转化生长因子 -β、血小板生长因子、重组碱性成纤维细胞生长因子、血管内皮细胞生长因子、表皮生长因子等相关敷料。

2. 负压治疗　通过负压吸引治疗，将创面渗出的液体引流，防止创面积液积脓，促进创面肉芽组织增生，改善局部创面的生长环境，促进伤口愈合，适用于Ⅲ期、Ⅳ期压力性损伤。

3. 物理治疗　局部高浓度氧疗、电刺激、短波、紫外线照射、远红外频谱照射等。

（三）心理护理

压力性损伤发生后，患者易产生焦虑及恐惧的心理，部分老年人因生活不能自理，压力性损伤形成后创面的异味也加重患者自卑的心理。因此，应做好心理疏导和护理，缓解患者紧张心理，增加其战胜疾病的信心。

（四）健康指导

对患者、家属及照顾者进行压力性损伤相关知识宣教，增加他们对疾病的认知，使其明白预防压力性损伤的目的、方法及注意事项。引导患者对自身能力进行判断，使其主动产生改变长期卧床的意愿。

1. 制订预防压力性损伤的康复计划 指导照顾者每天评估受压点皮肤的颜色、温度及与周围的差异，定时翻身至少 1 次 /2h，防止局部组织受压。大小便后立即清洁皮肤，腹泻严重者使用液体敷料（3M 保护）以隔离粪渍对肛周皮肤的浸渍。

2. 强调上下肢体一体化的整体康复 对患者、家属或照顾者进行良肢位摆放示范，对患者四肢关节进行被动运动，并配合揉按、挤压、牵拉等手法；根据患者恢复情况逐渐增加转移训练、坐站训练、平衡训练、步行训练及上下楼训练等，逐渐过渡到主动活动。

3. 协助患者选择性能良好、型号合适的医疗器械 适当的医疗器械可避免过度受压或固定不稳，在某些情况下，可能还需对器械进行改良调整以降低对皮肤的压力。使用医疗器械时，要遵照使用说明，同时确保医疗器械的安全性，在不造成额外压力的情况下防止器械脱落。

【护理评价】
老年人皮肤完整，无压力性损伤的发生；老年人皮肤损伤得到及时处理；老年人或家属获得预防压力性损伤的知识和措施。

十、睡眠障碍的护理

睡眠障碍（sleep disorder）是指睡眠的数量或质量异常，或是在睡眠中或睡眠 - 觉醒交替时发生异常的行为或生理事件。睡眠障碍是常见的老年综合征之一，老年人的睡眠可出现睡眠时间改变和睡眠结构变化，具体表现为睡眠时间减少，一般为每日 5~7h；觉醒次数及时间增加，睡眠潜伏期延长，总睡眠时间及睡眠效率降低，Ⅰ、Ⅱ期睡眠（浅睡眠）时间延长，而Ⅲ、Ⅳ期（深睡眠）随增龄而缩短，60 岁以上老年人慢波睡眠占总睡眠时间的 10% 以下，75 岁以上老年人的非快速眼动期及Ⅳ期睡眠基本消失。

人的一生大约有 1/3 时间是在睡眠中度过的，睡眠是机体复原、整合和巩固记忆的重要环节。常见的老年睡眠障碍包括失眠症、睡眠呼吸障碍、快速眼动期睡眠障碍、不宁腿综合征和睡眠时相前移等。睡眠障碍不仅影响老年人的日间功能和情绪，还可增加心血管疾病、糖尿病、肥胖和恶性肿瘤等的发病和死亡风险，损害老年人的认知功能，严重影响其心身健康和生活质量。

【护理评估】
（一）健康史
1. 一般情况 了解老年人的躯体疾病史，是否患有精神疾病如焦虑、抑郁等以及是否存在认知功能下降，用药情况及有无药物依赖。

2. 睡眠状况 观察和询问老年人的睡眠质量、睡眠 - 觉醒周期、睡眠环境、睡眠卫生习惯及睡眠时出现障碍或者出现异常的睡眠行为。

（二）危险因素
睡眠障碍在老年人群中很常见，其发生往往是多种因素共同作用的结果。

1. 年龄因素 随着年龄的增长，老年人中枢神经系统结构和功能发生变化，如神经元的脱失和突触减少，睡眠周期节律功能受到影响，导致睡眠调节功能下降。同时年龄越大，其伴随的器官系统的生理储备下降越明显，抵抗和忍受外界影响睡眠应激源的能力下降。

2. 不良睡眠习惯和睡眠环境 老年人白天活动量减少，经常打盹，造成白天睡眠过多，而夜间难以入睡。此外，睡眠环境中噪声过大、光照过量也会影响老年人的睡眠。

3. 疾病因素 老年期常见疾病如恶性肿瘤、帕金森病、肺气肿、心脑血管疾病等常引起夜间的疼痛、尿频、咳嗽、气喘等，这些均对睡眠质量有显著影响。而因病重或瘫痪而长期卧床的老年人，睡眠时间不规律，导致睡眠节律异常。

4. 精神状态　心理因素也是导致睡眠障碍发生的一个常见因素，其中抑郁与睡眠障碍的关系最为密切，焦虑、孤独等也会引起睡眠质量降低。

5. 药物及饮食影响　老年人存在多重用药问题，其中很多药物会引起睡眠障碍，如抗精神病药物、甲状腺素、类固醇类等。另外，老年人睡前大量饮茶、吸烟、饮酒也会影响睡眠质量。

（三）身体状况

1. 失眠症（insomnia）　是最常见的睡眠障碍，是指尽管有合适的睡眠机会和睡眠环境，依然对睡眠时间和/或睡眠质量不满意并影响日间社会功能的一种主观体验。主要表现为入睡困难（入睡潜伏期超过 30min）、睡眠维持障碍（如夜间易醒，醒后难以入睡）和早醒，伴有日间功能障碍，包括疲倦、注意力减退、情绪低落或易激惹、躯体不适和认知障碍。

2. 阻塞性睡眠呼吸暂停（obstructive sleep apnea，OSA）　是最常见的睡眠呼吸障碍，是指在每晚7h 的睡眠期间呼吸暂停发作次数达 30 次以上，每次 10s 以上，或全夜睡眠期间平均每小时呼吸暂停和低通气次数 >5 次。临床表现为睡眠间断打鼾、可见呼吸暂停、夜尿增多、日间困倦或思睡等，可出现神经精神症状包括注意力不集中、记忆力下降、易怒、焦虑或抑郁，并出现多系统功能损害。

3. 嗜睡症（lethargy）　是指非睡眠量不适所出现的白昼睡眠过度或醒来时达到完全觉醒状态的过渡时间延长的一种状况。主要表现为过度的白天或夜间睡眠、经常出现短时间（一般不到 15min）不可抗拒性的睡眠发作，往往伴有摔倒、睡眠瘫痪和入睡前幻视等症状。

（四）心理-社会状况

长期睡眠障碍常造成个体注意力、判断力、记忆力及工作能力的下降，甚至出现抑郁和焦虑，影响老年人的生活质量。因此在评估睡眠障碍时，要关注老年人的认知状况及是否存在负性情绪，关注是否受此影响而出现生活质量及社交活动下降。

（五）筛查及评估

1. 初筛　对于老年人睡眠障碍的评估应该重视主诉，如入睡困难、夜间容易醒、醒后不能重新入睡、白天容易打盹、无法集中精力等。很多老年人虽然存在睡眠问题，却认为睡眠质量下降是增龄的正常表现，很少以睡眠问题为主诉就医。

2. 评估量表

（1）**阿森斯失眠量表**（Athens insomnia scale，AIS）：临床中用于日间和夜间睡眠质量自测，可用于社区或门诊的老年人。（附录十四）

（2）**匹兹堡睡眠质量指数**（Pittsburgh sleep quality index，PSQI）：适用于各类场所的老年人，以及睡眠障碍、精神障碍老年人的睡眠质量评价。（详见"老年人综合评估"章节）

（3）**Epworth 嗜睡量表**（the epworth sleeping scale，ESS）：可用于评价白天过度瞌睡状态，对嗜睡症老年人可用此量表进行睡眠评估。（附录十五）

3. 辅助评估

（1）**多导睡眠图**（polysomnography，PSG）：是综合评估睡眠状态的检测工具，通过脑电图、眼动电图和肌电图数据对睡眠进行分期，获得夜间睡眠参数及呼吸暂停及低通气时间。

（2）**体动记录仪**（actigraphy）：可模拟与"睡眠-觉醒周期"相类似的"休息-运动周期"，通过测量肢体的休息-运动状况而间接反映睡眠-觉醒情况。体动记录仪通过数据分析整合，可得到相关睡眠数据最终的监测结果。

【护理诊断】

1. 睡眠型态紊乱　与疾病、药物、环境等因素有关。

2. 有受伤的危险　与长期处于失眠或异常睡眠状态有关。

3. 焦虑　与睡眠障碍有关。

【护理目标】

1. 老年人睡眠质量得到提高,保持正常睡眠结构,提高老年人生活质量。

2. 老年人能够知晓睡眠障碍的相关预防护理措施。

3. 老年人能够增加有效睡眠时间,缓解不良情绪。

【护理措施】

（一）一般护理

1. 营造舒适的睡眠环境　调节卧室的光线和温度,可适当关闭门窗,保持环境安静,减少噪声刺激,床褥、枕头等寝具整洁舒适。

2. 建立正确的睡眠认知　感到困倦时再上床,避免在卧室进行与睡眠不相关的行为,如不要把床当作读书、看电视或工作的地方;无法睡着或感到焦虑时离开卧室。

3. 养成良好的睡眠习惯　提倡规律睡眠、早睡早起、定时午睡。对于已养成的特殊睡眠习惯,不能强迫其立即纠正,需要多解释予以引导。睡前避免长时间使用电子产品。

4. 调整生活方式　戒烟限酒,晚餐应避免吃得过饱,睡前不饮用咖啡、浓茶等兴奋剂,睡前如厕,注意睡前少饮水,以免夜尿增多而影响睡眠。指导老年人进行力所能及的日间户外活动,规律锻炼,可减少应激和促进睡眠。

（二）疾病治疗

进行全面评估,找出睡眠障碍的原因,明确睡眠障碍的伴发疾病,治疗和控制伴发疾病。如有原发病引起躯体不适感从而导致失眠者,需积极治疗原发病,若去除诱因后仍有入睡困难,可适当选择小剂量的安眠药物,但需密切监测血压、情绪变化及夜间睡眠质量情况。心理问题导致的失眠可在心理科专业医师指导下进行药物和非药物治疗。睡眠呼吸暂停者要采取多学科治疗方式,包括纠正引起或加重睡眠呼吸暂停的基础疾病、行为干预(戒烟戒酒、减重、体位治疗等)、持续正压通气、口腔矫治器和外科治疗。昼夜睡眠 - 觉醒节律异常者可采取光照疗法,帮助重新调整老年人的生物钟。对睡眠时相提前者,连续每天晚上 7~9 点给予 4 000lux 的光照,对于睡眠时相延迟的老年人,清晨给予 2h 4 000lux 的光照,不仅能延迟睡眠节律,还能改善睡眠结构和提高睡眠质量。在初始治疗时,可以根据老年人的治疗反应进行光照时间和强度的调整。

（三）用药护理

镇静催眠药可帮助睡眠,但也有许多不良反应,如抑制机体功能、降低血压、影响胃肠道蠕动和意识活动等。必要时可在医生指导下选择合适的药物。治疗睡眠障碍的药物主要包括苯二氮䓬类药物、非苯二氮䓬类药物、褪黑素受体激动剂及其他具有催眠效果的药物。由于老年人药物代谢能力减退,在使用药物治疗时应注意:①应用小剂量;②间断用药(每周 2~4 次);③短期用药(不超过 3~4 周);④逐渐停药,防止停药后复发。用药过程中要监测药物不良反应,防止在用药过程中或停药后出现的睡眠时相改变、白天效应残留、药物耐受及依赖现象,并减少复发。

（四）心理护理

密切关注老年人的情绪变化,通过与老年人谈心,倾听老年人的诉说,多陪伴老年人等方式,给予老年人理解和安慰,缓解老年人的心理压力。协调家庭关系,动员家属给予老年人精神上和生活上的大力支持,以消除老年人的顾虑与担忧,从而提高睡眠质量。

（五）健康指导

1. 帮助老年人树立健康意识,养成良好的睡眠习惯,定时睡觉,定时起床,睡前 3h 避免运动,使身心放松而增进睡眠。

2. 保持良好的心态,避免精神负担过重,避免过度脑力劳动,养成劳逸结合的习惯。

3. 减少兴奋性食物摄入,如咖啡、浓茶等,避免吸烟和饮酒。

4. 使用镇静催眠药物治疗的患者,需关注其有无药物不良反应并做好记录。

【护理评价】

经过治疗和护理后，老年人睡眠质量提高和不良情绪得到改善，能说出改善睡眠的非药物干预方法，了解常用的睡眠障碍治疗药物及用药原则，并能够积极采用非药物治疗。

（孟丽娜　张　健）

思考题

1. 吴某，男，70岁，右眼渐进性视力下降2年有余，主诉眼前雾状模糊感，戴镜矫正视力不提高。无突发视力下降的过程，无眼痛，无眼前固定黑影，无视物变形等表现。既往无眼科疾病史，无眼外伤史，无屈光不正。2型糖尿病病史10年，血糖控制平稳，口服降血糖药进行治疗。

视力检查：右眼裸眼视力0.2，矫正视力0.2；左眼裸眼视力0.6，矫正视力1.0。

裂隙灯检查：双眼结膜未见充血及分泌物。前房深，瞳孔对光反射灵敏，虹膜纹理清。右眼晶状体皮质中度混浊，后囊混浊明显，左眼晶状体皮质轻度混浊，未见后囊混浊。

眼压：右眼13mmHg，左眼15mmHg。

眼底检查：双眼视盘边清色正，双眼黄斑区未见出血、渗出；视网膜在位，未见视网膜出血点、硬渗及视网膜新生血管。

请思考：

(1) 该患者的临床诊断是什么？诊断依据是什么？

(2) 该患者的治疗原则是什么？

(3) 如何做好此类患者的护理？

2. 李某，女，66岁，因"睡眠障碍6个月"就诊。患者主诉在6个月前因家人患病而出现入睡困难。每晚22时上床，需2h方能入睡，约2~3h后醒来，难以再入睡，自估夜间睡眠时间4~5h。晨起无口干，常感白天疲乏无力，记忆力下降，困倦但难以入睡。无肢体麻木无力，食欲差，体重无变化。既往高血压病史10年余，口服氨氯地平和吲达帕胺治疗。体格检查：心率：76次/min，血压150/80mmHg，余无明显异常。

ER 7-5

练习题

请思考：

(1) 该患者属于哪种睡眠障碍？诊断依据是什么？

(2) 如何做好该患者的护理？

第八章 | 老年人常见疾病与护理

教学课件

思维导图

学习目标

1. 掌握老年人常见疾病的概念、护理评估要点及临床特征。
2. 熟悉老年人常见疾病的病因及辅助检查内容。
3. 了解老年人各系统的老化改变。
4. 学会运用护理程序对老年患者实施整体护理。
5. 具有尊重患者、保护患者隐私的态度及慎独的职业精神。

老年期是人生的特殊时期,随着年龄增长,老年人身体各个系统和器官逐渐出现与衰老有关的退行性改变,功能受到不同程度的影响。与此同时,伴随着身体的老化,某些疾病在老年人中的发病率较高。因此,护理人员要注意老年人常见疾病的预防与护理。

第一节 老年人各系统的老化改变

一、运动系统

(一)骨骼

从中年期骨组织便开始发生改变。骨骼中的有机物质如骨胶原、糖胺聚糖蛋白含量明显减少,使骨的弹性和韧性减弱。同时骨的内部结构也出现明显的变化,如骨皮质变薄,骨小梁减少变细,引起骨密度减少,导致骨质疏松。随着骨总量的减少,骨骼力学性能明显减退,甚至不能承受正常的生理负荷,骨骼容易发生变性和骨折。

(二)关节

1. **关节软骨** 老年人关节软骨的改变最为明显。随着年龄增长,关节软骨的含水量、亲水性的糖胺聚糖、硫酸软骨素 A 减少,胶原含量增加,导致关节软骨钙化及纤维化而失去弹性,使关节软骨对外界机械应力减弱。由于长期磨损,导致关节软骨面变薄、粗糙、破裂,完整性受损,软骨剥离形成游离体,可使老年人在行走时关节疼痛;由于关节软骨变性,使连接与支持骨和关节的韧带、腱膜、关节囊因纤维化和钙化而僵硬,关节活动受限;有时可因关节软骨全部退化,使老年人活动时关节两端的骨面直接接触而引起疼痛。此外,在退化的关节软骨边缘出现骨质增生形成骨刺,导致关节活动障碍更加明显。

2. **滑膜** 老年人滑膜细胞的细胞质减少,滑膜萎缩变薄,表面的皱襞和绒毛增多,纤维增多,基质减少,滑膜的代谢功能减弱;滑膜下层的弹力纤维和胶原纤维随年龄增长而增多,使滑膜表面和毛细血管的距离扩大,引起循环障碍,促使关节软骨变性,导致软骨损伤。

3. **关节软骨** 关节受压、营养减少等因素影响关节软骨的营养供给,加快软骨的老化速度。

（三）骨骼肌

成年人全身骨骼肌约占体重的 40%~50%。随着增龄，老年人肌纤维萎缩，数量减少，肌肉变硬，失去弹性，肌肉总量减少，老年期骨骼肌总量可减少到仅占体重的 25%；肌力也相应减退，易出现肌疲劳；加上老年人脊髓和大脑功能的衰退，活动减少，导致骨骼肌动作反应迟钝，故老年人动作迟缓，运动幅度降低，难以完成复杂动作。

二、心血管系统

（一）心脏

1. 心输出量　老年人由于心肌 ATP 酶活性降低，钙离子扩散率减少，使心肌收缩的速度与强度降低；静脉壁弹性减少，伴随血管周围肌群收缩力减弱，使静脉管腔变大和血流缓慢，外周静脉滞留量增加，导致回心血量减少；加上老年人心室壁顺应性降低，心输出量减少，最大搏出量亦相应减少，故在最大活动量时，会导致心输出量无法上升到预期值。

2. 心率　随着增龄，老年人的静息心率轻度降低，最大运动心率明显减慢，其主要原因是老年人心室壁弹性降低，心室的再充填所需时间延长，影响到整个心脏的功能。

（二）血管

由于硬化与纤维化，老年人血管失去弹性，钙盐沉积，管腔狭窄，发生动脉粥样硬化的可能性增加；毛细血管变薄、变硬，阻碍了组织营养物质和氧气的交换。由于血管弹性消失、皮肤变薄及皮下脂肪减少，老年人头、颈部及四肢的血管显得格外突出。

（三）血压

由于老化动脉胶原纤维增多、弹性纤维减少，加上钙盐沉着及内膜粥样硬化斑块的形成等原因，均可致动脉管壁增厚、变硬，弹性减弱。尤其是大动脉的弹性储备作用极大减弱，使心室收缩产生的压力几乎不变地传至主动脉，导致收缩压升高；而舒张期主动脉又无明显的回缩，舒张压升高不明显，使脉压增大。因此，老年人高血压以收缩压升高为主。同时由于外周静脉滞留量增加，外周血管阻力加大，也会引起部分老年人出现舒张压升高。另外，长期高血压的代偿，使压力感受器敏感性降低，老年人易发生直立性低血压。

三、呼吸系统

（一）胸廓及呼吸肌

老年人由于胸椎椎体退行性变、压缩致脊柱后凸、胸骨前凸、肋骨走向变化，使胸廓的前后径增大，胸廓由扁圆形变为桶状；肋软骨钙化及肋骨关节韧带的硬化等，使胸廓活动度受到限制。老年人呼吸肌萎缩，深吸气时膈肌活动度减少，肌力减弱，使呼吸效能降低。膈肌收缩时的下降幅度每减少 1cm，可使肺容积减少 250ml。因此，老年人的肺功能降低，呼吸容量减少。

（二）呼吸道

老年人气管、支气管黏膜上皮萎缩，黏膜下腺体和平滑肌萎缩，弹性组织减少，部分纤毛倒伏，软骨钙化或骨化，因此气管及支气管内径增大。但小气道杯状细胞数量增多，分泌亢进，黏液潴留，可导致管腔狭窄，增加气道内在阻力，尤其是呼气阻力增加而容易发生呼气性呼吸困难。

（三）肺

老年人的肺组织萎缩，体积变小，重量减轻；肺泡壁断裂，肺泡互相融合，使肺泡数量减少而肺泡腔变大，肺泡面积减少，气体交换面积由 30 岁时的 $75m^2$ 减至 70 岁时的 $60m^2$；肺泡壁弹性纤维减少，甚至消失；加之肺硬度增加，肺泡回缩力减弱，肺因纤维化而失去原有弹性，扩张、回缩能力降低致气体无法呼出，肺活量减少；肺泡隔中毛细血管数量和管内的血流量均减少，肺泡与血液气体交换能力降低，老年人动脉血氧分压水平随增龄而下降。

四、消化系统

(一) 口腔

1. 唾液腺、黏膜　老年人的唾液腺萎缩，唾液分泌减少，唾液中的淀粉酶减少，影响口腔的自洁作用和对淀粉的消化作用，在病理状态下或使用某些药物时唾液分泌更加减少，易发生感染和损伤。口腔黏膜萎缩、角化，常发生口腔黏膜干燥症，导致口干、说话不畅，影响食物的吞咽。

2. 牙齿及牙周组织　随年龄增长，牙釉质变薄，釉质下牙本质神经末梢外露，对冷、热、酸、甜等刺激过敏而产生疼痛，并发生感染；牙龈、牙槽骨萎缩，齿根外露，齿槽管被吸收，牙齿松动、脱落致咀嚼能力下降，影响食物的消化和营养的吸收；牙齿松动致食物残渣残留发生龋齿和牙龈炎。

3. 味蕾　老年期味蕾逐渐减少以致消失，味阈升高，导致对酸、甜、苦、辣等味觉的敏感性降低。

(二) 食管

食管黏膜萎缩，黏膜固有层弹力纤维增加，食管蠕动减弱，排空延迟，引起吞咽困难和食管内食物滞留，导致老年人进食减少，营养吸收困难。食管下端括约肌松弛、位置上移，容易发生胃十二指肠内容物反流，使老年人反流性食管炎和食管癌的发生率增高。由于食管平滑肌萎缩，食管裂孔增宽，引发老年人食管裂孔疝的发生。

(三) 胃肠道

1. 胃　老年人胃黏膜变薄，腺体萎缩，胃壁细胞数目减少，分泌胃酸和胃蛋白酶功能减弱，导致消化功能减弱，影响蛋白质、钙、铁、维生素 B_{12} 等营养物质的吸收，常导致缺铁性贫血以及营养不良。胃蠕动减慢，排空时间延长，代谢产物和毒素不能及时排出，容易发生消化不良、便秘、慢性胃炎等。平滑肌萎缩，胃腔扩大，易出现胃下垂。

2. 肠道　老年人小肠黏膜和肌层萎缩，肠上皮细胞减少，肠液分泌减少，小肠吸收功能减退，易造成老年人营养吸收不良；结肠黏膜萎缩，结肠壁的肌肉或结缔组织变薄，结肠内压上升，易形成结肠憩室；肠蠕动减弱，肠内容物通过时间延长，水分重吸收增加，直肠对扩张的敏感性降低，易发生便秘；盆底肌肉及肛提肌无力，在腹压增高的情况下，易发生直肠脱垂。

(四) 肝胆

老年人肝脏实质细胞减少，肝脏缩小，重量减轻，合成蛋白质的能力降低。肝内结缔组织增生，易造成肝纤维化；肝内各种酶的活性减弱，肝解毒功能降低，易引起药物不良反应，出现肝损害。胆囊不易排空，胆汁黏稠，胆固醇增多，易使胆汁淤积而发生胆结石。

(五) 胰腺

随年龄增长，胰腺萎缩，重量减轻，由正常成人的 60~100g 减少至 80 岁时的 40g。老年人胰腺的外分泌腺功能下降，脂肪酶分泌减少，影响脂肪的消化吸收，产生脂肪泻；胰腺分泌胰岛素的生物活性下降，导致葡萄糖耐量下降，容易引起老年性糖尿病。

五、内分泌系统

(一) 下丘脑

下丘脑是重要的神经 - 内分泌器官。随增龄，下丘脑的重量减轻，血液供给减少，细胞形态发生改变。生理学方面主要改变为单胺类含量和代谢紊乱引起中枢性控制失调，导致老年人各方面功能的减退，因此又称下丘脑为"老化钟"。

(二) 垂体

老年期垂体体积缩小，重量减轻，组织结构呈纤维化和囊状改变，其功能也发生明显变化。进入老年期后，垂体前叶的生长激素释放减少，老年人肌肉和骨矿物质减少，脂肪增多，体力下降，易产生疲劳。垂体分泌的抗利尿激素减少，导致肾小管重吸收减少和细胞内外水分的重新分配，继而出现多尿，特别是夜间尿量增多。

（三）甲状腺与甲状旁腺

老年人甲状腺发生纤维化和萎缩，重量减轻，滤泡减少，伴有炎症细胞浸润结节形成。甲状腺激素分泌减少，以 T_3 最为明显，导致老年人基础代谢率降低，不但可使老年人出现整体性迟缓、怕冷、脱发、抑郁等，而且可影响营养吸收致代谢障碍，主要影响脂代谢，使血中胆固醇水平提高。此外，肾脏对甲状旁腺素敏感性降低，使 $1,25\text{-}(OH)_2D_3$ 生成减少，易发生骨质疏松症。

（四）肾上腺

老年人肾上腺皮质的退行性变主要为纤维化，肾上腺皮质和髓质的细胞均减少，皮质变薄，功能减退，血清醛固酮水平下降，在应激状态下，儿茶酚胺分泌迟缓，使老年人对外界环境的适应力和应激反应能力均降低，表现为对过冷、过热、缺氧、创伤等耐受力减退，运动和体力劳动能力下降，从体力劳动中恢复所需的时间延长。

（五）胰岛

老年人胰岛萎缩，胰岛内有淀粉样物质和脂褐质颗粒沉积，胰岛 β 细胞数量减少，功能降低，胰岛素释放延迟，糖代谢能力降低，细胞膜上的胰岛素受体对胰岛素的敏感性降低，使机体对胰岛素的敏感性下降，导致老年人葡萄糖耐力降低，加之胰高血糖素分泌增加，导致 2 型糖尿病的发生率增高。由于老年人对胰岛素敏感性下降及 β 细胞储备能力降低，当病情危重或应激状态下，更易发生应激性血糖升高导致糖尿病急性并发症。

（六）性腺

进入老年期，男性睾丸、女性卵巢逐渐萎缩，性激素分泌减少，性欲和生殖功能减退，性激素水平的改变还可引起骨质疏松、高脂血症及更年期综合征。

六、泌尿系统

（一）肾脏

老年期肾脏实质逐渐萎缩，皮质变薄，重量减轻，从成年期到 80 岁时约减少 1/4，肾小球数量减少，并可出现生理性肾小球硬化。肾动脉粥样硬化，肾血流量减少。故肾脏功能在老年期迅速下降，肾小球滤过功能、肾小管的重吸收与排泄功能、尿液的浓缩稀释与酸化功能以及肾脏内分泌功能均减退，产生一系列健康问题，如夜尿增多、代谢性酸中毒、水钠潴留、药物蓄积中毒甚至肾衰竭。

（二）输尿管

输尿管肌层变薄，支配肌肉活动的神经细胞减少，输尿管张力减弱，尿液进入膀胱流速减慢，易产生反流而引起逆行感染。

（三）膀胱

膀胱肌肉萎缩，肌层变薄，纤维组织增生。膀胱括约肌收缩无力，使膀胱不能充满，也不能排空，容易出现尿外溢、尿频、夜尿增多、残余尿等；纤维组织增生，可造成膀胱流出道梗阻，造影可见小梁和憩室形成；老年女性可因盆底肌松弛，膀胱出口处漏斗样膨出，从而易发生压力性尿失禁。此外，老年人饮水较少，尿液中的代谢产物易在膀胱内积聚形成结石，并易造成尿路感染甚至诱发膀胱癌。

（四）尿道

老化使尿道肌肉萎缩、纤维化、括约肌松弛、尿道黏膜出现皱褶或致尿道狭窄等，使尿液流出速度减慢、排尿无力或排尿困难。老年女性因尿道腺体分泌黏液减少，抗菌能力减弱，泌尿系统感染的发生率增高；老年男性因前列腺增生、体积变大，压迫尿道，引起尿路梗阻。

七、感官系统

（一）眼和视觉

1. 角膜 随着年龄的增长，角膜表面的微绒毛显著减少，导致角膜上皮干燥和角膜透明度降低，视力减退。角膜变平，使角膜的屈光力减退引起远视和散光。此外，角膜边缘基质因类脂质沉积而出现的灰白色环称"老年环"。

2. 结膜 由于血管硬化变脆，老年人易发生结膜下出血。

3. 虹膜 虹膜血管与虹膜实质的硬化，导致瞳孔变小，对光反应不灵敏。

4. 晶状体 晶状体的调节功能和聚焦功能在 40 岁以后会逐渐减退，视近物能力下降，出现老视；晶状体中非水溶性蛋白质逐渐增多，出现晶状体混浊，透光度减弱，形成老年性白内障；晶状体悬韧带张力降低，使晶状体前移，有可能使前房角关闭，影响房水回流，导致眼压升高，易诱发青光眼；随着年龄的增长，晶状体对紫外线的吸收增强，对红、绿光的感觉减退。

5. 玻璃体 其老化的主要表现为液化和玻璃体后脱离。随年龄增长，玻璃体液化容积不断扩大；玻璃体后脱离使视网膜脱离的可能性增加。脱离的玻璃体随着眼球转动时，牵拉视网膜可引起"闪光感"。由于老年期瞳孔括约肌张力相对增强，使瞳孔始终处于缩小状态，进入眼内的光线减少，视野明显缩小。

6. 视网膜 可出现眼底动脉硬化，脉络膜变厚，视网膜周边带变薄，黄斑变性，造成视力减退。患有高血压或糖尿病的老年人，易引起出血或血管阻塞。

7. 泪器 老年人的泪腺萎缩，泪液分泌减少，眼睛发绀和角膜的透明性降低。同时，老年人泪管周围的肌肉、皮肤弹性均减弱，收缩力差，不能将泪液很好地收入泪管，故有些老年人常有流泪现象。

此外，老年人对分辨远近物体的相对距离（深度视觉）的能力下降，导致判断台阶或地砖高度失误而容易摔倒，发生意外。

（二）耳和听觉

老年人外耳道皮肤毛囊、皮脂腺、耵聍腺萎缩，分泌减少，耵聍干而固结，易患耵聍栓塞，可造成老年人暂时性听力下降。鼓膜增厚，弹性降低，听骨退行性改变，关节纤维化和钙化及关节囊玻璃变性，降低关节的活动度，从而影响声音的传导。由于耳蜗动脉的外膜增厚，管腔缩小，导致内耳供血不足，使其功能发生变化，促使老年性聋的发生和发展。老年人对高频音的听力开始减弱，逐渐中、低频率声音的听力也会受到影响，此称为老年性重听。随着听力敏感度的普遍下降，需要与其对话者说话时提高音量，但老年人又会感到刺耳不适，造成老年人沟通障碍。

（三）味觉和嗅觉

老年人的味蕾逐步萎缩，数量减少，功能亦减退，主要表现为对酸、甜、苦、辣的敏感性降低，对咸味感觉更为迟钝。同时长期吸烟、饮酒、佩戴不合适的义齿、维生素 D 缺乏等也可影响味觉。

老年人的嗅神经数量逐渐减少、萎缩、变性，嗅觉不敏感导致食欲减退。对某些危险环境如有害气体、变质食物等的敏感性降低，使老年人对危险处境的辨别能力下降。

（四）触觉

由于神经细胞缺失，神经传导速度减慢，老年人对温度、压力、疼痛等的感觉减弱，对精细动作不能很好地执行，一些日常的生活活动能力下降，如系鞋带、剪指甲等。对一些危险的环境如过热的水、电热器具等的感知度降低，易出现安全隐患。

八、神经系统

（一）神经细胞

在 20~30 岁时，机体的脑神经细胞数量随着年龄增长而开始逐渐减少。70 岁以后的老年人脑神经细胞总数减少达 45%。正常大脑皮质的各区域:海马、杏仁核、脑干、小脑的细胞数,到老年期均有不同程度的减少。大多数老年人的脑组织均有不同程度的萎缩,脑回缩小,脑沟变宽,脑室扩大,脑脊液增多,脑灰质变硬萎缩,含水量减少,脑膜增厚。大脑皮质、锥体细胞的树突、树突棘以及突触的数目也较年轻时明显减少,突触和相应神经递质的释放亦减少,使神经系统功能受到损害。

(二)神经递质

神经递质由神经细胞合成和释放,通过突触形成化学传递,引起突触后神经元的兴奋或抑制。老年人脑内某些中枢神经递质减少,如乙酰胆碱含量与活性同时下降,引起记忆力减退,尤其表现在近期记忆力的下降。老年人因脑内蓝斑核合成和释放儿茶酚胺的量减少,导致老年人睡眠不佳、精神不振、情绪不稳、抑郁。随年龄增长,脑内 5- 羟色胺含量减少,使老年人夜间睡眠的时间进行性减少。脑内多巴胺神经递质系统包括黑质纹状体部分、中脑边缘系统部分和结节漏斗部分等三个部分。脑内最主要的多巴胺能神经通路是黑质纹状体系统,老年人黑质纹状体多巴胺减少,可导致肌运动障碍,动作缓慢和运动帕金森病等。

(三)其他改变

脂褐质也称为老年色素,随着年龄增长脑内脂褐质沉积逐渐增多。由于细胞不能将其排出,影响了细胞内的合成代谢,因而脂褐质增加至一定程度会导致细胞萎缩和死亡。正常神经细胞体内的神经原纤维起着支持、传递的作用,在某些因素下,神经原纤维发生融合、增粗、扭曲、断裂或形成特征性的缠结,即神经原纤维缠结。随着年龄增长而逐渐增加,缠结的神经原纤维沉积于神经细胞胞体内,神经原纤维缠结过多时可引起阿尔茨海默病。

(四)脑代谢

随着年龄的增长,脑组织的血流量和耗氧量都有所下降。神经纤维传导速度减慢,神经系统反应时间延长,尤其对复杂刺激反应时间延长更显著。此外,丘脑 - 垂体系统也发生退行性改变,使丘脑对内环境稳定性的控制能力降低,导致应激能力减弱。脑的这些改变,使老年人思维减慢,对刺激反应能力、记忆力、认知能力均减退。

第二节　常见疾病护理

情景导入

李爷爷,73 岁,大学文化,退休教师。因发作性胸痛 3d,诊断为"急性前壁心肌梗死"入院。无老伴,育有 1 子 2 女,家庭和睦,有医保。入院身体评估:体温 36.8℃,脉搏 84 次 /min,呼吸 20 次 /min,血压 105/70mmHg。患者神志清,精神萎靡,面容痛苦。实验室检查:血红蛋白 130g/L,白细胞 8.6×10^9/L,中性粒细胞 80%,肌红蛋白 T 2.1μg/L;急诊心电图:窦性心律,$V_2 \sim V_5$ 导联 ST 段弓背向上抬高、病理性 Q 波,室性期前收缩。

请思考:

1. 李爷爷的病情观察要点有哪些?

2. 李爷爷当前存在的主要护理诊断 / 问题有哪些?

3. 李爷爷可能发生的潜在并发症是什么?

一、老年肺炎

老年肺炎(elderly pneumonia),即发生于老年期的肺炎。是指各种病原体引起的老年肺实质性炎症,其中细菌感染最常见。老年肺炎的发生率大约是青年人的 10 倍。在老年人中,肺炎是发病率高、病死率高,危害大的疾病,也是导致老年人死亡的最常见感染性疾病。

【护理评估】

1. 健康史 老年肺炎病情的严重程度与病原体及老年人自身状况有关。肺炎链球菌是引起老年社区获得性肺炎最主要的致病菌。革兰阴性杆菌是引起老年医院获得性肺炎的主要致病菌,其中以铜绿假单胞菌及肺炎克雷伯菌最常见,金黄色葡萄球菌、肺炎链球菌和厌氧菌也比较常见。据统计,65 岁以上老年人口腔革兰阴性杆菌分离率较年轻人高 10 倍,通过吸入可导致老年肺炎的发生,这可能也是造成老年人革兰阴性杆菌肺炎的主要原因。另外,老年人由于基础疾病多、免疫功能及上呼吸道防御功能下降等,多种病原体混合感染率明显高于一般成人肺炎。

2. 身体状况 老年肺炎的临床表现大多不典型,具有以下特点:①起病缓慢,主诉较少而含糊,常有低热、呼吸急促、心动过速,而半数以上老年人无典型高热、咳嗽、咳痰症状。②全身症状较肺部更明显,常表现为食欲减退、乏力、精神萎靡、意识模糊、营养不良等,而胸痛、咳嗽、咳痰相对较轻。③并发症多而重,易并发呼吸衰竭、心力衰竭、休克、DIC、电解质紊乱和酸碱失衡等严重并发症。④病程较长,老年肺炎常为多种病原体合并感染,耐药情况多见,病灶吸收缓慢。

3. 心理－社会状况 患者会因病程长而引起烦躁或抑郁等情绪反应,同时要注意评估家属有无对老年人病情和预后的担忧,家庭的照顾和经济能力能否应对。

4. 辅助检查

(1) **炎症标志物**:衰弱、重症和免疫功能低下的老年患者,外周血白细胞和中性粒细胞增高等指标敏感性下降,多有中性粒细胞升高和核左移。降钙素原现已被认为是一项诊断和监测细菌性感染的重要参数,在细菌性感染的诊断、严重程度判断和随访等方面有重要价值。

(2) **胸部 X 线检查**:有无肺纹理增粗、炎性浸润影等。

(3) **痰培养**:有无细菌生长,药敏试验结果如何。

【常见护理诊断/问题】

1. 清理呼吸道无效 与痰液黏稠及咳嗽无力或无效有关。

2. 气体交换受损 与肺炎所致的有效呼吸面积减少有关。

3. 潜在并发症:呼吸衰竭、心力衰竭、感染性休克。

【护理计划与实施】

老年肺炎的处理原则:应采取以抗感染治疗为中心的综合治疗方案。①必须及早给予抗生素治疗,抗生素的使用原则为早期、足量、针对致病菌选药、重症者联合用药、适当延长疗程。②提高机体抵抗力,去除病因,改善呼吸道的防御功能。③积极治疗并发症,促进康复,降低老年肺炎的病死率。

治疗与护理的总体目标是:①患者学会有效咳痰和呼吸的方法,呼吸功能得到改善。②肺炎症状改善,能维持理想的气体交换。③机体抵抗力增强,无或少有并发症的发生。具体护理措施如下:

1. 休息与环境 保持室内空气新鲜,温度控制在 22~24℃为宜。住院早期应卧床休息,如并发休克者取仰卧中凹位,同时给予高流量吸氧。鼓励和指导老年人有效呼吸,衰弱或重症者应定时翻身、叩背,必要时吸痰。

2. 饮食护理 饮食宜清淡易消化,含高热量、高蛋白、高维生素的流质或半流质食物,以补充高热引起的营养物质消耗。

3. 用药护理 遵医嘱使用抗生素,观察疗效和不良反应。应用头孢唑林钠(先锋 V)可出现发热、皮疹、胃肠道不适等不良反应;喹诺酮类药物(氧氟沙星、环丙沙星)偶见皮疹、恶心等不良反应;氨基糖苷类抗生素有肾、耳毒性,老年人或肾功能减退者应特别注意有无耳鸣、头晕、唇舌发麻等不良反应,一旦出现严重不良反应,应及时与医生沟通,并作相应处理。

4. 病情观察　密切观察患者的神志、呼吸、血压、心率及心律等变化，警惕呼吸衰竭、心力衰竭、休克等并发症。

5. 心理护理　关心、安慰老年人，耐心倾听其诉说，细致解释老年人提出的问题。尽可能帮助和指导老年人有效咳嗽，做好生活护理，使其以积极的心态配合医护工作。

6. 健康指导

（1）**疾病预防指导**：避免上呼吸道感染、淋雨受寒、过度疲劳等诱因。加强体育锻炼，增加营养。长期卧床无禁忌者抬高床头 30°~45°，注意经常改变体位、翻身、叩背，随时咳出气道内痰液，减少吸入性肺炎的发生。也可接种流感疫苗、肺炎球菌疫苗等以预防发病。

（2）**生活指导**：为增强机体的抵抗力，指导老年人坚持有氧运动、饮食营养均衡、戒烟忌酒、保持口腔清洁卫生。

（3）**有效咳嗽指导**：患者取坐位或半坐卧位，屈膝，上身前倾。吐余气，深呼吸数次，吸气，至膈肌完全下降屏气 3~5s，前倾，可按压胸骨下方张口练习咳嗽 2~3 声，短促有力，休息和正常呼吸几分钟后再重新开始。

【护理评价】

老年人学会有效咳嗽和呼吸的方法，呼吸功能得到改善；能够按照要求摄入营养；进行运动锻炼；机体抵抗力有所增强；用药科学规范；无或少有并发症发生。

二、老年慢性阻塞性肺疾病

慢性阻塞性肺疾病（chronic obstructive pulmonary disease，COPD），是一种以气流受限的不完全可逆为特征的慢性肺部疾病，是老年人的常见病、多发病，且随增龄而增多。COPD 与慢性支气管炎和阻塞性肺气肿密切相关，并可因呼吸功能不全导致肺动脉高压，发展成为慢性肺源性心脏病和右心衰竭。

【护理评估】

1. 健康史　目前 COPD 的确切病因尚不清楚，与 COPD 有关的危险因素包括内因和外因，两者相互影响。内因包括呼吸道功能减弱、免疫功能低下、自主神经功能失调、肾上腺皮质功能和性腺功能减退等。外因包括吸烟、空气污染、过敏、感染及其他理化因素，这些危险因素都有可能参与 COPD 的发生、发展。

2. 身体状况　与一般成人相比，老年 COPD 具有以下特点：①呼吸困难更严重，在日常生活甚至休息时也感到气促。②机体反应能力差，典型症状弱化或缺如，老年人表现为厌食、胸闷、少尿、精神萎靡、颜面发绀、呼吸音低或肺内啰音密集等。③易反复感染，肺源性心脏病、休克、呼吸性酸中毒、肺性脑病、DIC 等并发症的发生率增高。

3. 心理 - 社会状况　老年人因明显的呼吸困难导致自理能力下降，从而产生焦虑、孤独等消极反应，病情反复可造成抑郁症及失眠，对治疗缺乏信心。应评估老年人有无上述心理反应，评估其家庭成员对此疾病的认知和照顾能力。

4. 辅助检查

（1）**肺功能检查**：是 COPD 诊断的金标准，用于判断病程和预后。表现为用力肺活量（FVC）和第一秒用力呼气容积（FEV_1）均下降。在吸入支气管舒张剂后，$FEV_1 < 80\%$ 预计值及 $FEV_1/FVC < 70\%$ 时，表明存在持续气流受限。

（2）**胸部 X 线检查**：早期可无变化，以后可出现肺纹理增粗、紊乱等非特异性改变，也可出现肺气肿改变。

（3）**血气分析**：对确定低氧血症、高碳酸血症、酸碱失衡以及判断呼吸衰竭的程度及类型有重要价值。

（4）**其他**：COPD 并发细菌感染时，外周血白细胞增高，核左移。痰培养可检出病原体。当 $PaO_2 <$ 55mmHg 时，血红蛋白及红细胞可增高。

【**常见护理诊断/问题**】

1.**气体交换受损**　与气道阻塞、通气不足有关。

2.**清理呼吸道无效**　与分泌物增多、黏稠及无效咳嗽有关。

3.**焦虑**　与病情反复，自理能力下降有关。

4.**潜在并发症**：肺源性心脏病、休克、呼吸性酸中毒、肺性脑病等。

【**护理计划与实施**】

老年慢性阻塞性肺疾病的处理原则：减轻症状，阻止 COPD 病情发展，缓解或阻止肺功能下降，改善老年人的活动能力。常用药物有支气管舒张剂、糖皮质激素、止咳药及祛痰药。老年人用药宜充分，疗效应稍长，且治疗方案应根据监测结果及时调整。

治疗与护理的总体目标是：①患者呼吸困难程度减轻或呼吸平稳，活动耐力提高。②咳嗽减轻，痰液变稀，易咳出且量少，呼吸道通畅。③能积极配合治疗与护理，病情缓解，焦虑消除。具体护理措施如下：

1.**休息与活动**　COPD 急性期应卧床休息，协助患者采取舒适体位。稳定期根据病情安排适当的活动，以不感到疲劳、不加重症状为宜。

2.**病情观察**　观察咳嗽、咳痰及呼吸困难的程度，监测动脉血气分析和水、电解质、酸碱平衡等情况。

3.**氧疗护理**　呼吸困难伴低氧血症者，遵医嘱给予氧疗，一般采用鼻导管持续低流量吸氧，每日湿化吸氧 15h 或以上。

4.**用药护理**　COPD 反复感染多需长期应用抗生素，治疗方案应视感染严重程度或根据病原体药物敏感试验及时调整，应考虑到老年人肾功能减退慎用氨基糖苷类抗生素。因老年人对药物的耐受性差、药物在体内的半衰期长，易产生毒副作用，故用药过程中需密切监测各种药物的不良反应。如氨茶碱类有恶心、呕吐等胃肠道反应；抗胆碱能药可出现口干、口苦反应；大剂量 β_2 受体激动剂可引起心动过速、心律失常，长期使用可发生肌肉震颤；长期大剂量应用糖皮质激素可引起老年人高血压、白内障、糖尿病、骨质疏松及继发性感染等。

5.**心理护理**　护理人员应告知患者及家属 COPD 是进行性发展的慢性疾病，若能有效去除病因和积极接受治疗，可延缓疾病进程，从而缓解其焦虑恐惧心理。对失眠者减轻心理压力，用放松技术促进睡眠质量。鼓励家属多关心患者，积极发展社交网络，参加力所能及的活动，树立战胜疾病的信心。

6.**健康指导**

（1）**疾病预防指导**：教育和督促老年人戒烟；避免或减少有害粉尘、烟雾及气体吸入；防寒保暖，防治呼吸道感染。

（2）**康复锻炼指导**：向老年人及家属介绍疾病相关知识，使之能理解康复锻炼的意义，并发挥其主观能动性；根据老年人情况制订个体化锻炼计划，进行腹式呼吸或缩唇呼吸训练及步行、慢跑、太极拳等体育锻炼。

（3）**饮食指导**：指导老年人进食高热量、高蛋白、高维生素食物，避免摄入产气或引起便秘的食物。

（4）**长期家庭氧疗指导**：指导老年人及家属了解氧疗的目的、必要性及注意事项；注意用氧安全，供氧装置周围严禁烟火，并注意定期更换、清洁、消毒。

【**护理评价**】

老年人呼吸困难程度减轻或呼吸平稳，活动耐力提高。咳嗽减轻，痰液变稀，易咳出且量少，呼吸道通畅。

三、睡眠呼吸暂停低通气综合征

睡眠呼吸暂停低通气综合征（sleep apnea hypopnes syndrome，SAHS）指多种原因导致睡眠状态下反复出现低通气和 / 或呼吸中断，引起间歇性低氧血症伴高碳酸中毒以及睡眠结构紊乱，进而使机体发生一系列病理生理改变的临床综合征。临床上常见有中枢性睡眠呼吸暂停综合征（CSAHS）和阻塞型睡眠呼吸暂停低通气综合征（OSAHS）。主要临床表现为睡眠打鼾伴呼吸暂停及日间嗜睡、疲乏等。

【护理评估】

1. 健康史　有无鼻腔阻塞（鼻中隔偏曲、鼻甲肥大、鼻部肿瘤等），咽部肿瘤、下颌后缩、颞颌关节功能障碍等。是否长期大量饮酒和 / 或服用镇静催眠药物、是否长期重度吸烟。睡眠质量，睡眠 - 觉醒周期，睡眠习惯及睡眠障碍的性质、严重程度、持续时间。

2. 身体状况　临床特点主要包括睡眠时打鼾、他人目击的呼吸暂停和日间嗜睡。主要表现有：

（1）**白天表现**

1）嗜睡：是最常见的症状，轻者表现为日间困倦、瞌睡，严重时进食和与人谈话时也可入睡，甚至因此发生严重的后果。

2）头晕乏力：由于夜间反复呼吸暂停、低氧血症，使睡眠连续性中断，觉醒次数增多，睡眠质量下降，常有头晕、疲倦、乏力。

3）精神行为异常：表现为注意力不集中、记忆力和判断力下降，甚至痴呆。

4）头痛：常在清晨或夜间出现，头痛与血压升高、颅内压及脑血流的变化有关。

5）个性变化：出现烦躁、易激动、焦虑等，可出现抑郁症。

（2）**夜间表现**

1）打鼾：是主要症状，鼾声不规则，高低不等，鼾声 - 气流停止 - 喘气 - 鼾声交替出现，一般气流中断的时间为 20~30s，偶尔长达 2min 以上，患者可出现发绀。

2）呼吸暂停：同室或同床睡眠者发现老年人有呼吸暂停，常担心呼吸不能恢复而推醒老年人，呼吸暂停多随着喘气、憋醒或响亮的鼾声而终止，OSAHS 患者有明显的胸腹矛盾呼吸。

3）憋醒：呼吸暂停后突然憋醒，伴有翻身，四肢不自主运动甚至抽搐，或突然坐起，感觉心慌、胸闷或心前区不适。

4）多动不安：因低氧血症，老年人夜间常频繁翻身、转动。

5）多汗：出汗较多，以颈部、上胸部明显，与气道阻塞后呼吸用力和呼吸暂停导致的高碳酸中毒有关。

6）睡眠行为异常：表现为恐惧、惊叫、呓语、夜游、幻听等。

3. 心理 - 社会状况　老年患者常表现为烦躁、易激动、焦虑和多疑等，家庭和社会均受一定影响，可表现抑郁症状。

4. 辅助检查

（1）**血液检查**：红细胞计数和血红蛋白可有不同程度的增加。

（2）**动脉血气分析**：不同程度的低氧血症和二氧化碳分压增高。

（3）**肺功能检查**：部分患者表现为限制性肺通气功能障碍。

（4）**多导睡眠图**：是确诊本病的方法。同步记录患者睡眠时的脑电图、肌电图、口鼻气流、胸腹呼吸运动、动脉血氧饱和度、心电图等多项指标，可准确了解患者睡眠时呼吸暂停及通气的情况，并能确定其类型及病情轻重。

【常见护理诊断 / 问题】

1. 气体交换受损　与睡眠时呼吸暂停或低通气有关。

2. **睡眠型态紊乱** 与睡眠中出现打鼾、呼吸暂停和憋醒有关。

3. **潜在并发症**：高血压、冠心病、继发性红细胞增多症、脑血管病、精神异常等。

【护理计划与实施】

处理原则：消除睡眠低氧和睡眠结构紊乱，改善临床症状，防止并发症的发生，提高患者生活质量，改善预后。

治疗与护理的总体目标：①老年人体重下降；②老年人戒烟酒；③老年人抬高床头、侧位睡眠。较重症者酌情给予经鼻持续气道内正压通气治疗（positive airway pressure，PAP），另外还可选用口腔矫治器，治疗效果不佳者进行手术治疗，纠正鼻部和咽部的狭窄，解除上气道阻塞或降低气道压力。具体护理措施如下：

1. **体位** 协助患者采取有效措施维持侧卧位睡眠，可使用安眠枕或睡衣后缝制小球的办法，有利于保证患者头偏向一侧或保持侧卧位。

2. **戒烟酒** 吸烟可引起咽峡炎增加上呼吸道狭窄。饮酒可加重打鼾及睡眠呼吸暂停，老年人睡前3~5h应避免饮酒。

3. **减少危险因素** 避免服用安眠药，适当减肥，防治上呼吸道感染等。

4. **PAP治疗的护理**

（1）保证夜间治疗时间，每晚使用≥4h。

（2）**选择合适的面罩**：鼻罩比口鼻全面罩更为舒适，可选择鼻罩来进行PAP治疗，其不良反应小、漏气少、对睡眠干扰小，经口漏气者可采用全面罩治疗。

（3）**气道湿化**：PAP治疗时使用湿化器可减轻口咽鼻部的不适症状（鼻塞、通气不畅、鼻内干燥），从而提高老年人对PAP治疗的依从性。

（4）**防止皮肤破损**：在每次用鼻罩之后应洗脸，清洗鼻罩，可防止皮肤过敏。使用气泡型鼻罩、额部垫海绵垫等防止鼻背部溃疡。

（5）**心理护理**：PAP呼吸机只是一种呼吸辅助装置，呼吸的节律完全由老年人自己控制，尽力加深加快呼吸与其配合反而会加重不适感觉，老年人应努力调整自己的心态，使心情平静、按平常的节律呼吸。

（6）**减少噪声**：采取戴耳塞、隔音玻璃罩或将PAP呼吸机置于壁橱内等方法可减少噪声的影响。

5. **病情观察** 注意观察患者，因通气障碍出现憋醒、精神行为异常、惊恐以及PAP治疗过程的适应与配合情况。

【护理评价】

老年人能够采取良好的生活方式，保持理想体重，夜间睡眠体位正确，认同并能正确使用呼吸机。

四、老年高血压

老年高血压（elderly hypertension）是指年龄≥65岁，在未服用抗高血压药物的情况下，血压持续或非同日3次以上收缩压（SBP）≥140mmHg（18.7kPa）和/或舒张压（DBP）≥90mmHg（12.0kPa），且排除假性或继发性高血压的全身性疾病。据统计，我国高血压患者近3亿，其中主要为老年人，2014年流行病学调查结果显示，我国60岁以上老年人患病率高达58.2%，尤其在65岁以上的老年人群中，高血压的患病率和升高幅度均增加。80岁及以上人群中，高血压患病率高达65%~90%，是老年人最常见的疾病和致残、致死的主要原因。

【护理评估】

1. **健康史** 老年高血压的发生与动脉血管硬化、激素反应性减低、压力感受器敏感性减退及各种不良的生活方式，如缺乏体育锻炼、超重、中度以上饮酒、高盐饮食等有关。

2. 身体状况 老年高血压具有以下特征：

（1）**收缩压增高、脉压增大**：随着年龄的增长，收缩压增高，舒张压降低或不变，即出现单纯收缩期高血压，由此导致脉压增大。脉压随着年龄的增长而增加，是反映动脉损害程度的重要标志。脉压高对心脏危害更大，更易发生心力衰竭、脑卒中等并发症。

（2）**血压波动性大**：老年人的收缩压、舒张压和脉压的波动性均明显增大，尤其是收缩压，1d内波动可达40mmHg。血压的波动性使老年人易发生直立性低血压和餐后低血压，且所需的恢复时间较长。

（3）**症状少而并发症多**：在靶器官明显损害前，大部分老年人无明显症状而未予以重视，导致并发症的发生和病情进展。老年高血压的并发症发生率高达40%，其中冠心病、脑卒中为常见而严重的并发症。

（4）**多种疾病并存**：老年高血压常与糖尿病、高脂血症、动脉粥样硬化、前列腺增生、肾功能不全等疾病共存并相互影响，使其治疗变得更为复杂，致残、致死率增高。

3. 心理 - 社会状况 评估老年人有无对疾病发展、治疗方面的焦虑和猜疑；有无对终生用药的担心和忧虑；靶器官受损的程度是否影响到老年人的社交活动；老年人的家庭和社会支持度如何。

4. 辅助检查 老年高血压患者在心电图、胸部X线、眼底检查等方面表现与一般成人高血压没有区别。不同点为：①24h动态血压监测，老年人血压波动性较大，有些高龄老年人血压昼夜节律消失。②血脂、血糖监测，老年高血压患者常合并高血脂、高血糖。③内分泌监测，老年高血压多为低肾素型，表现为血浆肾素活性、醛固酮水平、β受体数目及反应性均低。

【常见护理诊断／问题】

1. 疼痛：头痛 与血压升高所致的脑供血不足有关。

2. 活动耐力下降 与血压升高所致的心、脑、肾循环障碍有关。

3. 有受伤的危险 与视物模糊、低血压反应、意识障碍有关。

【护理计划与实施】

老年高血压的处理原则主要在于将血压调整至适宜水平，最大限度地降低心脑血管并发症发生与死亡的总体危险，提高生活质量。目前多数高血压指南建议，将老年人血压控制在140/90mmHg以下，80岁以上高龄老年人降压的目标值为<150/90mmHg。老年人高血压的治疗必须是个体化治疗，药物治疗时应注意，从小剂量开始，逐渐增加用药量，同时在抗高血压药物治疗期间应定期测量血压，随时调整用药量，降压不宜过快、过低。

治疗与护理的总体目标是：①老年人能正确使用抗高血压药物，将血压调整至适宜水平，减轻或解除由血压升高所致的疼痛；②血压控制平稳，心、脑、肾血供改善，活动耐力增加。③能正确用药，减少或不发生因视物模糊、低血压反应、意识障碍等导致的外伤。具体护理措施如下：

1. 休息与活动 根据老年高血压患者危险性分层（同内科护理学）确定活动量。极高危组需绝对卧床休息；高危组以休息为主，可根据身体耐受情况，指导其做适量的运动；中危及低危组应选择适合自己的运动方式，坚持运动，运动量及运动方式的选择以运动后自我感觉良好、体重保持理想为标准。

2. 饮食护理 限制钠盐摄入，以每人每日食盐量不超过6g为宜，减少膳食脂肪，补充适量优质蛋白质，增加含钾多、含钙高的食物，多食蔬菜、水果等，提倡戒烟、戒酒。

3. 用药护理 用药可根据老年人具体病理生理状况而选择：长期使用利尿剂须注意低钾血症；有左心室肥厚者，须预防心律失常和猝死的发生；对于合并冠心病的老年高血压患者，可选用β受体拮抗药，因其能增加冠状动脉的血流量，降低外周阻力，降低心室壁张力。但用药时需注意有无哮喘、心动过缓等情况；老年人神经系统功能较差，更易发生药物治疗时的抑郁症，故应避免选用作用于中枢神经系统的抗高血压药物；α_1受体拮抗药易引起直立性低血压，故老年人应慎用。为提高服药依从性，尽量选用长效剂型，每日1次服用。

4.病情监测 老年人血压波动较大，所以在开始治疗或血压控制不理想时应每日定点、多次测量血压。因老年人易发生直立性低血压，须同时测量立位血压，并观察有无靶器官损害的征象。

5.心理护理 老年高血压患者的情绪波动会进一步加重病情，故应鼓励其使用正向的调适方法，如通过与家人、朋友间建立良好的关系得到情感支持，从而获得愉悦的感受。

6.健康指导

(1)**用药指导**：向老年人讲解高血压的相关知识，使之明确定期监测血压、长期坚持治疗的重要性，能遵医嘱按时按量服药。

(2)**生活指导**：指导老年人保持充足的睡眠，避免过度劳累。指导低脂、低盐饮食，戒烟限酒。保持乐观情绪，提高应对突发事件的能力，避免情绪过分激动。根据老年人年龄及身体状况选择慢跑、快步走、太极拳等有氧运动。

(3)**定期监测**：指导家人定时为老年人测量血压并记录，尤其在自觉症状或情绪波动时，应及时测量，发现血压高于正常应及时补充必要的药物或到医院就诊。另外，还需定期检查尿常规、血液生化、心电图及眼底。

【护理评价】

老年人能正确用药，血压控制平稳，由血压升高所致的疼痛减轻或解除，心、脑、肾血供改善，活动耐力增加，不发生外伤。

五、老年冠心病

冠心病是冠状动脉粥样硬化性心脏病（coronary atherosclerotic heart disease）的简称，是指冠状动脉粥样硬化，使血管腔狭窄或阻塞，和/或因冠状动脉功能性改变（痉挛）导致心肌缺血缺氧或坏死而引起的心脏病。随着年龄的增加，冠心病的发生率和病死率明显增加。因心绞痛是冠心病最常见的类型，而急性心肌梗死（acute myocardial infarction，AMI）在老年人的发病率较一般成人高，高龄者AMI的病死率较高，故本节重点介绍老年心绞痛和老年心肌梗死的护理。

（一）老年心绞痛

老年心绞痛（elderly angina pectoris）是冠状动脉机械性或动力性狭窄致冠状动脉供血不足，心肌急剧、暂时地缺血缺氧所引起的以短暂性胸痛为主要表现的临床综合征。90%的老年心绞痛因冠状动脉粥样硬化引起，也可由冠状动脉痉挛或两者并存引起。

【护理评估】

1.健康史 评估老年人是否是冠心病患者，有无高血压、糖尿病、肺部感染、动脉痉挛、主动脉瓣狭窄、严重贫血等疾病，是否出现了劳累、激动或精神过度紧张、寒冷的刺激、进食过饱、用力排便、急性循环衰竭等诱因。

2.身体状况 老年心绞痛表现多不典型，以不稳定型心绞痛为多。表现为：①疼痛部位不典型，可在上颌部与上腹部之间的任何部位。②疼痛性质不典型，多表现为恶心、呕吐、腹泻、气促、疲倦、喉部发紧、左上肢酸胀、胃灼热感等，也可发生无症状性心肌缺血。③大多数老年心绞痛可无阳性体征。

3.心理－社会状况 评估老年人有无心肌缺血所引起的恐惧、抑郁，有无因对病情及预后不了解而产生焦虑反应。老年人的家庭成员能否支持配合医护方案的实施。

4.辅助检查

(1)**心电图**：老年心绞痛患者最常见的心电图异常是非特异性ST-T改变，心绞痛发作时出现一过性的完全性左束支传导阻滞，常提示有多支冠状动脉病变或左心功能不全。

(2)**放射性核素检查**：可早期显示缺血区的部位和范围，结合其他临床资料，对老年心绞痛诊断有较大价值。

(3)**多层螺旋 CT 冠状动脉成像(CTA)检查**：是指经静脉注射造影剂后利用螺旋 CT 扫描进行冠状动脉二维或三维重建,用于判断冠状动脉管腔狭窄程度和管壁钙化情况,对判断管壁内斑块分布范围和性质也有一定意义。

(4)**冠状动脉造影**：为有创性检查手段,具有确诊价值,可发现狭窄性病变的部位并估计其程度,而且对患者是否需行冠状动脉血运重建也是必不可少的检查手段。

【常见护理诊断/问题】

1. **疼痛**　与心肌缺血、缺氧有关。

2. **活动耐力下降**　与心肌供血、供氧不足有关。

3. **知识缺乏**：缺乏控制诱发因素及药物应用的相关知识。

4. **潜在并发症**：心肌梗死。

【护理计划与实施】

老年心绞痛的处理原则：包括避免诱发因素;改善冠状动脉血供和降低心肌耗氧,减轻症状和缺血发作,提高运动耐量,提高生活质量;治疗动脉粥样硬化,预防心肌梗死和猝死。

治疗与护理的总体目标是：①老年人疼痛减轻或消失。②心肌血供改善,运动耐量提高。③了解控制心绞痛发作的诱发因素及药物应用知识。

具体护理措施如下：

1. **休息与活动**　心绞痛发作时立即停止正在进行的活动,原地休息。有条件者及时给氧,调节流量为 4~6L/min。

2. **用药护理**　所用药物与一般成人相同,但在使用时需结合老年人特点。

(1)**硝酸酯类**：是缓解心绞痛最有效的药物。老年人首次使用时宜取平卧位,以防止直立性低血压的发生。另外,老年人唾液分泌减少,口服硝酸甘油前可先用水湿润口腔,再将药物嚼碎置于舌下,有条件的老年人也可使用硝酸甘油喷雾剂,使药物快速吸收生效。

(2)**β受体拮抗药**：老年人窦房结功能降低,心率减慢,房室传导也容易出现障碍,因此在应用β受体拮抗药时,要从小剂量开始,维持心率在 55 次/min 以上。若老年人同时患有慢性阻塞性肺疾病、严重心力衰竭或心脏传导阻滞等疾病时,应避免应用β受体拮抗药。

(3)**钙通道阻滞剂**：易引起老年人低血压,用药时从小剂量开始,并指导老年人用药后变换体位时速度应慢。维拉帕米有明显负性肌力和负性传导作用,治疗老年心绞痛时应密切观察其不良反应。

(4)**他汀类药物**：具有降脂、抗炎、稳定动脉粥样硬化斑块和保护心肌的作用。对于伴有高脂血症者,可长期使用此类药物治疗。

(5)**血小板抑制剂**：应尽早使用,可有效防止血栓形成,阻止病情进展为心肌梗死。治疗期间应密切观察有无出血倾向,定期监测出、凝血时间及血小板计数。

3. **病情监测**　严密观察胸痛变化和伴随症状,密切监测生命体征、心电图、血糖、血脂、肝功能等,注意有无急性心肌梗死的可能。

4. **心理护理**　了解老年人负性情绪产生的原因,给予心理支持。也可通过对疾病本质和预后的讲解改善其不合理的认知,消除老年人的恐惧和焦虑。

5. **健康指导**

(1)**生活指导**：①合理膳食,指导老年人摄入低热量、低脂、低胆固醇、低盐饮食,多食蔬菜、水果和粗纤维等食物,注意少量多餐,避免暴饮暴食。②戒烟、限酒。③适量运动,根据老年人的心功能状态合理安排活动,避免过度劳累。④自我心理调适,保持乐观、稳定的心理状态。⑤避免诱发因素,过度劳累、情绪激动、饱餐、用力排便、寒冷刺激等都是心绞痛发作的诱因,应注意避免。

（2）**用药指导**：①指导老年人遵医嘱服药，自我监测药物的不良反应，不能擅自增减药量。②外出时随身携带硝酸甘油以备急需，硝酸甘油见光易分解，应放在棕色瓶内存放于干燥处，以免溶解失效。③药瓶开封后每 6 个月更换 1 次，以确保疗效。

（3）**病情监测指导**：①教会老年人及家属心绞痛发作时的缓解方法，胸痛发作时应立即停止活动或舌下含服硝酸甘油。如连续含服硝酸甘油 3 次仍不缓解，或心绞痛发作比以往频繁、程度加重、疼痛时间延长，应及时就医，警惕心肌梗死的发生。②告知老年人应定期检查心电图、血压、血糖、血脂、肝功能等。

【**护理评价**】

老年人掌握了减轻疼痛的方法，疼痛减轻或消失；活动耐力逐渐提高；能够有意识地调节不良情绪。

（二）老年急性心肌梗死

老年急性心肌梗死（elderly acute myocardial infarction）是在冠状动脉病变的基础上，发生冠状动脉血供急剧减少或中断，使心肌严重而持久地急性缺血导致的心肌细胞死亡。年龄是影响急性心肌梗死预后的重要因素，老年急性心肌梗死的发生率、病死率均明显高于中青年。

【**护理评估**】

1. 健康史　缺乏体育锻炼及社交活动是老年人急性心肌梗死的主要危险因素，常可在休息或睡眠过程中发病。另外，发热和感染（大多为呼吸道感染）也是老年人的常见诱因。

2. 身体状况　与一般成人 AMI 相比，老年人具有以下特点：

（1）**疼痛症状不典型**：有典型症状的老年 AMI 患者不到 1/3，以无痛型者多见。部分患者可表现为牙、肩、腹等部位的疼痛或出现胸闷、恶心、休克、意识障碍等表现。

（2）**并发症多**：老年 AMI 室壁瘤的发生率是中青年的 2 倍，70 岁以上的心肌梗死患者心脏破裂的发生率较中青年高 3 倍，水、电解质失衡发生率为 56.7%（中青年为 31.3%），院内感染发生率为 20.4%（中青年为 5.7%）。

（3）**病死率高**：老年 AMI 病死率随增龄而上升。中青年 10 年内病死率为 10.5%，老年人为 30%～40%。死亡原因以泵衰竭多见（54%），心脏破裂次之（21%）。

3. 心理－社会状况　老年 AMI 因发病急骤和病情严重会造成患者及家属强烈的恐惧和慌乱。患者可表现为语调低沉、不敢活动，担心死亡；家属常常神情紧张、手足无措。有的患者外表看似平静，实际内心却非常恐惧。

4. 辅助检查

（1）**心电图**：除特征性、动态的心电图改变外，老年 AMI 患者的心电图可仅有 ST-T 改变，常无病理性 Q 波出现。

（2）**心肌酶**：老年 AMI 患者心肌梗死的特异性生物标志物为肌钙蛋白（cTn），cTn 的出现和升高表明心肌出现坏死。其他常用的酶学改变为心肌酶，其中肌酸激酶（CK）、天门冬氨基转移酶（AST）及乳酸脱氢酶（LDH）峰值延迟出现，CK 和 AST 峰值持续时间长、CK 峰值低。临床常用心肌损伤标志物动态演变来判断心肌梗死的病情变化。

（3）**其他**：血常规、血沉、C 反应蛋白检查可反映组织坏死和炎症反应情况。冠状动脉造影对判断病变部位、病变程度、侧支循环建立情况及选择治疗方案具有重要价值。

【**常见护理诊断／问题**】

1. 疼痛　与心肌缺血、坏死有关。

2. 活动耐力下降　与心排血量减少有关。

3. 恐惧　与病情危重有关。

4. 潜在并发症：心源性休克、心力衰竭、心律失常。

【护理计划与实施】

老年急性心肌梗死的处理原则：尽早（起病 3~6h）使心肌血液再灌注，以挽救濒死的心肌，防止梗死面积扩大并缩小心肌缺血范围，保护和维持心脏功能，及时处理严重心律失常、泵衰竭和各种并发症，防止猝死。心肌再灌注可采用经皮冠状动脉介入治疗、溶栓疗法及紧急主动脉-冠状动脉旁路移植术等方法。

治疗与护理的总体目标是：①老年人能正确使用止痛药物，疼痛减轻或消失。②老年人心肌血液灌注恢复，缺血范围缩小，运动耐量提高。③能积极配合治疗与护理，减少或无并发症的发生。具体护理措施如下：

1. 休息 老年 AMI 的饮食、给氧等一般护理与中青年相似，但对于有严重并发症以及高龄、体弱者应适当延长卧床时间，下床活动需有人照顾。

2. 溶栓治疗的护理 早期有效的溶栓治疗可以改善 AMI 的近远期预后，溶栓越早效果越好。溶栓过程中应密切观察患者神志，注意穿刺部位皮肤黏膜有无出血。若发现鼻黏膜出血、牙龈出血、穿刺点出血等，应及时告知医生终止溶栓。同时溶栓期间需进行连续心电监护，以判断溶栓效果并及时发现再灌注心律失常。

3. 介入治疗的护理 老年 AMI 患者介入治疗的并发症相对较多，应严密观察老年人有无心律失常、心肌缺血、心肌梗死等急性并发症的发生。

4. 止痛治疗的护理 遵医嘱给予吗啡或哌替啶止痛，注意有无呼吸抑制等不良反应。

5. 心理护理 向患者详细介绍监护室内的环境、各种机器使用中出现的情况，如机器噪声、电极片使用后皮肤瘙痒等，使其尽快适应环境，稳定情绪，配合治疗。当患者出现紧张、焦虑或烦躁等不良情绪时，应予以理解并设法进行指导。

6. 健康指导 除参见老年心绞痛患者的健康指导外，还应注意：

（1）应教会老年人自我照顾方法，指导家属（或照顾者）掌握心肺复苏技术，以便紧急情况下在家庭实施抢救。

（2）康复指导：加强运动康复教育，与患者或其家属一起制订个体化运动处方，指导老年人出院后的运动康复训练。美国 Wenger 学者将心脏康复分为 4 个阶段：第一阶段为急性期，为患者从入院至出院阶段；第二阶段为恢复期，为患者在家延续第一阶段的训练直至心肌梗死瘢痕成熟；第三阶段为训练期，为心肌梗死愈合后的安全有氧训练阶段；第四阶段为维持期，即终身有规律地运动。Wenger 提出的急性期康复模式可适用于老年 AMI 患者，包括以下 7 个步骤（表 8-1）：

表 8-1 急性心肌梗死住院阶段七步康复程序

步骤	康复运动	自理活动	健康教育
第一步	床上做四肢的主动、被动运动，非睡眠时间每小时 1 次	部分活动自理。自行进食，垂腿于床边，使用床边便盆。每日坐椅子 1~2 次，每次 15min	介绍病房环境，个人急救和社会支援
第二步	坐于床边做四肢关节的主动运动	床上活动完全自理。每日坐椅子 2~3 次，每次 15~30min	帮助戒烟，介绍康复程序，需要时给予健康教育资料
第三步	做 2MET 的伸展运动；慢速行走 5m 并返回	在病房里走动；随时坐椅子；坐轮椅在病房邻近区域活动	介绍心脏解剖和功能，讲解动脉硬化、心肌梗死的发病机制
第四步	做 2.5MET 的体操，中速行走 23m 并返回	监护下在病房邻近区域活动	介绍心肌梗死的危险因素及其控制方法，教会患者自测脉搏
第五步	做 3MET 的体操，走 92m，每天 2 次；试着下几级台阶	随时在病房、走廊走动，走到距病房较远的区域	介绍健康饮食和节省体力的方法

步骤	康复运动	自理活动	健康教育
第六步	继续以上活动；走153m,每天2次；下楼(乘电梯返回);介绍家庭活动	在监护下温水淋浴	介绍医护方法：药物、手术、运动、家庭及社区调节
第七步	继续以上活动；上楼；继续介绍家庭运动	继续以前所有活动	出院计划：提供教育资料和药物卡；指导患者院外药物使用、活动、饮食、娱乐、随诊

【护理评价】

老年患者掌握了减轻心脏负担的技巧，疼痛有所减轻或消失；活动耐力逐渐提高；能遵医嘱科学合理用药；负性情绪有所改善。

六、老年糖尿病

糖尿病(diabetes mellitus,DM)是一组因胰岛素分泌绝对或相对不足和/或靶细胞对胰岛素敏感性降低，导致物质代谢紊乱，以高血糖为主，伴蛋白质、脂肪、水与电解质等紊乱的慢性全身代谢性疾病。发病率随年龄而增长，老年糖尿病95%以上是2型糖尿病，其并发症多且重，致残致死率较高，严重影响老年人的生活质量和寿命。

【护理评估】

1. 健康史　①评估老年人家族中有无糖尿病者，询问其有无多尿、烦渴多饮、善饥多食和体重减轻的症状。②询问老年人的饮食习惯、生活方式，有无烟酒嗜好等。③评估老年人是否肥胖，了解以往有无高血压、高脂血症等。

2. 身体状况

(1)**症状**：起病隐匿且症状不典型，仅有1/4或1/5的老年人有多饮、多尿、多食及体重减轻的症状；发病形式多样化，表现为疲乏无力、尿频、皮肤瘙痒、四肢酸痛麻木、视力障碍等。很多老年人是在健康体检或因其他疾病就诊时做生化检查才发现血糖水平高于正常范围。

(2)**体征**：老年糖尿病者特有的表现：①足部皮肤水疱。②肾乳头坏死所致的腰痛和发热。③糖尿病性肌萎缩，以骨盆带和大腿肌肉不对称性疼痛，进行性乏力为表现。④糖尿病性神经病性恶病质，表现为抑郁、体重明显下降、周围神经病变伴严重疼痛。⑤其他：肩关节疼痛、恶性外耳炎、认知能力下降等；⑥糖尿病老年人免疫力下降，极易并发各种感染，如真菌感染、泌尿系统感染等。

(3)**并发症**：多且严重，常以此为首发症状而就诊。

1)急性并发症：以低血糖、糖尿病高渗综合征和乳酸性酸中毒多见。其中低血糖多见于长期口服磺脲类降血糖药、多重用药及营养不良、肾功能不全的老年人，表现为饥饿感、心悸、乏力，偶有头晕、嗜睡等，重者出现昏迷甚至死亡；糖尿病高渗综合征多见于饮水量减少、口渴中枢敏感性下降的老年人，"三多一少"症状明显，伴有脱水表现如口唇干裂、低血压，严重时出现昏迷和循环衰竭；乳酸酸中毒的诱因是急性感染，苯乙双胍(已淘汰)使用过量导致乳酸堆积引起酸中毒。

2)慢性并发症：①糖尿病视网膜病变，表现为视力明显下降，重者失明。②糖尿病肾病，表现为水肿、高血压、泡沫尿、多尿等，是导致老年人肾衰竭的最常见病因。③糖尿病神经病变，糖尿病病程10年以上者，常有明显的糖尿病神经病变，主要累及周围神经，以远端对称性多发性神经病变为主，呈手套或袜套样分布的肢端感觉异常如麻木感、针刺感、烧灼感等，重者肢端感觉减退甚至丧失。④动脉粥样硬化，老年糖尿病还易并发各种大血管或微血管症状，合并脑血管病时脑梗死多，脑出血少；中小梗死多，多发病灶多；椎基底动脉梗死多，直接引起死亡少，癫痫发作多。⑤动脉粥样硬化闭塞症，双下肢动脉硬化闭塞症，中重度者可有皮温降低、皮肤苍白或变黑、间歇性跛行、静息痛、足部溃疡或坏疽等；双侧颈动脉硬化闭塞可引起头晕甚至晕厥。⑥糖尿病皮肤病变，表现为全身或局部皮肤瘙痒，以夜间阵发性发作常见，常由一处开始逐渐扩延。也可有糖尿病性硬肿病，表现为背部、颈肩部皮肤增厚、硬化；糖尿病性大疱好发于四肢末端，足趾多见。

知识拓展

糖尿病足的评估

评估项目	评估内容	检查方法
皮肤形态	颜色、干燥或出汗、有无皲裂或感染，胼胝	观察、触诊
畸形	足趾畸形、关节畸形	观察、X线片
感觉功能	针刺觉、振动觉、温度觉、压力觉	细针、音叉（震动感觉阈值测量）、温度阈值测试、足压力测定仪
运动功能	肌萎缩、无力，踝反射	电生理检查
自主功能	出汗减少、足温暖、足背静脉膨胀	定量发汗试验、皮肤温度测定
血管状态	苍白、足背动脉搏动	非创伤性多普勒检查

---

3. **心理－社会状况**　评估老年人对糖尿病相关知识的了解程度及治疗各阶段的心理状态，是否有焦虑、怀疑、悲观等不良情绪。评估家属及社区医疗服务对老年人的支持和照顾程度如协助饮食控制、服药、胰岛素注射和自我监测；评估家庭经济状况等。

4. **辅助检查**

（1）**静脉血糖评估指标**：空腹血糖≥7.0mmol/L 和 / 或餐后 2h 血糖≥11.1mmol/L，即可确诊本病，老年人需重视餐后 2h 血糖测定。对诊断有疑问者可用口服葡萄糖耐量试验（OGTT）进行确诊。

（2）**血浆糖化血红蛋白（HbA1c）**：可反映采血前 2~3 个月的平均血糖水平，是目前反映血糖控制水平最有效和可靠的指标。

（3）**胰岛素释放试验及 C- 肽测定**：老年人多存在胰岛素功能低下和胰岛素抵抗。通过测定空腹及餐后 1h、2h、3h 的血浆胰岛素和 C- 肽水平，可了解老年人的胰岛 β 细胞的储备功能，有助于糖尿病的分型及指导临床治疗。

（4）**其他**：胆固醇、甘油三酯、游离脂肪酸均增高；血尿酮体的测定可及时发现酮症。

【**常见护理诊断 / 问题**】

1. **营养失调：高于或低于机体需要量**　与胰岛素分泌不足或抵抗所致三大物质代谢紊乱有关。

2. **有感染的危险**　与代谢紊乱、机体抵抗力下降和微循环障碍有关。

3. **有受伤的危险**　与低血糖反应、末梢感觉功能障碍有关。

4. **活动耐力下降**　与糖尿病老年人体内糖、脂肪、蛋白质代谢紊乱有关。

5. **焦虑**　与血糖控制不佳及长期治疗加重经济负担有关。

6. **潜在并发症**：低血糖、高渗性昏迷、酮症酸中毒、乳酸酸中毒、大血管或微血管病变及神经病变等。

7. **知识缺乏**：缺乏糖尿病的预防及治疗的相关知识。

【**护理计划与实施**】

处理原则：糖尿病的预后取决于治疗的效果。早期治疗和长期、良好的血糖、血压和血脂的控制可明显延缓和防止慢性并发症的发生和发展，降低致残率。因老年人低血糖的危险性高于高血糖，故血糖控制不可过分严格。

治疗和护理的总体目标：能按照老年人血糖标准控制血糖，防止及延缓各种并发症的发生，提高老年人应对各种糖尿病急症的能力，有效控制负性情绪，自我护理能力增强。具体护理措施如下：

1. 一般护理

(1)饮食护理：饮食疗法是糖尿病的基础治疗方法，应按照糖尿病饮食计算方法及老年患者的实际情况安排饮食方案。要使老年人及家属意识到此疗法与控制血糖和减轻症状之间的关系，并能坚持控制热量摄入，合理调配饮食，忌暴饮暴食。老年糖尿病患者无须过度严格禁食蔗糖食物、水果等，但不要过量；蛋白摄入应以优质蛋白为主，如鱼类、牛奶等，每日胆固醇摄入量不宜超过300mg，膳食纤维每日摄入25~30g为宜，适当补充维生素或微量元素，适当补钙和维生素D，限制摄入过多钠盐。特殊情况下，饮食护理要严格遵循医嘱，如有吞咽困难的老年患者需要进行鼻饲，用餐要注意准时、定量按照营养师要求保证供给所需热量，避免引起餐后高血糖及空腹低血糖。对于长期卧床的老年人，主食应采用高纤维素饮食，高纤维素能使血糖缓慢下降，而且具有软化大便、减少胆固醇在肠道内吸收的作用。

(2)适量运动：适当的运动有助于肌肉对糖的利用，提高胰岛素的敏感性，降低血糖、血脂，改善代谢紊乱。长期有规律的运动有利于减轻体重，还可减轻老年人的压力。运动时注意预防低血糖反应，随身携带甜点及病情卡（姓名、年龄、疾病、用药等）。对于高龄老年人不宜严格执行糖尿病饮食和运动疗法，应以老年患者的实际情况随时酌情调整方案。

(3)监测血糖：为控制好血糖及防止并发症的发生，应在专科医生指导下定期监测血糖。老年人空腹血糖在4.4~7.0mmol/L，餐后2h血糖<10mmol/L为控制良好；空腹血糖在5.0~7.5mmol/L，餐后2h血糖<11.1mmol/L为中间过渡阶段；空腹血糖在5.0~8.5mmol/L，餐后2h血糖<13.9mmol/L为可接受标准。老年人除控制血糖外，还要定期监测血脂、糖化血红蛋白、血压、心电图等，并随时观察和注意控制各种并发症的发生。

2. 用药护理　指导老年人按医嘱服药，根据病情合理选药，老年人自己不能随意更改药物；根据血糖水平按时按量服药，不可随意增量或减量。

(1)口服降血糖药：老年人对低血糖的耐受性较差，宜选用作用时间长、能稳定控制血糖的药物。选择口服降血糖药时，要注意安全第一，有效第二；注意个体差异；小剂量联合用药；注意脏器功能的保护；避免严重低血糖和药物相关不良反应；遵医嘱正确服药。

(2)胰岛素治疗及护理：口服降血糖药控制不佳或伴有严重并发症者应尽早、积极应用胰岛素治疗。应用胰岛素的剂型、用法、注意事项和成年糖尿病大致相同。

3. 并发症护理

(1)低血糖反应及处理：老年人易发生低血糖，根据《中国2型糖尿病防治指南（2020年版）》，糖尿病患者血糖≤3.9mmol/L属于低血糖。当发生低血糖时即有饥饿感、心悸、多汗、头晕等表现。若低血糖持续较久或继续下降，会有神志改变甚至昏迷。一旦发生低血糖，应及时进食糖类食物或静脉推注50%葡萄糖20~30ml。

(2)注意个人卫生、保持全身和局部清洁，尤其是口腔、皮肤、会阴部的清洁。

(3)糖尿病足及护理：关键是预防皮肤损伤和感染。每日足部检查、清洗、按摩，勤修指甲，鞋袜平整、宽松。如足部有破损或感染及时处理。

4. 心理护理　老年人往往并存疾病多，病情复杂，心理承受能力差；应注意心理沟通，及时了解出现的负性情绪，有效疏导。早期应帮助老年人了解糖尿病相关知识，引起其重视；后期血糖控制不理想及并发症的出现会导致老年人出现焦虑、恐惧心理，此时应尽量帮助老年人克服消极情绪，树立战胜疾病的信心，积极配合治疗。

5. 健康指导

(1)知识宣教：向老年人及家属介绍糖尿病的有关知识，正确对待糖尿病。

（2）**生活指导**：指导老年人自觉长期控制饮食，适当运动，生活规律，戒除烟酒，注意个人卫生，预防各种感染。

（3）**用药指导**：指导老年人严格遵医嘱服用降血糖药及注射胰岛素。

（4）**血糖监测**：指导老年人自我监测血糖并做好监测日记。

（5）**预防并发症**：能识别各种急慢性并发症，并能及时处理。

（6）**定期复查**：一般每 3~6 个月复查 1 次，每年全身检查 1 次，尽早防治慢性并发症。

【护理评价】

老年人及家属能说出饮食治疗与控制血糖之间的关系，体重控制在正常范围；老年人情绪稳定能积极配合治疗；老年人及家属能讲述降血糖药的不良反应，掌握使用方法；老年人及家属能识别高血糖和低血糖的症状，掌握简单的处理方法；老年人及家属能识别并发症的表现，并积极预防，对已经出现或逐渐加重的并发症应配合医生积极处理。

七、老年骨质疏松症

骨质疏松症（osteoporosis, OP）是一种以骨量减少，骨组织微细结构破坏，导致骨骼的强度降低和骨折危险性增加为特征的一种全身代谢性疾病。骨质疏松症可分为原发性和继发性两类。原发性骨质疏松症包括绝经后骨质疏松症（Ⅰ型）和老年骨质疏松症（Ⅱ型），占发病总数的 85%~90%。绝经后骨质疏松症一般发生在妇女绝经后 5~10 年内；老年骨质疏松症一般指老年人 70 岁后发生的骨质疏松，女性的发病率为男性的 3 倍。继发性骨质疏松症指由任何影响骨代谢的疾病和药物导致的骨质疏松，占发病总数的 10%~15%。患骨质疏松症的老年人极易发生骨折，是引起老年人卧床率和伤残率增高的主要因素。国际骨质疏松基金会发布数据显示，到 2050 年世界一半以上的髋部骨折病例将出现在亚洲地区，届时我国骨质疏松症患者将激增至 2 亿多人，占人口的 13.2%。

知识链接

髋骨骨折的影响

髋骨骨折对身体的功能和构造有明显的影响。国外的一项研究显示了髋骨骨折患者在骨折 1 年后不能完成的与下肢动作相关的日常活动，而这些动作在其骨折前均可完成：①20% 患者需要他人帮助才能穿裤子。②40% 患者横穿一个小房间需要借助他人或工具的帮助。③66% 患者上厕所需要他人帮助。④90% 患者上五层楼需要借助他人或工具的帮助。⑤62% 患者打扫房间受到影响。⑥53% 患者独自外出散步受到影响。⑦42% 患者自己购物受到影响。髋骨骨折后的其他功能障碍还包括认知障碍、抑郁综合征、步态和平衡障碍等。

【护理评估】

1. 健康史　①评估患者有无相关的病因和危险因素。除了年龄、遗传等固有因素外，更重要的是评估一些非固有因素，如体重、吸烟、过度饮酒、饮过多咖啡、体力活动缺乏、制动、饮食中营养失衡、蛋白质摄入过多或不足、高钠饮食、钙和/或维生素 D 缺乏（光照少或摄入少）等。②评估患病过程及诊疗经过。评估患者就医原因、治疗用药及效果，相关的检查结果等。

2. 身体状况

（1）**疼痛**：骨质疏松症起病和病程进展缓慢，早期多无明显表现。疼痛是本病最常见的症状，以腰背痛多见，多为酸痛。其次是膝关节、肩背部、手指、前臂。夜间和清晨醒来时加重，日间减轻，负重能力减弱，活动后常导致肌肉劳损和肌肉痉挛，疼痛加重。

（2）**身高变矮和驼背**：多在剧烈的腰背部疼痛后出现。其原因是支持人体的脊椎骨发生骨质疏松后，椎体内部骨小梁变细，数量减少。椎体压缩性骨折是老年人身材变矮、驼背的主要原因。

（3）**骨折**：其骨折的危险性明显高于正常人。很轻微的外力就可能引发骨折，以胸、腰椎压缩性骨折最多见。脊椎后弯、胸廓变形，可使肺活量和最大换气量显著减少，导致呼吸功能下降，易并发肺部感染。其次是桡骨骨折和股骨颈骨折，股骨颈骨折易导致老年人长期卧床，加重骨质丢失，常因并发感染、心血管病和慢性衰竭而引起死亡。

3. 心理 - 社会状况　机体不适，身体外形改变会进一步加重老年人的心理负担，严重挫伤老年人的自尊心。老年人还可因外形改变而不愿走进公共场合，也会因身体活动不便或担心骨折而拒绝锻炼，从而不利于身体功能的改善。髋骨骨折会给老年人及家属带来重大的心理压力，往往认为发生髋骨骨折就意味着生命终结的到来，因此老年人术后抑郁症的发生率增高。

4. 辅助检查

（1）**骨代谢生化指标**：包括骨形成指标、骨吸收指标及血、尿骨矿成分。主要检查有：①骨钙素，是骨更新的敏感指标，可有轻度升高。②尿羟赖氨酸糖苷（HOLG），是骨吸收的敏感指标，可升高。③血清镁、尿镁，均有所下降。

（2）**X 线检查**：是最简单易行的检查方法，但只能定性，不能定量，且不够灵敏。一般在骨量丢失 30% 以上时才能在 X 线片上显示出骨质疏松，表现为皮质变薄，骨小梁减少变细，骨密度减低、透明度加大，晚期出现骨变形及骨折。

（3）**骨密度检查**：WHO 采用处于峰值骨量阶段的年轻成年妇女的骨密度作为确定骨质疏松症的诊断标准，骨密度每低于峰值骨量的一个标准差，骨折的危险度就会增加 1 倍，若骨密度低于同性别峰值量的 2.5 个标准差以上，即为骨质疏松症。可采用单光子骨密度吸收仪（SPA）、双能 X 线吸收仪（DEXA）、定量 CT 检查等测定骨密度。

【常见护理诊断 / 问题】

1. 疼痛　与骨质疏松症、骨折及肌肉疲劳、痉挛有关。

2. 躯体移动障碍　与骨痛、骨折引起的活动受限有关。

3. 潜在并发症：骨折。

4. 情境性低自尊　与椎体骨折引起的身长缩短或驼背有关。

【护理计划与实施】

老年骨质疏松症的处理原则：以补充钙剂及使用钙调节剂进行药物治疗为主。在药物治疗的同时，需积极调整生活方式，注意适当户外活动，避免嗜烟、酗酒和慎用影响骨代谢的药物，采取防止跌倒的各种措施，加强自身和环境的保护措施（包括各种关节保护器）等。

预防与护理的总体目标是：①老年人能正确使用药物或非药物的方法解除或减轻疼痛，舒适感增加。②能按照饮食及运动原则，合理进餐和活动，维持躯体的功能。③避免骨折发生或骨折患者未因限制活动而发生有关的并发症。④能正视自身形象的改变，情绪稳定，无社交障碍。具体护理措施如下：

1. 休息与活动　根据老年人身体状况，制订适宜的活动计划。对能活动者，每天坚持适当的活动可增加骨密度，降低骨丢失；对因疼痛而活动受限者，可指导其每天进行关节的活动训练，同时进行肌肉的等长、等张收缩训练，以保持肌肉的张力；对因骨折而固定或牵引者，可指导其做上下甩动臂膀、扭动足趾，做足背屈和趾屈等动作。

2. 营养与饮食　《原发性骨质疏松症诊疗指南（2017）》中建议：50 岁及以上人群每日钙推荐摄入量为 1 000~1 200mg（元素钙）；65 岁及以上老年人因缺乏日照以及摄入和吸收障碍常有维生素 D 缺乏，推荐摄入量为 600IU（15µg）/d，可耐受最高摄入量为 2 000IU（50µg）/d。维生素 D 用于骨质疏松症防治时，剂量可为 800~1 200IU/d。因此，要特别鼓励老年人多摄入含钙和维生素 D 丰富的食物。含钙高的食品有牛奶、乳制品、大豆、豆制品、芝麻酱、海带、虾米等。富含维生素 D 的食品有禽、蛋、肝、鱼肝油等。除增加含钙饮食外，还可补充钙剂，老年人可适量服用碳酸钙、枸橼酸钙。另外，有研究显示，较高基线的镁、钾及较多蔬菜水果摄入与较高骨密度相关，应鼓励老年人多摄入含镁、钾丰富的食物，尽量多摄入蔬菜和水果。

3. 缓解疼痛 卧床休息、洗热水浴、按摩、擦背可使肌肉放松，有效减轻疼痛。因病情需要长时间处于同一体位，如仰卧位时，可在膝下垫软枕，将患肢置于膝关节屈曲位，减轻腰部压力可缓解疼痛。同时，可应用音乐治疗、暗示疏导等方法缓解疼痛，对疼痛严重者可遵医嘱使用止痛剂、肌肉松弛剂等药物，对骨折者应通过牵引或手术方法最终缓解疼痛。

4. 预防并发症 尽量避免弯腰、负重等行为，同时为老年人提供安全的生活环境或装束，防止跌倒和损伤。对已发生骨折者，应每2h翻身一次，保护和按摩受压部位，指导老年人进行呼吸和咳嗽训练，做被动和主动的关节活动训练，定期检查防止并发症的发生。

5. 用药护理

(1) **钙制剂**：如碳酸钙、葡萄糖酸钙等，注意不可与绿叶蔬菜一起服用，防止因钙螯合物形成而降低钙的吸收，使用过程中要增加饮水量，通过增加尿量减少泌尿系统结石形成的机会，并防止便秘。

(2) **钙调节剂**：包括降钙素、维生素D和雌激素，使用降钙素时要观察有无低血钙和甲状腺功能亢进的表现。在服用维生素D的过程中要监测血清钙和肌酐的变化，对使用雌激素的老年女性，应详细了解家族中有无肿瘤和心血管疾病方面的病史，严密监测子宫内膜的变化，注意阴道出血情况，定期做乳房检查，防止肿瘤和心血管疾病的发生。

(3) **二磷酸盐**：如依替膦酸二钠、帕米膦酸二钠、阿仑膦酸钠等，此类药物的消化道反应较多见，故应晨起空腹服用，同时饮清水200~300ml，至少30min内不能进食或喝饮料，也不能平卧，以减轻对消化道的刺激。静脉注射要注意血栓性疾病的发生，同时应监测血钙、磷和骨吸收生化标志物。

6. 心理护理 与老年人倾心交谈，鼓励其表达内心的感受，明确忧虑的根源。指导老年人穿宽松的上衣掩盖形体的改变，也可穿背部有条纹或其他修饰的衣服改变人的视觉效果。强调老年人在资历、学识或人格方面的优势，使其认识到个人的力量，增强自信心，逐渐适应形象的改变。对髋骨骨折患者在手术恢复期出现的严重疼痛和功能障碍要及时予以帮助，鼓励尽早行康复训练，告知老年人及其家属在骨折后前几个月内下肢的功能可能会有明显的恢复，以增加其信心。

7. 健康指导

(1) **运动指导**：指导老年人每日适当运动和进行户外日光照射。在活动中防止跌倒，避免过度用力，也可通过辅助工具协助完成各种活动。

(2) **饮食指导**：提供老年人每天的饮食计划单，学会各种营养素的合理搭配，尤其要指导老年人多摄入富含钙及维生素D的食物。

(3) **用药指导**：指导老年人服用可咀嚼的片状钙剂，且应在饭前1h及睡前服用，钙剂应与维生素D同时服用。教会老年人观察各种药物的不良反应，明确不同药物的使用方法及疗程。

(4) **康复训练指导**：康复训练应尽早实施，在急性期应注意卧、坐、立姿势，卧位时应平卧、低枕、背部尽量伸直，坚持睡硬板床；坐位或立位时应伸直腰背，收缩腰肌和臀肌，增加腹压。在慢性期应选择性地对骨质疏松症好发部位的相关肌群进行运动训练，如采取仰卧位抬腿动作做腹肌训练，采用膝手卧位做背肌训练等。同时可配合有氧运动增强体质，通过翻身、起坐、单腿跪位等动作训练维持和提高老年人的功能水平。

(5) **配合中医中药**：近年的科研成果表明，以补肾为主、健脾为辅的中医疗法对骨质疏松有一定的疗效，可配合使用。

【护理评价】

老年人疼痛减轻或消失；每日能够合理地进食和用药，躯体功能有所改善；无骨折发生或骨折后未出现并发症;情绪稳定,能正确应对疾病造成的影响。

八、老年退行性骨关节病

退行性骨关节病(degenerative osteoarthritis)又称老年性骨关节炎、骨性关节炎、增生性关节炎等,其主要病变是关节软骨的退行性变和继发性骨质增生,引起关节软骨完整性破坏以及关节边缘软骨下骨板病变,继而导致关节症状和体征的一组慢性退行性关节疾病。骨关节的病理改变表现为透明软骨软化、糜烂,骨端暴露,并继发滑膜、关节囊、肌肉的变化。此病好发于髋、膝、脊椎等负重关节以及肩、指间关节等。其发病率随年龄的增大逐渐升高,65 岁以上的老年人患病率达68%,高龄男性髋关节受累多于女性,手骨性关节炎则以女性多见。

【护理评估】

1. 健康史 ①评估患者有无退行性骨关节病的相关诱因,如肥胖、吸烟、性激素,或者从事对关节磨损较多的工作,以及患者的饮食和运动状况。②评估患者关节疼痛的部位、性质、持续时间等。③了解患者既往诊断、检查结果和用药状况。

2. 身体状况

(1)**关节疼痛**:开始表现为关节酸痛,程度较轻,多出现于活动或劳累后,休息后可减轻或缓解。随着病情进展,疼痛程度加重,表现为钝痛或刺痛,关节活动可因疼痛而受限,后期休息时也可出现疼痛。其中膝关节病变在上下楼梯时疼痛明显,久坐或下蹲后突然起身可导致关节剧痛;髋关节病变疼痛常自腹股沟传导至膝关节前内侧、臀部及股骨大转子处,也可向大腿后外侧放射。

(2)**关节僵硬**:关节活动不灵活,特别在久坐或清晨起床后关节有僵硬感,需经过一段时间后才能活动。一般持续时间较短,不超过 30min,但到疾病晚期,关节将永久不能活动。

(3)**关节内卡压现象**:关节内有小的游离骨片时,可引起关节内卡压现象。表现为关节疼痛、活动时有响声和不能屈伸。膝关节卡压易使老年人摔倒。

(4)**关节肿胀、畸形**:膝关节肿胀多见,因局部骨性肥大或渗出性滑膜炎引起,严重者可见关节畸形、半脱位等。手关节畸形可因指间关节背面内、外侧骨样肿大结节引起,位于远端指间关节者称 Heberden 结节,位于近端指间关节者称为 Bouchard 结节,部分患者可有手指屈曲或侧偏畸形,第一腕掌关节可因骨质增生出现"方形手"。

(5)**功能受限**:各关节可因骨赘、软骨退变、关节周围肌肉痉挛及关节破坏而导致活动受限。此外,颈椎骨性关节炎脊髓受压时,可引起肢体无力和麻痹,椎动脉受压可致眩晕、耳鸣导致出现复视、构音障碍或吞咽障碍,严重者可发生定位能力丧失或突然跌倒。腰椎骨性关节炎腰椎管狭窄时,可引起下肢间歇性跛行及大小便失禁。

3. 心理 - 社会状况 骨性关节炎主要表现为反复或持续的关节疼痛、功能障碍和关节变形,严重影响老年人的日常生活及心理健康。疼痛使老年人不愿意过多走动,社会交往减少;功能障碍使老年人的无能为力感加重,产生自卑心理;疾病的迁延不愈使老年人对治疗失去信心,产生消极悲观的情绪。

4. 辅助检查 本病无特异性的实验室指标,放射学检查具有特征性改变。

(1)**X 线检查**:可见受累关节间隙狭窄,关节面硬化和变形,关节边缘骨质增生,关节内游离骨片,软骨下骨硬化和囊性病变。

(2)**CT**:用于椎间盘疾病的检查,效果明显优于 X 线。

(3)**MRI**:能发现早期的软骨病变,并能观察到半月板、韧带等关节结构的异常。

【常见护理诊断 / 问题】

1. 疼痛 与关节退行性变引起的关节软骨破坏及骨板病变有关。

2. 躯体移动障碍 与关节疼痛、畸形或脊髓压迫所引起的关节或肢体活动困难有关。

3. 无能为力感　与躯体活动受限及自我贬低的心理压力有关。

4. 有跌倒的危险　与关节破坏所致的功能受限有关。

【护理计划与实施】

本病的处理原则包括缓解疼痛、改善关节功能、减少致残。可采用药物和非药物方法治疗。常用的药物有非甾体抗炎药、氨基葡萄糖及抗风湿药。非药物治疗包括运动、理疗、关节功能保护等。对症状严重、关节畸形明显的晚期骨关节炎老年人，多行人工关节置换手术。

治疗与护理的总体目标是：①老年人能通过有效方法减轻疼痛。②关节功能有所改善，日常生活活动能力改善。③能积极应对疾病造成的身心影响，应对能力有所增强。具体护理措施如下：

1. 休息与活动　根据老年人情况制订休息与活动计划，急性发作期宜限制关节活动，以不负重活动为主；症状缓解期可适当运动，如游泳，做操，打太极拳等，可有效预防和减轻病变关节的功能障碍，肥胖老年人更应坚持运动锻炼。

2. 疼痛护理　对患有髋关节骨关节炎的老年人，减轻关节的负重和适当的休息是缓解疼痛的重要措施，可利用手杖、拐杖、助行器站立或行走，疼痛严重者需卧床休息。膝关节炎的老年人除适当休息外，可在上下楼梯或体位改变时借助支撑物辅助活动以减轻关节软骨承受的压力，膝关节积液严重时，应卧床休息。另外，局部理疗与按摩综合使用，对任何部位的骨关节炎都有一定的镇痛作用。

3. 用药护理

(1)非甾体抗炎药：可镇痛。建议使用吡罗昔康、双氯芬酸、舒林酸硫化物等，此类药物不良反应小，而且双氯芬酸、舒林酸硫化物对软骨代谢和蛋白聚合糖合成具有促进作用。尽量避免使用阿司匹林、水杨酸、吲哚美辛等不良反应大且对关节软骨有损害作用的药物。应使用最低有效剂量；在炎症发作期使用，症状缓解后立即停止；药物剂量和种类选择注重个体化，如按摩、理疗等方法可缓解疼痛者，最好不服用镇痛药。

(2)氨基葡萄糖：可减轻疼痛并修复损伤的软骨。常用药物有硫酸氨基葡萄糖（维骨力）、氨糖美辛片、氨基葡萄糖硫酸盐单体（傲骨力）等。硫酸氨基葡萄糖于进餐时服用，氨糖美辛片于饭后即服或临睡前服用。

(3)抗风湿药：对保护残存软骨有一定作用，于关节内注射。用药期间应加强临床观察，监测X线片和关节积液。

4. 手术护理　对症状严重、关节畸形明显的晚期骨关节炎老年人，多行人工关节置换，术后护理因不同部位的关节而有所区别。髋关节置换术后患肢需皮牵引，应保持有效牵引，同时要保证老年人在牵引状态下的舒适和功能；膝关节置换术后患肢用石膏托固定，应做好石膏固定及患肢的护理。

5. 心理护理　鼓励老年人积极治疗，坚持正确的康复训练，以保持功能和体形。同时使其认识到关节软骨组织随着年龄的增长而老化是自然规律，但如注意预防，可减轻退行性变化的进程。为老年人安排有利于交际的环境，增加其与外界环境互动的机会，协助老年人使用健全的应对技巧，鼓励其学会自我控制不良情绪的方法。

6. 健康指导

(1)保护关节：指导老年人正确的关节活动姿势，动作幅度不宜过大，不加重关节的负担和劳损，尽量使用大关节而少用小关节，可以使用手把、手杖、助行器以减轻受累关节的负重，如用屈膝、屈髋、下蹲代替弯腰和弓背；用双脚移动带动身体转动代替突然扭转腰部；选用有靠背和扶手的高脚椅就座，且膝髋关节成直角。注意防潮保暖，防止关节受凉受寒。

(2)康复训练指导：指导老年人进行各关节的康复训练，通过主动和被动的功能锻炼，可以保持病变关节的活动，防止关节粘连和功能活动障碍。不同关节的锻炼方式依据其功能有所不同。①髋关节，早期练踝部和足部的活动，鼓励老年人尽可能做股四头肌的收缩，除去牵引或外固定后，床上练髋关节的活动，进而扶拐下地活动。②膝关节，早期练股四头肌的伸缩活动，解除外固定后，再练伸屈及旋转活动。③肩关节，练习外展、前屈、内旋活动。④手关节，主要锻炼腕关节的背伸、掌屈、桡偏屈、尺偏屈。

（3）**用药指导**：指导老年人遵医嘱正确用药，用明显的标记提醒老年人定时定量、准确服药，并告知药物可能产生的不良反应，教会老年人自我监测方法。

【护理评价】

通过系统而全面的护理，老年人的疼痛减轻或消失；关节功能有所改善；日常生活活动能力有所改善；能主动与别人互动，应对能力有所增强。

九、老年良性前列腺增生

良性前列腺增生（benign prostatic hyperplasia，BPH）是指前列腺腺体和间质细胞良性增生，导致尿路梗阻，出现一系列临床症状及病理改变。其发病机制尚未完全阐明，可能与老龄及性激素平衡失调有关。随增龄发病率增高，60 岁发病率为 50%，80 岁可达 90%。临床以尿频、排尿困难为主要特征，既会导致老年人排尿痛苦，又可引起其精神压力加大，严重影响生活质量。

【护理评估】

1. 健康史 ①详细询问老年人有无尿频、夜尿增多、进行性排尿困难等表现，了解起病时间、诊治经过及用药效果。②询问老年人有无反复下尿路感染、肾盂积水及肾功能不全的情况。③注意有无饮酒、受凉、劳累等因素诱发的急性尿潴留。

2. 身体状况

（1）**症状**：①尿频、夜尿增多，最早、最常见的症状。随梗阻加重，尿频也加重，当夜尿次数为 3 次以上时，表示膀胱出口梗阻已达到一定程度。②进行性排尿困难，最典型症状。轻度梗阻时，排尿迟缓、断续、时间延长；梗阻加重，排尿费力，尿流射程短，尿线细而无力，甚至呈点滴排出，尿后滴沥；梗阻达到一定程度，可发生尿潴留，并出现尿失禁。③急症，疾病的任何阶段均可发生急症问题，多由于饮酒、受凉、劳累、久坐等因素诱发，老年人有膀胱充盈感，极想排尿而无法排出，致使老年人辗转不安，痛苦万分。④并发症，并发感染时，可有尿频、尿急、尿痛等膀胱炎症状，并可有血尿，严重时可有肾盂积水、肾衰竭。BPH 患者排尿时不能排空膀胱内尿液，膀胱内出现残余尿，导致尿潴留。

（2）**体征**：直肠指诊可触及增大的前列腺，表面光滑、质韧、有弹性，中间沟消失或隆起。

3. 心理-社会状况 尿频、夜尿增多会严重影响老年人的休息、睡眠，长期排尿困难、反复出现的尿潴留会加重老年人的精神负担，出现焦虑、悲观情绪。评估时应注意观察老年人有无紧张、焦虑情绪，家庭对老年人的关心程度及对医护方案实施的配合。准备手术的老年人，应重视术前、术后的心理评估。

4. 辅助检查 ①尿常规：了解是否合并尿路感染。②超声：辅助判断前列腺的大小、形态及膀胱内病变。③肾功能检测：了解肾功能状态及膀胱残余尿量和肾积水。④尿流动力学检查：尿流率测定可初步判断梗阻的程度，测定最大尿流率 <15ml/s 提示排尿不畅，<10ml/s 提示梗阻严重。临床应用尿动力测定压力-流率可鉴别不同病症引起的排尿困难。⑤膀胱镜：可判断尿道内的狭窄或堵塞情况。

【常见护理诊断/问题】

1. 排尿障碍 与前列腺增生引起尿路梗阻有关。

2. 睡眠型态紊乱 与尿频、夜尿有关。

3. 有感染的危险 与尿潴留有关。

4. **焦虑、恐惧** 与排尿困难或尿失禁及担心手术预后有关。

5. **急性疼痛** 与膀胱痉挛或手术有关。

6. **潜在并发症**：经尿道前列腺电切除术（TURP）综合征、尿失禁、出血、感染等。

知识拓展

经尿道前列腺电切除术（TURP）

手术原理：TURP是通过一个薄的环状电极通过变换电流波形、电压峰值及电流能量来实现的，由电切和电凝两个步骤组成。切割时发生器被设定在高能状态，发射持续变化的正弦波射频，电极通过前列腺组织时细胞被迅速加热、汽化形成一个腔道；而电凝时发生器是在低能状态下发射断续的正弦波，两方面结合导致凝血。

手术方式：充分的术前准备和术中对前列腺窝和膀胱的良好冲洗，是TURP非常重要的步骤。检查膀胱和后尿道后开始切割。切除顺序一般为：切除中叶及切出标志沟；切除两侧叶及腹侧组织；切除前列腺尖部。

经尿道前列腺电切除术综合征（TURS）：主要原因是术中冲洗液被快速大量吸收所致。临床表现为血压的变化、肺水肿、脑水肿、肾水肿、血钠降低及血浆渗透压下降。治疗措施为：利尿，纠正低渗、低血钠，吸氧，抗心衰，抗感染，有脑水肿时，要进行脱水治疗。

【护理计划与实施】

处理原则：临床症状轻者以内科药物治疗为主，可遵医嘱给予α受体拮抗药、激素、降低胆固醇药物等。应用α受体拮抗药注意观察有无头痛、心悸、直立性低血压等反应，做好安全护理。应用有效的抗生素控制尿路感染。梗阻较重又不适宜手术者可使用激光治疗、射频治疗、支架置入等，必要时行前列腺切除术。

治疗和护理的总体目标：经过治疗和护理的老年人，尿频、排尿困难等症状缓解或解除；睡眠好转；尿路感染发生率降低；焦虑、恐惧感消除且情绪稳定；减少并发症发生。具体护理措施如下：

1. 一般护理

（1）老年人居住的房间设计合理，卧室要靠近卫生间，地面防滑，最好设有扶手，夜间尿频的老年人可在床旁放便器。

（2）生活规律，加强锻炼，提醒老年人尽量不要憋尿，训练其排尿能力。

（3）注意饮食要清淡易消化，不要在短时间内饮大量水，避免膀胱急剧扩张而引起紧张度丧失。避免饮酒及饮料。

2. 对症护理

（1）**排尿困难**：提供适宜的环境，安置适当的体位利于其轻松排尿。可用热水袋敷下腹部或用手按摩刺激膀胱肌收缩，促进排尿，必要时导尿。留置尿管老年人应随时观察有无发热，尿袋中有无浑浊物等，如出现上述情况应立即进行膀胱冲洗。

（2）**尿潴留**：可用温水冲洗会阴部或听流水声音诱导其排尿。必要时采取导尿，注意老年人导尿一次不要超过800ml，以免引起膀胱出血或虚脱。

（3）**尿频**：睡前应限制饮水，以免影响睡眠。

3. 治疗护理

（1）**用药护理**：遵医嘱用药，临床常用药物有α-受体拮抗药和5α-还原酶抑制剂等，使用α-受体拮抗药要密切观察可能出现的不良反应，服药后嘱患者平躺10~20min，防止发生直立性低血压；应用5α-还原酶抑制剂要做好解释工作，因此药起效较慢，但适宜长期治疗，一般服药3个月可使前列腺缩小,改善排尿功能,长期服用可减少远期并发症如急性尿潴留等,有抑制疾病发展进程的作用,因此,应鼓励老年人坚持服药,不能随意停药。

(2)**围手术期护理**:梗阻严重的前列腺增生应考虑行前列腺切除术。术前向老年人介绍手术治疗的目的和方法、术前后的注意事项,消除恐惧心理。做好术前准备,如训练老年人床上排便能力、清淡饮食、多饮水、勤排尿等,残余尿多或有尿潴留致肾功能不良者,应留置导尿。术后密切观察老年人的意识、生命体征、水电解质变化情况、泌尿系统和呼吸系统感染征象等;保持膀胱引流通畅,观察引流液颜色、性质,膀胱冲洗时冲洗液温度适当,可嘱老年人多饮水,尿量增多可以起到内冲洗作用;术后腹胀消失、肛门排气后给予半流质饮食,保持大便通畅,不用力排便,5日内不做灌肠治疗,以免创面出血。

4.**心理护理**　维护老年人的自尊,多关心老年人,鼓励其正常社交,消除不良情绪。向老年人说明药物治疗的重要性和手术治疗的必要性,帮助其树立战胜疾病的信心。

5.**健康指导**

(1)**自我观察及定期体检**:让老年男性了解前列腺增生的表现如尿频、夜尿、排尿困难等,如有异常及时体检。指导老年男性定期检查前列腺,了解有无增生及程度。

(2)**生活指导**:①注意劳逸结合,避免过度劳累、受凉、避免久坐、骑车等挤压、牵拉会阴部活动,以防前列腺血流不畅;②适量饮水,每天至少饮水2 000ml,可有效稀释尿液中代谢产物的浓度,减少尿液中有害物质对前列腺组织的刺激;③不憋尿,过度憋尿会导致前列腺包膜张力的增高,长此以往会引起前列腺疾患;④不酗酒、少吃辛辣食物、保持大便通畅、勤洗澡、和谐节制的性生活等,同样对预防前列腺疾患有着重要意义;⑤心情放松:心情愉快不仅有利身心健康,还可减缓盆底肌肉的张力。

【护理评价】

老年人知晓前列腺增生的表现,并注意观察,经常体检。生活规律,能坚持锻炼身体,饮食清淡,情绪乐观。

十、老年胃食管反流病

胃食管反流病(gastroesophageal reflux disease,GERD)是指由于防御机制减弱或受损,使得胃、十二指肠内容物通过松弛的食管下括约肌反流引起一系列症状。根据有无组织学改变分为两类:①反流性食管炎,食管有炎症组织学改变,因胃和/或十二指肠内容物反流入食管,引起食管黏膜的炎症、糜烂、溃疡和纤维化等病变,并导致口咽、喉、气管等食管以外的组织损害;老年反流性食管炎症状不典型,且较严重,易出现并发症。反流性食管炎可引起食管狭窄、出血、穿孔、Barrett食管、食管癌,以及食管外邻近组织损害,出现食管外症状如咽峡炎、哮喘、肺炎等疾病,严重影响了老年人的生活质量。②非糜烂性反流病,客观方法证实有反流,但未见组织学改变。老年人因膈肌、韧带松弛,食管裂孔疝的发生率较高,所以 GERD 的发生率明显提高。

【护理评估】

1. 健康史 ①询问老年人有无胃部烧灼感或疼痛以及发生的时间、持续时间,与饮食、体位的关系;②询问有无引起胃食管反流病的消化性疾病如食管裂孔疝,有无腹内压增高(咳嗽、腹水、便秘、肥胖等)及长期胃内压增高等情况,有无全身性疾病如糖尿病、肥胖等;③询问老年人饮食是否油腻、过饱,有无长期吸烟、饮酒、喝浓茶和饮料习惯;④评估老年人有无长期放置鼻饲管;⑤询问老年人的用药情况,如是否服用松弛食管下括约肌的药物如胆碱能和 β 肾上腺素激动剂、地西泮、吗啡等,是否经常服用刺激消化道黏膜及影响胃动力的药物如阿司匹林、硝苯地平等。

2. 身体状况

(1)**胸骨后烧灼感或疼痛**:多在进食后 1h 发生,常在平卧、弯腰或腹压增高时诱发。疼痛部位在胸骨后或剑突下,可放射至颈、肩背、耳部和上肢,由反流物刺激食管引起,严重时可为剧烈刺痛,与心绞痛难以区别,应予重视。

(2)**反流症状**:表现为反酸、反食、反胃、嗳气等。反酸常伴胃灼热感,多在胸骨后烧灼感或烧灼样疼痛之前出现。餐后症状明显或加重。

(3)**吞咽困难**:初期因食管痉挛,出现间歇性吞咽困难。后期因食管瘢痕形成狭窄,出现永久性吞咽困难。严重食管炎或食管溃疡者可有咽下疼痛。

(4)**食管以外症状**:表现为咳嗽、哮喘、声嘶,咳嗽多在夜间,呈阵发性,伴有气喘。

(5)**严重者可致食管糜烂出血**:胃液反流可引起误吸;长期胃食管反流也可致食管黏膜上皮肠化生。

3. 心理-社会状况 老年人进食及餐后不适,会对进餐产生恐惧,害怕癌变,会产生焦虑情绪。评估老年人的心理反应,是否对进食有恐惧情绪;进食是否具有选择性;是否因担心给家人带来负担而减少与他人共同进餐的机会,减少正常的社交。同时需要评估家属对老年人治疗疾病的态度、心理支持和照顾程度;了解老年人治疗疾病的经济承受力,以便为拟定治疗方案提供参考。

4. 辅助检查

(1)**食管滴酸试验**:通过食管黏膜酸化诱发老年人症状(如心前区烧灼感、嗳气、胸痛等),以确定这些症状是否与反流有关,并可鉴别胸骨后疼痛的病因。

(2)**食管腔内 pH 测定**:是诊断胃食管反流病的重要方法。24h 食管 pH 连续监测可明确是否有胃酸反流,可了解反流的程度及反流与疼痛、进餐、体位的关系。

(3)**内镜检查及活组织病理检查**:是评价内膜损伤的最佳方法,同时结合病理活检,可明确是否为 Barrett 食管;同步检查胃和十二指肠,以排除引起胃压升高的因素。按 Kahrilas 分型,内镜下反流性食管炎分为 4 级。1 级:一至数个充血渗出的非融合性病变;2 级:充血、糜烂、渗出、融合但未环周一圈;3 级:环周一圈;4 级:食管病变可为溃疡、狭窄、Barrett 食管,局部组织增生,息肉形成。

(4)**核素胃食管反流检查**:老年人取平卧位,用核素标记液体,显示在增加腹压时有无过多的核素胃食管反流,此法的敏感性和特异性约 90%。

(5)**食管吞钡 X 线检查**:将胃食管影像学和动力学结合起来,对诊断有互补作用,但灵敏度较低,假阳性较多,其目的主要是排除食管癌等其他食管疾病。

【常见护理诊断/问题】

1. 疼痛 与反酸引起的烧灼及反流物刺激食管痉挛有关。

2. 营养失调:低于机体需要量 与吞咽困难及畏食导致进食少有关。

3. 焦虑 与疼痛以及吞咽困难、限制饮食类型、生活方式改变有关。

4. 潜在并发症：食管狭窄、出血穿孔，Barrett 食管。

【护理计划与实施】

处理原则：包括减少胃食管反流、避免反流物刺激损伤食管黏膜及改善食管下括约肌的功能状态，可通过内科治疗和抗反流手术治疗改善症状。护理方面要指导老年人说出胃部不适的原因，掌握用药方法及日常生活中的护理技巧。

治疗和护理的总体目标：老年人不适症状减轻或消失；胸痛减轻或消失；营养状态得到改善；焦虑减轻；无社交障碍发生。其具体的护理措施如下：

1. 一般护理

（1）**休息与活动**：餐后散步或直立体位，卧床老年人需抬高床头 20cm 或将枕头垫在背部，借助重力作用，促进睡眠时食管的排空和餐后胃的排空。避免右侧卧位，避免反复弯腰及抬举动作。

（2）**饮食护理**：少食多餐，避免过饱，进餐时宜采取高坐卧位，时间要充足，不要催促老年人，避免餐后立即平卧；忌烟酒、脂肪、酸食、咖啡和巧克力；肥胖者要控制体重。

2. 内镜及钡餐检查的护理

（1）**内镜检查的护理**：治疗前介绍内镜检查、治疗过程，消除老年人的紧张情绪。询问老年人有无严重的心肺疾患。胃、十二指肠镜检查，于治疗前禁食 8h，禁水 4h。术前取下义齿，遵医嘱给予阿托品。

（2）**钡餐检查的护理**：检查后遵医嘱给予缓泻剂。评估有无腹胀、肠蠕动，观察排便情况。

3. 用药护理

（1）**制酸剂**：中和胃酸、降低胃蛋白酶活性、保护胃黏膜，如氢氧化铝凝胶、氧化镁，宜在饭前 1h 和临睡前服用，以液体制剂效果为佳。

（2）**H_2 受体拮抗剂**：控制胃酸分泌、减少反流物酸度，如雷尼替丁、西咪替丁，宜在餐后和睡前服用。

（3）**质子泵抑制剂**：抑制壁细胞分泌 H^+ 的最后环节 H^+/K^+-ATP 酶（质子泵），而有效地减少胃酸分泌，如奥美拉唑。

（4）**促动力药**：促进食管、胃的蠕动和排空，从而减轻胃食管反流，如多潘立酮、西沙比利，应餐前 30min 服用，若有夜间症状，睡前 30min 加服抑酸药。

（5）**黏膜保护药**：宜饭前 1h 及睡前服用如硫糖铝。

4. 手术治疗前后的护理　手术治疗适用于长期服药无效或需终身服药者，不能耐受扩张者，或需反复扩张者。食管狭窄者可行内镜下扩张治疗或内镜下支架植入术。手术前改善老年人的营养状态，矫正水、电解质失衡。应用抗生素，术前插鼻胃管持续吸引。避免给予吗啡，以防老年人术后早期呕吐。手术后保持胃肠减压管的通畅，胃肠减压一周。当肠蠕动恢复及肛门排气后，可进食清淡流质饮食，避免给予易产气的食物，如牛奶、含碳酸饮料等，1 周后，逐步过渡到软食。

5. 健康指导

（1）**知识宣传**：向老年患者及家属针对性地介绍一些有关疾病的知识，指导老年人说出胃部不适的原因，掌握用药方法及日常生活中的护理技巧。使老年人能积极配合治疗及护理，从而达到巩固疗效和避免复发的目的。

（2）**生活指导**：改变生活方式及饮食习惯是保证治疗效果的关键。合理饮食，避免暴饮暴食、酗酒、嗜烟，尽量避免摄入巧克力、茶碱、辣椒及碳酸饮料等。避免一切增加腹压的因素。

（3）**服药指导**：①老年人服药时须保持直立位，至少饮水 150ml。②服用前须仔细阅读说明书或详细咨询，尤其是容易造成食管黏膜损伤的药物，如非类固醇类抗炎药（NSAID）、氯化钾、四环素类抗生素、奎尼丁、硫酸亚铁和茶碱等。③避免使用降低食管下段压力的药物，如阿托品、地西泮、二羟丙茶碱（喘定）等。

经过治疗和护理后，老年人能遵医嘱规范用药，疼痛减轻或消失，营养状况得到改善，未出现并发症。

十一、老年脑血管疾病

（一）脑梗死

脑梗死（cerebral infarction）又称缺血性脑卒中，是各种原因引起的脑部血液供应障碍，使局部脑组织发生不可逆性损害，导致脑组织缺血、缺氧性坏死。其发生率占脑血管疾病的 60%~70%，且发生率随着年龄的增大而增加，是导致老年人致死致残的主要疾病之一。主要包括脑血栓形成和脑栓塞两大类，其中脑血栓形成占脑卒中的 60%，脑栓塞约占脑卒中的 5%~20%。

【护理评估】

1. 健康史　评估患者的起病时间、方式，有无肢体活动障碍或语言障碍，有无眩晕、恶心、呕吐等伴随症状。了解患者的家族遗传史、年龄、性别，有无颈动脉狭窄、高血压、糖尿病、高血脂及吸烟、酗酒等不良生活习惯。

2. 身体状况

（1）临床特点

1）脑血栓形成：多在睡眠或安静状态下起病，动态起病者以心源性脑梗死多见。约 25% 的老年人发病前有 TIA 发作史，发病时一般神志清楚，局灶性神经系统损伤的表现多在数小时或几天内达到高峰，部分患者的症状可进行性加重或波动。且因不同动脉阻塞表现各异，其中大脑中动脉闭塞最为常见，可出现典型的"三偏"症状：对侧偏瘫、偏身感觉障碍、同向偏盲；若主干急性闭塞，可发生脑水肿和意识障碍；若病变在优势半球常伴失语。

2）脑栓塞：老年脑栓塞发作急骤，多在活动中发病，无前驱症状，意识障碍和癫痫的发生率高，且神经系统的体征不典型。部分患者有脑外多处栓塞，如肺栓塞、肾栓塞或下肢动脉栓塞等。

3）无症状性脑梗死：多见于 65 岁以上的人群，常无明显症状。

4）并发症多：老年人由于多病并存，心、肺、肾功能较差，常易出现各种并发症，如肺部感染、心力衰竭、肾衰竭等，使病情进一步加重。

（2）**心理 - 社会状况**：老年脑梗死常出现功能障碍，加之病情危重，会造成患者及家属产生恐惧、担忧、悲观的情绪体验。护士应与他们及时沟通，以期能作出准确的评估，以便能提供有效的指导和帮助。

（3）辅助检查

1）CT 扫描：脑血栓形成后的 24h 内，脑 CT 扫描大多无明显梗死灶，部分大脑中动脉血栓可示动脉高密度影。在 24h 以后，可逐渐显示出梗死区为低密度影，边界不清。脑栓塞 CT 扫描可发现低密度影。

2）MRI：比 CT 更早发现梗死灶，尤其对较小病灶、小脑和脑干的病灶以及较早期病灶的诊断率高。

3）脑血管影像检查：MRA、CTA 和 DSA 可发现动脉血栓的部位、动脉狭窄及脑动脉硬化情况；有时还可发现动脉瘤、血管畸形等。

4）多普勒超声：彩超检查可协助发现颈动脉粥样硬化斑块的大小和内膜厚度，有无腔狭窄及其程度。经颅多普勒超声可了解颅内脑动脉血流动力学情况。

5）单光子发射 CT（SPECT）：是放射性核素与 CT 相结合的一种新技术，可更早发现脑梗死、定量检测脑血流量和反映脑组织的病理生理变化。

【常见护理诊断/问题】

1. **躯体移动障碍**　与运动中枢损害致肢体瘫痪有关。
2. **言语沟通障碍**　与语言中枢损害有关。
3. **吞咽障碍**　与意识障碍或延髓麻痹有关。
4. **有受伤的危险**　与癫痫发作、偏瘫、平衡能力降低有关。
5. **潜在并发症**：肺炎、尿路感染、消化道出血、压疮、失用综合征。

【护理计划与实施】

老年脑梗死的处理原则：在脑缺血早期阶段，应迅速让阻塞的血管再通及尽快达到再灌注治疗的目的。恢复期进行物理治疗和康复治疗。应采取多途径、综合治疗方法，避免脑、心、肾、肝等多器官衰竭。

护理的总体目标是：①老年人生活自理能力有所增强。②能掌握恰当的进食方法，并主动配合吞咽功能训练，吞咽功能逐渐恢复，营养需要得到满足。③能有效预防并发症的发生。其具体护理措施如下：

1. 一般护理

(1)**环境**：为老年人提供安静舒适的环境，这样既有利于老年人的身心健康，又便于护理人员与老年人之间的有效沟通。

(2)**体位**：患者取平卧位，如昏迷者尽量减少搬动，应将头偏向一侧，以免呕吐物误吸，引起窒息。

(3)**氧疗**：间歇给氧，呼吸不畅者及早采用气管插管或气管切开术。

(4)**病情监测**：急性脑梗死的老年人应密切观察意识、瞳孔、生命体征、肌力、肌张力的变化，加强血气分析、心电图、血压的监测，防止低氧血症、心律失常及高血压的发生。

(5)**休息与活动**：为预防坠积性肺炎、尿路感染、失用综合征等并发症的发生，应指导老年人在急性期生命体征平稳时就进行被动运动，鼓励其早期下床活动，日常生活活动尽量自己动手，必要时予以协助，尤其做好个人卫生。尽量避免导尿以免尿路感染。

2. 用药护理

(1)**溶栓剂**：溶栓治疗是急性期最有效的治疗，在起病 3~6h 内进行溶栓治疗，可使血管再通，挽救缺血区神经细胞，改善侧支循环。常用药物为尿激酶、重组型纤溶酶原激活剂，该类药物最严重的不良反应是颅内出血，在使用期间应严密观察生命体征、瞳孔、意识状态的变化，同时注意有无其他部位出血倾向。因此，需要在同一肢体上建立两条静脉通道，一条专门输入溶栓药物，一条做多渠道补液，另一侧上肢用于监测血压。

(2)**抗凝剂**：可减少 TIA 发作和防止血栓形成，常用药物为肝素和华法林。用药期间严密监测凝血时间和凝血酶原时间。肝素皮下注射拔针时应延长按压时间，以免出血。

对于高龄老年患者，应用华法林时要严密监测国际标准化比率（International Normalized Ratio，INR），维持在 2.0~2.5 较安全。对于颅内出血风险较高的患者，应该选用达比加群、利伐沙班或阿哌沙班，与华法林相比较，其脑出血的风险较低。

> **知识拓展**
>
> ### INR 及其意义
>
> INR 为国际标准化比率的缩写。用凝血酶原时间（PT）和测定试剂的国际敏感指数（ISI）推算出来的。采用 INR 使不同实验室和不同试剂测定的 PT 具有可比性，便于统一用药标准。
>
> INR 的值越高，血液凝固所需的时间越长。INR 可有效监测抗凝药物的疗效，例如华法林，一旦使用就应规律性地监测 INR。

健康成年人，INR 值大约为 1.0。有静脉血栓的患者的 INR 值一般应保持在 2.0~2.5 之间；有心房纤维性颤动的患者的 INR 值一般应保持在 2.0~3.0 之间。然而，理想的 INR 值一定是根据患者的病情和自身状况制定的个性化指标。

（3）**抗血小板聚集药**：溶栓后 24h 使用可降低病死率和复发率，注意不能在溶栓或抗凝治疗期间使用，常用药物为阿司匹林、噻氯匹定和氯吡格雷。除了观察有无出血倾向外，长期使用阿司匹林可引起胃肠道溃疡，因此消化性溃疡患者应慎用。

（4）**降颅压药**：大面积梗死可出现脑水肿和颅内压增高，需要应用脱水剂降颅压，常用药物有甘露醇、呋塞米、甘油果糖，使用过程中应记录 24h 出入量，严密监测心、肾功能；使用甘露醇降颅压时，应选择较粗血管，以保证药物的快速输入。老年患者应用甘露醇时应减量，肾功能不良者慎用。呋塞米对合并有高血压、心功能不全者效果更佳。如患者有肾功能障碍或用较大剂量甘露醇后效果仍不佳时，可应用本药。甘油果糖使用时速度不宜过快，以防溶血，本药不影响肾功能，糖尿病患者也可使用。

3. 心理护理　理解老年人的感受，鼓励老年人表达内心的情感。向老年人讲解疾病的基本情况，解释已出现的症状，降低因疾病而带来的恐慌、焦虑。指导并帮助老年人采用合适的方式处理面临的困难，如自理缺陷、语言表达不清、行走不稳等，对老年人的进步及时给予肯定，以提高老年人的自我价值感，增强战胜疾病的信心。教会家属照顾老年人的方法和技巧，引导家属为老年人提供宽松和适于交流的氛围。

4. 健康指导

（1）**疾病相关知识指导**：向患者及其家属讲解脑梗死的病因、表现，及时就诊能最大限度地减少功能障碍及并发症的发生，促进预后。解释遵医嘱用药的重要性，教会患者药物的使用方法及不良反应的观察。

（2）**饮食指导**：低盐、低脂、易消化饮食，少喝咖啡，每餐进食七八分饱。吞咽困难者可进半流食，且速度应缓慢，进食后保持坐位 30~60min，防止食物反流。为防止食物误入气管引起窒息，进食前要注意休息，避免疲劳增加误吸的危险；进餐时告知老年人不要讲话；用杯子饮水时杯中水不能过少，防止杯底抬高，增加误吸危险。详见第七章。

（3）**生活指导**：对于有功能障碍的老年人教会其生活自理的技巧，如穿宽松、容易穿脱的衣服，穿衣时先穿患侧后穿健侧，脱衣时顺序相反，不穿系带的鞋子等。

（4）**康复训练**：发病后 1~2 周，如无严重的并发症，病情比较稳定者，应开始早期康复治疗，如肢体功能锻炼和语言训练。可明显地降低脑血栓形成患者的致残率，也可减少并发症和后遗症等。

1）肢体功能锻炼：要循序渐进，对肢体瘫痪患者在康复早期进行被动运动，幅度由小到大，由大关节到小关节，由大动作到精细动作。上肢功能锻炼：扶稳患者坐好，逐渐抬高床头的角度，当患者坐位能持续 30min 后，进行躯干仰俯、扭转和侧屈运动。下肢功能锻炼：先练习扶床站立及下蹲，之后进行扶床原地踏步，两侧下肢的重心转移，以患侧肢体负重练习为主，随后进行平衡与协调的练习，逐渐站稳、站久，慢慢移动身体，进行行走。

2）语言训练：可根据患者喜好选择合适的图片或读物，从发音开始，先学习单音，然后学习常用单字，逐步使用双音词、短语、短句、长句。方式可以灵活多样，如听话语能指物指图、听指令做动作、回答问题、阅读等。同时要对家属做必要指导，为患者创造良好的语言环境。

【护理评价】

通过治疗、护理及功能锻炼，改善了老年人脑梗死区血液循环，尽可能地恢复神经功能，老年人生活自理能力有所提高，吞咽功能逐渐恢复，未发生营养不良、压疮等并发症。

（二）脑出血

脑出血（intracerebral hemorrhage，ICH）指原发性非外伤性脑实质内出血，也称自发性脑出血，占急性脑血管病的 20%~30%。近年报道，老年人患病率为 250/10 万，且患病率和病死率随年龄增长而增高。存活者中 80%~95% 遗留神经功能损害，是影响老年人健康的严重疾病。

脑出血最常见的病因是高血压合并细、小动脉硬化，其他病因包括动脉粥样硬化，血液病如白血病、再生障碍性贫血、血小板减少性紫癜、血友病、红细胞增多症等，以及脑淀粉样血管病、动脉瘤、动静脉畸形、烟雾病（Moyamoya 病）、抗凝或溶栓治疗、原发性或转移性脑肿瘤破坏血管等。在活动或情绪紧张时突然发病，少数在安静状态下发病。

【护理评估】

1. 健康史　评估起病的方式、速度及有无明显诱因，发病前有无头晕、头痛、肢体麻木和言语不清；是否在情绪激动、兴奋、疲劳、用力排便或咳嗽等情况下发病；询问老年人有无糖尿病、高血压、高脂血症、动脉硬化等，了解是否遵医嘱使用抗凝、降压等药物。

2. 身体状况　老年人一般无前驱症状，少数可有头晕、头痛及肢体无力等。发病后症状往往在数分钟至数小时内病情发展至高峰，血压明显升高，并出现头痛、呕吐、肢体瘫痪、意识障碍、脑膜刺激征等。

3. 心理－社会状况　评估老年人对疾病的了解程度及家属对老年人的关心程度和对疾病治疗的支持情况。

4. 辅助检查

（1）**头颅 CT**：为首选检查，出血区密度增高，易见异常。

（2）**MRI**：对急性脑出血诊断不如 CT，但对脑干出血诊断率高。

（3）**脑脊液**：脑出血患者一般无须进行腰椎穿刺检查，以免诱发脑疝形成。如需排除颅内感染和蛛网膜下腔出血，可谨慎进行。

（4）**脑血管造影**：疑有血管畸形、血管炎或烟雾病（Moyamoya 病）又需外科手术或血管介入治疗时才考虑进行，通过造影可寻找到破裂的动脉瘤或动脉畸形等。

【常见护理诊断／问题】

1. **急性意识障碍**　与脑出血、脑水肿有关。
2. **言语沟通障碍**　与语言中枢受损有关。
3. **躯体移动障碍**　与肢体瘫痪有关。
4. **潜在并发症**：脑疝、上消化道出血。

【护理计划与实施】

老年脑出血的处理原则：脱水降低颅内压，减轻脑水肿；调整血压；防止继续出血；减轻血肿所致继发性损害，促进神经功能恢复；加强护理，防治并发症。

预防和护理的总体目标是：①老年人意识障碍程度减轻或意识清醒。②能配合进行语言和肢体功能康复训练，语言表达能力、躯体活动能力逐步恢复正常，日常生活能力有所提高，生活需求得到满足。③能及时识别脑疝的先兆和上消化道出血的症状，并采取正确的抢救措施。其具体护理措施如下：

1. 休息与卧位　急性期绝对卧床休息，床头抬高 15°~30°，以利于减轻脑水肿。有烦躁、谵妄时加保护性床栏，必要时使用约束带适当约束。病情平稳后，鼓励老年人做渐进性活动，先将床头摇高，在床沿边摆动脚数分钟，将健侧手伸直，掌面撑在床上，以保持身体的平衡，让老年人学习用健侧足将患肢抬高，再将两腿一起移到床边，然后着地。下床时，使用助步器并有人扶持。

2. 密切观察病情　监测老年人的生命体征、意识、瞳孔，注意观察脑疝的先兆，如：意识障碍加深、头痛、呕吐、血压升高、呼吸不规则、双侧瞳孔不等大，出现以上情况应及时通知医生并做好抢救准备。

3. 保持呼吸道通畅 及时清理呼吸道分泌物,维持呼吸道通畅,防止肺部感染。吸氧,防止脑缺氧。

4. 饮食护理 给予高蛋白、高维生素的清淡、易消化、无刺激性饮食,少食多餐,意识障碍、消化道出血者应禁食24~48h,必要时给予鼻饲,做好口腔护理。

5. 用药护理

(1)**降颅压药**:常用药物为甘露醇,如老年人合并心功能不全时可用呋塞米。对出血量较大、颅内压增高明显、意识障碍较重或有脑疝者还可选用地塞米松,但注意对合并糖尿病、消化道出血或严重感染者禁用糖皮质激素。

(2)**抗高血压药**:脑出血急性期一般不予应用抗高血压药物,以脱水降颅压治疗为基础。但血压过高时,可增加再出血的风险,应及时控制血压。当血压≥200/110mmHg时,应采取降压治疗,使血压维持在略高于发病前水平或180/105mmHg左右。血压降低速度和幅度不宜过快以免影响脑灌注压。

(3)**止血和凝血药物**:仅用于并发消化道出血或有凝血功能障碍时,对高血压性脑出血无效。应激性溃疡导致消化道出血时,可用西咪替丁、奥美拉唑等药物。

6. 加强基础护理,预防并发症 对于昏迷、瘫痪老年人注意预防压疮,保持床单位整洁、干燥。做好留置导尿护理,防止逆行感染。

7. 心理护理 在急性期,老年人意识障碍时,也要鼓励和安慰老年人,减轻老年人的应激反应。同时做好家属的心理疏导,通过相关知识和技能的讲解增强其与老年人合作,共同战胜疾病的信心和勇气。

8. 健康指导

(1)**饮食指导**:合理饮食,戒烟酒,忌暴饮暴食。

(2)**运动指导**:保持环境安静,注意适当休息,生活规律,保证充足睡眠。坚持适当的运动,如打太极、散步,可以促进血液循环和大脑的新陈代谢,改善脑的营养状况,但应避免过度劳累及用脑过度。保持积极愉快乐观的生活态度,避免情绪激动和不良刺激。

(3)**积极治疗原发病**:如高血压、糖尿病、心脏病、肥胖、高血脂等基础疾病。

(4)**遵医嘱按时服药,积极控制高血压**:一旦出现头痛、呕吐、意识障碍等及时就医。

【护理评价】

老年人意识障碍无加重或意识清醒;能按计划坚持进行语言和肢体功能的康复训练,日常生活能力逐渐提高,生活需求得到满足;未发生脑疝、上消化道出血,或脑疝抢救成功、上消化道出血得到控制。

十二、老年帕金森病

帕金森病(Parkinson disease,PD)又称震颤麻痹(paralysis agitans),是一种常见的中老年患者的神经系统疾病。主要表现为震颤、肌强直、运动减少和姿势障碍。据统计,帕金森病的发病率随着年龄的增长而增高,50岁以上发病率为500/10万,60岁及以上者明显增加,为1 000/10万。目前认为本病可能与老化,环境中的有害因素如农药、锰,饮水中钙、镁含量及遗传因素有关。

【护理评估】

1. 健康史 询问患者的诊治经过和用药情况,居住、生活和工作环境,是否接触有毒物质,既往病史,有无脑卒中、脑炎、脑外伤、中毒等;是否吸烟、饮酒等。

2. 身体状况

(1)**静止性震颤**:震颤静止时出现,随意运动时减轻或消失,紧张时加重,睡眠时消失。典型表现是拇指与示指每秒4~6次"搓丸样"动作。一侧肢体运动如握拳或松拳,可使另一侧肢体震颤更明显。少数患者可不出现震颤，尤其是发病年龄大于 70 岁的患者。

（2）**肌强直**：强直等运动症状常始于一侧上肢远端，逐渐累及同侧下肢，再波及对侧上、下肢。常被动关节运动时阻力增高，且呈一致性，类似弯曲铅管的感觉，故称"铅管样强直"；在有静止性震颤的患者中可感到在均匀的阻力中出现断续停顿，如同转动齿轮，称为"齿轮样强直"。四肢、躯干、颈部肌强直可使患者出现特殊的屈曲体姿，表现为头部前倾，躯干俯屈，上肢肘关节屈曲，腕关节伸直，前臂内收，髋及膝关节略为弯曲。

（3）**运动迟缓**：随意动作减少，动作缓慢笨拙。早期以手指精细动作如解或扣纽扣、系鞋带等动作缓慢，逐渐发展为全面性随意动作减少、迟钝，晚期因合并肌张力增高，致使起床、翻身困难。面容呆板，双眼凝视，瞬目减少，酷似"面具脸"；口、咽、腭肌运动徐缓，语速变慢，语音低调；写字时可呈"写字过小症"；做快速重复动作如拇、示指对指时速度缓慢和幅度减小。

（4）**慌张步态**：在疾病早期，走路时患侧上肢摆臂幅度减少或消失，下肢拖曳。随病情的发展，步伐逐渐变小变慢，启动、转弯时步态障碍明显，从坐或卧位起立时困难。有时行走中全身僵住，不能动弹，称为"冻结"现象。有时迈步后以小碎步越走越快，不能及时停止，称为前冲步态或慌张步态。

（5）**非运动症状**：也是常见和重要的临床征象，如嗅觉减退、便秘、睡眠障碍和抑郁等，而且有的可先于以上运动症状而发生。

3. **心理 - 社会状况**　了解老年 PD 患者是否存在焦虑、抑郁、情绪低落或波动等表现。家庭是否有照顾患者的能力和意愿，有无可利用的社会资源。

4. **辅助检查**

（1）**脑脊液**：可检测到脑脊液中 HVA（高香草酸）含量降低。

（2）**SPECT 或 PET**：可见脑内多巴胺递质合成减少，多巴胺转运体功能降低。

（3）**颅脑 CT、MRI**：可有脑回变窄、脑沟增宽、脑室扩大等脑萎缩的表现。

（4）**其他**：嗅觉测试可发现早期患者的嗅觉减退；经颅超声可通过耳前的听骨窗探测黑质回声，可以发现大多数 PD 患者的黑质回声增强。

【 **常见护理诊断 / 问题** 】

1. **躯体移动障碍**　与震颤、肌强直、运动迟缓及平衡障碍有关。

2. **有长期低自尊的危险**　与震颤、流涎、面肌强直等形象改变和言语障碍、生活依赖他人有关。

3. **营养失调：低于机体需要量**　与吞咽障碍、饮食减少和肌强直、震颤所致机体消耗量增加有关。

4. **言语沟通障碍**　与咽喉部、面部肌肉强直、运动减少或减慢有关。

【 **护理计划与实施** 】

老年帕金森病的处理原则：目前以药物治疗为主，主要应用抗胆碱能药物和改善多巴胺递质功能药物，且需长期服药。用药原则是从小剂量开始，缓慢增加剂量，以最小的剂量获得最好的疗效。

预防和护理的总体目标是：①老年人静止性震颤、肌强直、运动迟缓症状减轻。②能配合进行语言和肢体功能康复训练，语言表达能力、躯体活动能力逐步恢复正常，日常生活能力有所提高，生活需求得到满足。其具体护理措施如下：

1. **生活护理**　鼓励患者做力所能及的事情，增强患者自我照顾能力，必要时协助患者洗漱、进食、更衣、沐浴、排便等。

2. **饮食护理**　给予高热量、高维生素、高纤维素、低盐、低脂、适量优质蛋白的易消化饮食，主食以谷类为主，多食蔬菜水果，多饮水，限制肉类。

3. **用药护理**　遵医嘱服抗胆碱能药物，如苯海索、东莨菪碱等；抗组胺药物，如苯海拉明、金刚烷胺等；多巴胺受体激动剂等，注意观察其不良反应。

4. 运动护理 鼓励老年人每天进行各关节的主动运动，如老年人不能自己完成可协助其完成；评估居室环境不安全的因素，及时消除。避免老年人单独外出，以防跌倒和发生意外。

5. 安全护理 防止跌倒、坠床，适当使用保护具。防止自杀，预防压疮、吸入性肺炎的发生。

6. 心理护理 鼓励患者表达并耐心倾听患者的心理感受，给予患者心理安慰和正确引导，指导并鼓励家属关心体贴患者，为患者创造良好的亲情氛围，减轻患者的心理压力。

7. 健康指导

(1) 积极控制高血压、糖尿病、高脂血症。

(2) 避免或减少接触对人体神经系统有毒的物质。

(3) 加强运动及脑力劳动。

【护理评价】

老年人静止性震颤、肌强直、运动迟缓症状减轻；能配合进行语言和肢体功能康复训练，语言表达能力、躯体活动能力逐步恢复正常，日常生活能力有所提高，生活需求得到满足。

十三、老年性白内障

老年性白内障（senile cataract）指中年以后因晶状体蛋白变性混浊引起的视功能障碍，是一种最常见的白内障，发病率随年龄增长而上升，故又称年龄相关性白内障（age-related cataract）。我国现有因白内障致盲者约 400 万人，其中绝大多数是老年人。

老年性白内障病因较复杂，是由多种因素长期综合作用导致的晶状体退行性改变。流行病学研究表明，年龄、职业、紫外线照射、过量饮酒、吸烟、营养状况以及糖尿病、高血压、心血管疾病等均是引起老年性白内障的危险因素。

【护理评估】

1. 健康史 询问老年人视力下降的时间、程度、发展的速度和治疗经过等。了解有无糖尿病、高血压、心血管疾病等和家族史。

2. 身体状况 早期常出现眼前固定不动的黑点，可有单眼复视或多视、屈光改变等表现，无痛性、进行性视力减退，最后只剩光感。根据混浊部位不同，临床上将老年性白内障分为皮质性、核性和后囊下三种，其中皮质性白内障最常见，按其发展过程分为初发期、膨胀期、成熟期、过熟期。膨胀期因晶状体肿胀，前房变浅，有闭角型青光眼解剖基础者，可诱发青光眼急性发作。成熟期的白内障未及时手术就进入过熟期，由于晶状体囊膜变性、通透性增加，晶状体蛋白溢到前房影响房水排出，可引起晶状体蛋白过敏性葡萄膜炎和晶状体溶解性青光眼；核性白内障，发病较早，40 岁左右开始，进展缓慢，老年人常诉说老视减轻或近视增加，早期周边部皮质仍为透明，对视力影响不大，但在强光下瞳孔缩小，视力反而减退，故一般不等待皮质完全混浊即行手术；后囊下白内障，因混浊位于视轴区，早期即影响视力。

3. 心理 - 社会状况 老年人因视力障碍影响工作、学习、日常生活，继而影响他们的饮食起居以及外出、社会交往等，严重妨碍他们的日常生活能力而产生消极悲观的情绪。故应评估老年人是否有孤独、抑郁、无自信心和自我保护能力受损等问题。

4. 辅助检查 散瞳后用检眼镜或裂隙灯活体显微镜检查晶状体，根据晶状体浑浊的形态和视力情况可作出明确诊断。若视力减退与晶状体混浊不相符，应做进一步检查，以免漏诊其他眼病。

【常见护理诊断/问题】

1. 有受伤的危险 与视力障碍有关。

2. 知识缺乏：缺乏有关白内障防治和自我保健的相关知识。

3. 潜在并发症：继发性青光眼、晶状体脱位。

【护理计划与实施】

老年性白内障的处理原则：至今为止尚无药物可完全阻止或逆转晶状体混浊，在初发期和未成熟期，用非手术疗法可抑制或延缓病情发展，如注意全身营养，合理饮食，在医生的指导下可服用维生素 C、维生素 E、维生素 B_2、障眼明，也可用吡诺克辛（白内停、卡他灵）等眼药水滴眼。老年性白内障中后期最有效的治疗方法是手术治疗，通常采用白内障超声乳化术或白内障囊外摘除术联合人工晶状体植入术。

预防和护理的总体目标是：①老年人未发生与视力障碍有关的受伤事件；②能复述有关白内障的自我保健知识。③未发生并发症，或及时发现并处理已发生的并发症。其具体护理措施如下：

1. 白内障的早期护理　根据医嘱使用谷胱甘肽滴眼液、吡诺克辛滴眼液、口服维生素 C 等药物，可能会延缓白内障进展。对于有眩光的老年人，建议其照明用柔和的白炽灯或戴黄色或茶色眼镜以减少眩光，当室外强光照射进户时，可用纱质窗帘遮挡，外出戴好防紫外线的太阳眼镜。阅读时选择印刷字体大，对比度强，间距宽的书籍，增加光线的亮度，看电视、读书、看报时间不宜过长，减少视疲劳。

2. 白内障手术护理

（1）**术前护理**：①了解老年人对手术的心理接受程度，给予心理疏导；②协助老年人进行各项术前检查，并说明检查目的、意义。全身检查包括老年人有无高血压、心脏病、糖尿病、咳嗽、感冒等，如有上述疾病，须将病情控制平稳后方可手术，以防出现并发症或其他意外。需要进行的眼部检查主要有视功能、眼底、眼压、角膜和结膜有无炎症及瘢痕、晶状体有无浑浊等，需植入人工晶状体者要测算好人工晶状体的度数；③双眼泪道冲洗和术眼结膜囊冲洗；④用散瞳滴眼剂将术眼充分散瞳。

（2）**术后护理**：①手术后嘱老年人卧床休息；②术眼用硬质眼罩保护，防止外力碰撞；③严密观察有无并发症，及时给予处理；④按医嘱正确使用眼药水。

3. 预防意外损伤

（1）评估老年人的视力和自理能力。有跌倒危险的老年人床头悬挂"防跌倒"标志，加强巡视。

（2）做好老年人的安全教育，将常用物品固定摆放，活动空间不留障碍物，避免跌倒，不随意改变老年人周围的环境。

（3）协助做好术前各项检查。

（4）教会老年人使用呼叫系统，鼓励其寻求帮助。

（5）厕所必须安置方便设施，如坐便器、扶手等，并教会老年人使用。

4. 预防并发症的发生

（1）老年人如出现头痛、眼痛、视力下降、恶心、呕吐等青光眼的早期症状，应立即到医院检查，可能为急性青光眼先兆。

（2）慎用散瞳剂如阿托品，尤其在膨胀期，容易诱发急性闭角型青光眼。

（3）根据老年人情况，选择合适的手术时机，避免过熟期的各种并发症。

（4）术后如发生眼部剧烈疼痛，分泌物异常增多，视力突然下降等，应立即到医院就诊，确定是否为眼内感染，以便及时救治。

5. 健康指导

（1）**一般指导**：①向老年人及家属讲解有关眼部的自我护理常识，保持眼部卫生，生活用具专人专用，洗脸时用清洁柔软的毛巾，勿用力揉术眼，洗头洗澡时，不要让脏水进入眼睛等。②饮食宜清淡、易消化的食物，忌食辛辣、刺激性食物，多进食维生素、纤维素食物，保持大便通畅。③伴有全身其他内科疾病者，应坚持治疗，使疾病处于稳定状态。④教会老年人滴眼药水或涂眼药膏的正确方法。

（2）**术后配镜指导**：白内障摘除术后，未植入人工晶状体者，无晶状体呈高度远视状态，指导老年人佩戴框架眼镜或角膜接触镜；植入人工晶状体者，3个月后屈光状态稳定时，可验光佩戴近用或远用镜。

【护理评价】

老年人未发生因视力障碍导致的外伤事件；无并发症发生或并发症得到及时处理；获得相关的自我护理知识及技能。

十四、老年性聋

老年性聋（presbycusis）是老年人最常见的听觉障碍，是指随着年龄增长，双耳听力进行性下降，以高频听力下降为主的感音神经性聋。

部分老年人在耳聋刚开始时可伴有耳鸣，常为高频声，其出现频率随年龄增长而渐增，60~70岁达高峰。我国专家认为随着年龄的增长，耳聋的发病率逐渐增高，60岁以上的老年人中，耳聋发病率为30%左右，70岁增加到40%~50%，80岁以上超过60%。老年性聋影响老年人与他人的沟通，更妨碍了低文化程度老年人对外界信息的接收。

老年性聋是由多种因素共同作用而引起的。除年龄外，遗传、饮食、环境、精神因素等与老年性聋密切相关，高血压、高脂血症和糖尿病等会破坏人体微循环系统，长期供血、供氧不足，如合并动脉硬化是加速老年性聋的重要因素。

【护理评估】

1. 健康史 询问老年人是否有听力下降，表现为希望别人大声说话或经常要求别人重复谈话内容等；了解是否有中耳炎、高血压、糖尿病、甲状腺功能减退等疾病；既往是否使用过具有耳毒性的药物，如庆大霉素、水杨酸盐、奎宁等。

2. 身体状况 表现为60岁以上出现原因不明的双侧对称性听力下降，以高频听力下降为主。听人说话，喜慢怕快，喜安静怕嘈杂；常有听觉重振现象，即"低音听不见，高音又感觉刺耳难受"；言语理解不连贯，常常打岔，有音素衰减现象（虽能听到说话的声音，但难以分辨语言）；常伴有高频性耳鸣，开始为间歇性，渐渐发展成持续性，使老年人的睡眠受到严重影响。

3. 心理-社会状况 听力下降，严重影响老年人的正常交流，导致老年人性情急躁、抑郁少言或产生与社会隔绝感和孤独感，对生活失去信心，严重损害老年人身心健康。通过与老年人的沟通交流，了解其心理状态。

4. 辅助检查

（1）**外耳道检查**：检查是否存在耵聍或异物而影响听力。

（2）**听力学测试检查**：听力学测试在专门的医疗机构由专业人员进行，测得的数值可为佩戴助听器提供参考。按照我国的标准，听力在26~40dB为二级重听；听力在41~55dB为一级重听；听力在56~70dB为二级聋；听力在71~90dB为一级聋。如果双侧听力均在56~70dB，沟通会发生明显障碍。

【常见护理诊断/问题】

1. 言语沟通障碍 与耳聋程度加重、听力下降有关。

2. 知识缺乏：缺乏有关耳聋的防护知识。

【护理计划与实施】

老年性聋的处理原则：早期发现、早期诊断、早期治疗，争取恢复或部分恢复已丧失的听力，尽量保存并利用残余的听力，适时进行听觉言语训练，适当应用人工听觉。药物治疗包括扩张脑血管治疗，应用改善内耳微循环的药物，以改善听觉器官的血液供应，如双嘧达莫、地巴唑等；营养脑神经和抗动脉血管硬化治疗，能起到一定效果，阻止或减慢耳聋的发展，如降胆固醇药、维生素A、维生素 D 及维生素 E。当听力下降时可考虑佩戴助听器，如果语言辨别率＜50%，使用助听器效果差，可行人工耳蜗植入手术。

人工耳蜗植入简介

人工耳蜗是一种能替代人耳功能的声电转换电子装置，人工耳蜗植入技术是目前能够恢复全聋老年人听觉的唯一有效治疗方法。研究表明，语言形成早期实施人工耳蜗植入可以帮助重度、极重度耳聋或全聋儿童恢复语言能力。

人工耳蜗由体内和体外装置两部分组成，体内装置包括接收线圈、处理器、刺激电极；体外装置包括麦克风、言语转换器和发射线圈。其工作原理为：麦克风接收声信号以后，将其言语转换器进行数字编码，再通过发射线圈传送至体内接收线圈，并继续传送至刺激电极，刺激听神经产生听觉。

预防和护理的总体目标是：①老年人能避免引起听力减退的因素，减缓听力退化的速度；②老年人适应听力减退的生活，能进行有效的语言沟通；③老年人能得到正确指导，了解老年性聋的相关知识。其具体护理措施如下：

1. 一般护理

（1）**评估听力**：检查老年人听力下降的程度，同时了解与人沟通和语言交往的能力及方式。

（2）**指导家属与老年人正确沟通**：沟通的环境宜安静，交谈时说话吐字清楚且速度稍缓，不高声喊叫。对老年人不理解的语言，应给予解释而不是简单重复原话。多用眼神或身体语言交流，如说话时倾身向前以表示对老年人的话题感兴趣，适时夸大面部表情以传达各种情绪，激发老年人交谈的欲望和增进理解交谈的内容。对视力较好的老年人可借助写字板、写字卡或其他辅助器具与老年人交谈。适度使用触摸传递信息，以表示对老年人的热情和关爱。

（3）**佩戴合适的助听器**：以改善老年人的听力。

2. 心理护理

由于老年人听力下降，造成与人交流困难，引发抑郁等情感障碍，逐渐与朋友、家人疏远，与社会隔绝，甚至促成老年性痴呆。因此，要耐心地给予老年人帮助，加强与老年人的沟通交流，同时要帮助老年人接受听力减退的现实，寻找积极的生活方式，增强其生活乐趣和社会交往。

3. 健康指导

（1）**老年性聋的预防**：老年性聋属于听觉系统不可逆的退行性病变，目前尚无有效的治疗方法。但周围环境、营养条件及老年性疾病等加速老年性聋的因素是可以预防的。因此注意以下几方面：①老年人因内耳微循环功能较差，对噪声和耳毒性药物等有害因素的敏感性增高，应避免噪声环境及耳毒性药物的影响。②积极治疗和预防老年性全身性疾病，如高血压、动脉硬化、糖尿病等。③教会老年人用手掌按压耳朵和用示指按压环揉耳屏，每日 3~4 次，以增加耳膜活动，促进局部血液循环，防止听力下降。④增加适度的锻炼，但避免过度劳累，遇事乐观，保持心情舒畅。⑤可以使用一些预防性药物，如维生素 A、维生素 E、维生素 B 类及改善微循环的药物等。

（2）**助听器的使用**：①佩戴助听器的适应证：验配助听器前，必须由专业医生全面地检查，根据听力损害程度，选择合适的助听器。不可自行选购随意佩戴，以免损害残存的听力。一般情况下，具有中度至重度感音神经性聋，精神及身体状况较好，语言分辨率较高的老年人适合佩戴。②佩戴时间及调整：首先指导老年人掌握助听器的各种开关的功能。老年人佩戴助听器有一个适应过程，约 3~5 个月。适应期内，助听器的音量应尽量小，使用 2~3 个月后重新调整音调和各种控制装置。

注意初戴助听器时，应每天先戴 1~2h，几天后逐渐延长佩戴时间，而且上、下午应分开，待完全适应后再整天佩戴。③对话训练：开始时，先在安静的环境中训练听自己的声音，适应后练习听电视或收音机播音员的讲话，逐步收听其他节目，然后训练对话。训练时，开始要在安静环境下一对一地进行，适应后可进入较多人的环境中进行练习。最后练习在嘈杂环境中听较多人说话。老年人的感觉功能下降常为多种因素并存，因此需要延长对话训练时间，以帮助消除老年人急躁情绪。

【护理评价】

经过治疗和护理，老年人能避免引起听力减退的因素，听力有所提高；能进行有效的语言沟通；获得相关的自我护理知识及技能。

（杨术兰）

思考题

1. 孙奶奶，74 岁，有 12 年糖尿病病史，两年前右眼看远处物体时出现多个叠影，近 1 个月来右眼视力下降到只有眼前光感，左眼视力也明显下降，有时伴头痛。老年人担心完全失明而成为儿女的负担。经医生初步诊断为老年性白内障。

请思考：

(1) 孙奶奶目前的主要护理诊断/问题是什么？

(2) 如何为孙奶奶进行健康指导？

2. 张爷爷，70 岁，早晨起床时发现右侧肢体无力、活动不灵、头晕、头痛、说话不清来医院就诊。既往有高血压史 10 余年，不规则服药。查体：体温 37℃，脉搏 74 次/min，呼吸 18 次/min，血压 180/110mmHg。神志清楚，双侧瞳孔等大等圆，对光反应灵敏，言语不清。右侧鼻唇沟变浅，口角下垂，伸舌向左侧，饮水无呛咳。右侧肢体肌力 2~3 级，张力不高，腱反射可引出，病理反射阳性。头颅 CT 示左侧低密度灶。

ER 8-3

练习题

请思考：

(1) 张爷爷目前存在哪些护理问题？请制订出护理计划。

(2) 如何指导张爷爷进行康复训练？

第九章 | 老年人的安宁疗护

ER 9-1 教学课件　　ER 9-2 思维导图

学习目标

1. 掌握脑死亡的判断标准；临终老年人生理、心理变化及干预技术；遗体照护的注意事项。
2. 熟悉安宁疗护、濒死、死亡的概念；丧亲家属哀伤反应、辅导技术和终末消毒方法。
3. 了解安宁疗护的理念、意义；老年人死亡教育的作用、内容。
4. 学会认真、规范地完成安宁疗护技术及遗体照护技术。
5. 具备共情沟通技巧，敬畏生命，维护临终老年人及家属的尊严和权利。

生老病死是人生的自然规律，死亡是生命活动的最后阶段，是构成完整生命历程不可回避的重要组成部分，老年人的安宁疗护逐渐成为老年照护的重要组成部分，越来越多的人选择在医院或临终关怀机构走完人生的最后一程。我们要做的不仅是让每个生命带着尊严谢幕，更要用我们的专业知识和技能让临终者家属积极面对并陪伴临终者共同享受生命的最后一缕阳光。

第一节　概　述

情景导入

李爷爷，84岁，肺癌晚期，全身多处转移，抗癌的痛苦治疗以及依赖呼吸机维持呼吸，使李爷爷饱受煎熬。儿女开始要求竭尽全力治疗，由衷地期盼奇迹出现，但最终接受老人无好转迹象，转入临终关怀病房接受安宁疗护。

请思考：

1. 何谓安宁疗护？
2. 作为护理人员，应如何为李爷爷及其家属实施安宁疗护？

随着社会的发展及医学技术的进步，老年人口系数比例增加，慢性病老年患者的生存时间明显延长，由此，慢性病老年患者及其照顾者的生活质量日益受到关注。安宁疗护在世界范围内已被许多国家和地区纳入了国家医疗服务体系，在整个卫生保健体系中，它和预防、治疗一起成为当代卫生保健系统的三大基本组成部分。安宁疗护事业的发生发展反映了人类对自身和社会环境认识的提高，强调生命尊严以及品质，兼顾生命的质与量，是社会文明进步的标志。

一、安宁疗护的概念

安宁疗护（palliative care）是一种针对终末期患者的缓解性与支持性的医疗护理方式，以患者的需求为主体，由多学科、多方面的专业人员组成的临终关怀团队，为临终患者及其家属提供包括生理、心理、社会、精神、宗教等全方位的身心舒缓疗护。其目的是提高临终患者最后的生活质量，使他们能够最大限度地减轻痛苦、有尊严并且舒适地走完人生的旅程。

安宁疗护肯定生命的价值，拒绝延长或加速死亡的来临，整合心理和精神层面患者的照护，提供支持系统以协助患者尽可能以积极的态度面对生活。2017年颁布的《安宁疗护实践指南（试行）》将临终关怀、舒缓医疗、姑息治疗等统称为安宁疗护，是指以终末期患者和家属为中心，以多学科协作模式进行实践，为患者提供身体、心理、精神等方面的照料和人文关怀等服务，控制患者的痛苦和不适症状，提高生活质量，帮助患者舒适、安详、有尊严地离世，最终达到逝者安详，生者安宁，观者安顺的目的。

二、安宁疗护起源与发展

安宁疗护理念起源于临终关怀机构的建立，世界上第一个现代临终关怀机构是1967年英国桑德斯博士（D.C.Saunders）创办的圣·克里斯多弗临终关怀病院。

（一）国外发展

自20世纪70年代起，美国、英国、日本、加拿大、澳大利亚等许多国家均相继开展了临终关怀工作。美国早在1973年，联邦政府就将临终关怀纳入了政府研究课题，1980年又纳入了医疗保险法案；1982年在国会颁布法令的医疗保险计划（为老年人的卫生保健计划）中加入临终关怀内容，为临终患者享受临终关怀服务提供了财政支持，同时也为发展临终关怀产业奠定了基础。美国有超过3 100个临终关怀机构，接受临终关怀服务的比例已经达到43.4%。

德国临终关怀中心的客房布置十分家庭化，屋内设施齐全，屋内屋外到处可见绿色植物，随时有志愿者或专业工作人员为临终者提供舒适周到的服务。医院证明只能存活14d至1个月的患者方可住进临终关怀中心。

英国老年全托病房和家庭病房是临终关怀服务的重要方式，临终关怀院设施齐全，布置温馨，可以让患者享受家庭般的温暖；配有康复治疗室、图书馆、娱乐室、音乐室、按摩室、浴室等，还有专门接待家属的会客室，便于医护人员、患者及家属之间的交流，每个病房都留有家属陪护的空间，家人可以陪护过夜；很大程度上满足了临终患者希望与家人共度最后时光的愿望。每年大约有25万临终患者以不同的方式接受临终关怀服务。从事临终关怀的护理人员划分为多个等级，其中专业护士具有较高的地位，他们往往经验丰富、学历高，可出门诊、去其他科室会诊、修改医嘱、单独决定诊治计划。

（二）国内发展

我国1988年8月在天津成立了第一个研究死亡的机构——临终关怀研究中心；1992年北京市招收濒危患者的松堂医院正式成立；1993年中国心理卫生协会临终关怀专业委员会成立并建立临终关怀基金；1998年在汕头大学成立了我国第一家宁养院。2006年中国生命关怀协会成立。自2005年，中国老龄事业发展基金会在全国成立了350余家"爱心护理工程建设基地"，开展高龄老人的长期照料康复医疗和临终关怀服务。2017年2月9日国家卫生和计划生育委员会连发三个安宁疗护工作相关文件，《安宁疗护中心基本标准（试行）》《安宁疗护中心管理规范（试行）》和《安宁疗护实践指南（试行）》，截至2017年，中国设有临终关怀科的医疗机构有2 342家。

香港的临终服务模式多样化，如独立的临终服务院舍、临终服务单位、咨询顾问团队、日间临终服务院舍等。

（三）相关教育与研究

美国、日本、德国、法国、荷兰等国较早地开展了死亡学的研究，从幼儿园、小学、中学到大学以及医院、社会服务机构等都纷纷开设死亡教育课程，主要学习内容为历史背景、国内外现状、社会和伦理问题、相关法律、病症及症状与治疗、患者的自主权利、沟通技巧、专业术语、心理援助等内容。成立了如"国际死亡研究所"的研究机构，出版了《生与死的思考》《人的临终图卷》《死亡准备的教科书》等书籍,有些国家和地区还创办了专业性期刊,如《死亡教育》(美国)、《临终与临床》(日本)、《安息护理》(加拿大),《安宁疗护》(中国台湾)等。我们国家出版的专著《临终护理》《生命的尊严与临终护理》《缓和医学理论与生命关怀实践》《中国城市临终关怀服务现状及政策研究》等,极大地促进了我国安宁疗护事业的普及和深入研究。

三、影响我国老年安宁疗护的因素

多年以来,我国安宁疗护事业取得了长足的进步,但是发展还不平衡,主要集中在北京、上海、天津等一些百万人口以上的城市。当前影响我国老年人安宁疗护的主要因素如下:

(一)传统尽责观念制约

生命不息,治疗不止,大部分临终患者不愿放弃治疗,希望奇迹发生,要求医生尽力抢救;家属也认为老人应坚强地活下来,只有治疗到最后一刻才不后悔,才是孝。而许多医务人员对临终关怀的理念没有真正把握,认为顺从患者意愿才是尽责,因而想方设法用最先进的设备和药物去挽救其生命,这不但给临终者造成了极大的痛苦,同时也造成了医疗资源的浪费。

(二)安宁疗护教育尚未普及

我国35%的医学院校开设安宁疗护教育,但大众很少接受科学的死亡教育,尚没有安宁疗护专科医生和护士的训练及认证。安宁疗护起步迟,媒体对社会公众生死观的教育还远远不够,有时人们误将安宁疗护理解为“安乐死”。调查显示,医生护士和肿瘤患者谈论死亡问题时,恐惧者占23.2%,悲伤者占31.7%,解脱者占15.3%,自然面对者只占29.8%。大众对死亡能公开谈论、自然面对者仅占37%,而多数人认为晦气、不吉利。这些死亡观在某种程度上阻碍和制约了安宁疗护事业的发展。

(三)安宁疗护机构和资金来源不足

国外的安宁疗护机构,其运行经费很多都来源于慈善机构的捐赠和临终护理保险,所有的照护和日常事务性工作全部由训练有素的义工来承担。而在我国国家投入、医疗和护理保险的双重不足是许多安宁疗护机构难以维持的重要原因。独立安宁疗护机构相当一部分属于私营性质,尚未纳入国家医疗保险范畴;综合医院的安宁疗护病房,虽然已经纳入医疗保险体系,但受诸多因素困扰不能普及,成为安宁疗护发展的瓶颈。

四、老年人安宁疗护的意义

随着人类社会的进步,临终生活质量、临终尊严被越来越多的人认识和追求。但目前家庭结构缩小、家庭功能日趋弱化,使临终老人得不到很好的照顾。因而发展老年安宁疗护事业,对个人、家庭及社会均具有很强的现实意义,是医学人道主义精神的具体体现。

(一)维护临终老人人格尊严

安宁疗护能被许多人所接受,其原因之一就在于他所提供的服务与人本质的需求相吻合,涵盖了医疗、护理、心理咨询、死亡教育、社会支援和居丧照护等多个方面,旨在通过提升临终者生命最后阶段的质量来体现其人格尊严和生命尊严。

(二)提高临终老人生活质量

安宁疗护通过对老人实施整体护理,用科学的心理关怀方法、高超精湛的临床护理手段,以及姑息、支持疗法最大限度地帮助老人减轻躯体和精神上的痛苦,提高临终老人的生活质量,弥补了临终者家属精力与专业知识的不足。

(三)减轻临终老人家属负担

安宁疗护既可以使临终老人家属的重心从繁忙的照料中解脱出来投入工作中,摆脱沉重的医疗负担的同时,也得到了心理上的安慰。也可以使老人得到专业的照护,使其走得安详。因而,安宁疗护是解决临终老人家庭照料困难的一个重要途径。

（四）为有效利用和合理分配医疗资源提供可能

对于那些身患不治之症且救治无效的患者来说，若过度治疗不但使其生命没有价值，也会延长痛苦。接受安宁疗护服务可以减少大量甚至是巨额的医疗费用支出，若将这些高额费用转移到其他有希望救助的患者身上，它将发挥更大的价值。与此同时也可以减少家庭财力支出。因此，安宁疗护为节约医疗资源和有效利用有限的资源提供了可能。

第二节　老年人安宁疗护技术

临终护理是安宁疗护的重要组成部分，是指对已失去治愈希望的患者在生命即将结束时所实施的一种积极的综合护理。老年人的临终护理是对处于临终状态的老人在生理、心理、社会等方面给予精心照护。正确评估临终老人的身心变化是提供全面护理的前提。老人的临终反应与其信仰、社会经济状况、心理成熟度、应对困境的能力、病理生理变化过程，以及医务人员和其他重要亲属的态度等均密切相关。

一、临终常见身体症状与护理

调查显示癌症老人的临终关怀需求首位为疼痛缓解占 75.0%；其次是经济支持占 50.0%；以后为身体护理占 46.9%，家庭和家人的关心照顾占 37.5%，缓解精神压力、放松心情占 31.2%，静静地守护占 18.7%，对人生意义的探讨占 9.4%。因此护士应对老年人的临终需求进行个体化的评估，并给予针对性的整体护理，实施人文关怀。

（一）疼痛

疼痛是肿瘤老人临终前的主要症状，帮助其减轻疼痛，使之无痛苦地走过人生的最后阶段，是安宁疗护的主要内容之一。

1. **疼痛评估**　鼓励老人说出自己的痛苦，应注意观察疼痛的性质、部位、程度、持续时间及发作规律，可缓解的药物和方法等，帮助老年患者选择减轻疼痛的最有效方法。

2. **非药物缓解疼痛**　可采取心理治疗、音乐疗法、针灸疗法、冷热疗法、按摩和放松疗法，催眠意象疗法、外周神经阻断术、生物反馈法等。

3. **药物缓解疼痛**　遵医嘱给予镇痛剂，WHO 建议癌痛治疗选用镇痛剂必须遵循从弱到强三个阶梯进行。对于轻度疼痛的老人选用第 1 阶梯解热镇痛类药物,如阿司匹林、布洛芬等;中度疼痛应用第 2 阶梯弱阿片类药物,如可待因、曲马多等,需要医生处方。重度疼痛选用第 3 阶梯强阿片类药物,如吗啡、哌替啶等,需要医生处方,并且在医生的指导下使用。依靠药物缓解疼痛时,需要注意药物的剂量、使用方法、不良反应和注意事项,必须遵医嘱用药。

4. 温馨护理　关心体贴老人,热情、周到地做好解释工作,照护人员采用同情、安慰、鼓励方法与老年患者交流,稳定老年患者情绪,并适当引导使其注意力转移,以减轻疼痛。

5. 配合医生给予姑息性治疗　如造瘘术、梗死短路解除术等,减少病痛带来的焦虑痛苦。

(二) 呼吸困难

痰液堵塞、呼吸困难是临终老人出现的另一常见症状。因而床旁应备好吸引器,及时吸出痰液和口腔分泌物。痰多而黏稠时可给予翻身、拍背,多喝温开水,雾化吸入等;无力咳痰时,可给予电动吸痰处理。保持呼吸道通畅,尽可能开窗通风,被子要柔软,白天摇高床头或协助其改变体位,以减少呼吸费力感;持续低流量吸氧,以缓解呼吸困难现象。临终时肺通气功能下降,易反复发生肺部感染,应遵医嘱给予抗感染、止咳平喘、营养支持治疗,静脉输液滴速以 25~30 滴/min 为宜,以防急性肺水肿的发生。

(三) 日常生活中常见的问题

1. 口腔　能自理者饭前饭后漱口,早晚刷牙。如不能自理或昏迷者每天给予 2 次口腔护理。如张口呼吸,需增加口腔护理次数,可视需要以棉棒蘸水润湿老人口唇,满足其基本需求;必要时用朵贝尔溶液漱口,预防感染。如有义齿,需取出放在清洁容器内,在老人临终时将义齿装回。

2. 饮食　对于意识清醒者,可提供软质或流质饮食,最好少量多餐,富含热量、维生素和适量蛋白质的饮食。必要时,可采用鼻饲法或肠道外营养法支持,但不强迫其进食。临终老人因肠蠕动减慢,常感觉恶心,久之会引起水、电解质紊乱及营养摄入减少。因而要注意观察水电解质和营养状况的变化,少量多次喂水,必要时给予静脉补充适当的液体和电解质。

3. 排便　尿潴留时留置导尿管,酌情延长至每 4h 放尿一次,注意导尿管清洁与更换频率,观察所导出尿液颜色、有无混浊、有无异味等,异常报告医生处理。尿失禁时,男性使用保鲜袋或尿袋接尿,女性可使用尿布或护垫,垫橡胶单及中单,便后不仅要及时清除还要清洗肛周皮肤,保持会阴部皮肤清洁、干爽、无异味及完整。便秘者,如病情许可,尽可能下床活动,定时如厕。平时膳食中要注意补充适量纤维素,多吃新鲜蔬菜、水果和粗粮,鼓励多饮水;还可给予缓泻剂,或用双手依结肠的走向作环形按摩;也可行灌肠技术,必要时可戴手套人工取便,保持大便通畅。

4. 皮肤　每天给老人清洁面部、颈部及手脚,经常擦拭身体,如眼睛有分泌物,可以生理盐水冲洗,或用棉棒蘸生理盐水,轻轻拭去分泌物,避免干燥不适,并增加湿润感,眼睛不能闭合者予以湿纱布覆盖眼睛。要注意保持床单位的清洁、干燥,预防压疮的发生。给予气垫床,每 2h 翻身拍背一次,随时观察老人体位是否舒适,检查受压部位有无红肿变黑,保护骨突部位,热敷四肢,增加舒适感。此外,护理人员要密切观察老人病情变化,及时做好预后估测及抢救准备,同时,安抚家属做好心理准备,安排善后事宜。

5. 人文关怀　对于老年临终患者生理反应的其他症状护理,详见《基础护理学》有关章节。除上述症状护理外,要做好人文关怀,其具体措施为:

(1) **谨慎解释病情**:针对老人和家属的性格、心理承受能力和心理变化逐步动态地告知老人病情进展情况,开展临终护理教育,正确对待临终与死亡的自然性和必然性,正确解释老人与家属的疑问,倾听老人的诉说,满足老人合理的需求。

(2) **尊重老人权利**:医护人员应充分认识临终老人所拥有的各种权利,如有权享受常人待遇,有权要求不受痛苦,有权要求不要孤独地离去,有权保持一种希望感,有权不受欺骗,有权受到细心而有效的照护等。

（3）**幽静环境布置**：临终老人希望有安静舒适的环境。可安排独立、清净的疗养病房，白天采光充足，空气流通，夜间也应留一盏壁灯，提供适量照明，以增加安全感。老人需要的东西和从前喜爱的物品，放在易看到或取到的地方。床旁桌及周边可布置花篮，墙壁可以悬挂美丽的油画，也可悬挂老人的全家福照片，营造温馨似家或仙境的感觉。由于听觉最后消失，故可播放老人从前喜爱或舒缓优美之音乐，陪伴老人安详舒适平静地走完余生。

（4）**家属适时陪伴**：大多数临终老人希望亲属陪在身边，嘘寒问暖，悉心照料。回忆美好生活经历，处理未尽事宜，给予经济支持，最后默默陪伴，都是临终老人最后的期盼。

（5）**动员社会支持**：如单位领导同事看望老人，给予对过去工作的肯定，经济上的支持等均是老人地位、生命价值的另一种体现，能为老人带来不同程度的荣耀和满足。另外，老人有见亲朋好友最后一面的需求，亲朋好友也有探视老人的心理愿望，帮助老人及时通知，以满足双方意愿。

（6）**适当医疗护理**：医生护士态度慈祥和蔼，医疗护理悉心到位，表情镇定，可切实减轻老人身心痛苦及害怕焦虑的情绪。但不要给予不切实际的安慰或急于转移话题，显得虚伪和冷漠。

二、老年人安宁疗护心理干预技术

（一）临终老年人的心理变化及照护

临终阶段，老年患者除了生理上的痛苦，更重要的是对死亡的恐惧。美国心理学家罗斯博士提出"人在临死前精神上的痛苦大于肉体上的痛苦"。临终老年人接近临终时会产生非常复杂的心理，并随着老年人的年龄、文化程度、性格和社会家庭背景、经济状况等因素的不同而有所差别。因此，一定要在控制和减轻老年患者机体上痛苦的同时，帮助老年人树立正确的生死观，缓解心理恐惧，维护尊严，提高生活质量，使老年人平静、安宁、舒适地抵达人生终点。罗斯博士观察了数百位临终患者，提出临终患者通常经历五个心理反应阶段，即否认期、愤怒期、协议期、忧郁期、接受期。

1. 否认期照护　当老年患者间接或直接获知患不治之症时，第一个心理反应是"不，不可能是我，他们一定搞错了"。对死亡常常会感到震惊和否认，老年患者往往怀着侥幸的心理四处求医，希望是误诊，直至权威医院和专家作出结论为止。或随着病情的逐渐加重，临终老年人已不再否认。为了避免家属过度悲伤，临终老年人表面上保持乐观的精神，假装不知道，但在真正了解他的人面前会诉说真情、哭泣，以减轻内心痛苦。多数临终老年人心理上还期望有新的治疗或奇迹的出现。这个阶段为期短暂，可能持续数小时或几天，是为了暂时逃避现实的压力，每个人经历否认期的时间有所不同。否认是老年患者应对突然降临的不幸的一种正常心理防御机制。

（1）此期照护人员应与老年患者坦诚沟通，既不要揭穿心理防卫，也不要对老年患者撒谎，耐心倾听老年患者的诉说，维持老年患者适当的希望，顺势诱导，给予关心和支持，坦诚温和地回答老年患者对病情的询问，注意与其他医护人员及家属言语的一致性。

（2）老年患者对医护人员持信任和依赖的态度，对医护人员的一句话，一个动作，一个眼神和表情很敏感。医护人员要热情安慰，进行周到的治疗护理，充分发挥老年患者的社会关系，使其心情处于轻松状态。

（3）对于癌症等预后不良的疾病，是否将其真实情况告诉本人，要看其心理适应能力。对于意志坚强，能够正确对待死亡的人，将其真实情况告诉本人反而会激发他的斗志，有利于更好地配合医务人员进行治疗，有利于延长寿命，同时与他们公开谈论病情，有利于交流感情，给予心理支持。

2. 愤怒期照护　当老年患者经过短暂的否认而确认无望时，随之而来的心理反应是怨恨、暴怒和嫉妒，这一阶段老年患者会产生"为什么是我，这太不公平了"的心理，此期的老年患者表现出生气与易激怒，事事处处不合心意，甚至将怒气转移到他的家属和照护人员身上，以此发泄自己的苦闷与无奈，甚至拒绝治疗，拔出针头和导管。

（1）照护人员千万不要把老年患者的攻击看作是针对某一个人的并予以还击，而是应该把这种愤怒看作是临终老年人一种健康的适应性反应，也不要用愤怒的表现去反击他，不要告诉临终老年人"不应该怎样做""不应该那样说"，对临终老年人不礼貌的行为应当忍让，同时也应做好老年患者家属的工作，共同给予老年患者关爱、宽容和理解，使他们能发泄他的愤怒和倾泻他的感情。

（2）必要时辅以药物稳定他们的情绪，同时注意预防意外事件的发生，并取得家属的配合。

3. 协议期照护　随着老年患者愤怒的心理消失，开始接受自己临终的事实，不再怨天尤人，而是请求医生想尽办法治疗疾病并期望奇迹出现。为了延长生命，有的老年患者会作出承诺以换取生命的延续。出现"请让我好起来，我一定……"的心理，此期老年患者变得和善，对自己的病情抱有希望，能配合治疗。这个时期对临终老年人是有益的，因为老年人在尽量地用合作和友好的态度来推迟死亡的命运。

（1）此期老年患者尽量用合作和友好的态度来试图推迟和扭转死亡的命运。处于这一时期的老年患者治疗是积极的，照护人员应当给予指导和关心，加强护理，如及时补充营养和体液，做好基础护理，严防感染及压疮，请专科医生会诊、治疗等。

（2）尽量满足老年患者的要求，使其更好地配合治疗，以减轻痛苦，控制症状，并加强安全防护。

4. 忧郁期照护　尽管经过多方努力但病情日益恶化，老年患者已充分认识到自己接近死亡，因此产生很强的失落感，表现为"好吧，不幸的人就是我"，表现明显的忧郁、深沉的悲哀，并时常哭泣，郁郁寡欢甚至有自杀的想法。此期老年患者很关心家人和自己的身后事，并急于作出安排，要求与亲朋好友见面，希望由他喜爱的人陪伴照顾。

（1）忧郁和悲伤对此期老年患者而言都是正常的，照护人员应允许其以不同的方式发泄情感如忧伤、哭泣等。并耐心倾听，不断鼓励与支持老年患者增加和疾病作斗争的信心和勇气。

（2）允许家属陪伴，让老年患者有更多时间和亲人及喜欢的人待在一起，并尽量帮助其完成未尽事宜。虽然老年患者会有独自静静的想法，但不可误解为喜欢独处，注意心理疏导，预防意外发生。

（3）若老年患者因心情忧郁忽视个人清洁卫生，照护人员应协助并鼓励老年患者保持良好的自我形象。

5. 接受期照护　经历了强烈的心理痛苦与挣扎后，老年患者对病情已不再有侥幸心理，已做好接受死亡降临的准备，变得平和、安静，产生"好吧，既然是我，那就去面对吧"的心理，已看不出恐惧、焦虑和悲哀，精神和肉体均极度疲劳，他们不抱怨命运，喜欢独处，常处于嗜睡状态，对外界反应淡漠。

（1）此期照护人员应让老年患者宁静、安详地告别人间，不应过多打搅老年患者，不要勉强与之交谈，但要保持适度的陪伴。

（2）和临终人讲话时，必须注意语言亲切、清晰，不要耳语，避免在临终老年人面前议论不利于临终老年人病情的话。

（3）对于癌症临终老年人，不要过分控制使用镇静药和麻醉剂，使临终老年人较舒适地过最后的日子。

（4）照护人员应尊重老年患者的信仰、意愿，通过一些非语言行为传递关怀、安抚的信息，使其安静地离开人间。

临终老年人心理发展的个体差异很大，并不是所有临终老年人的心理发展都表现为上述的五个阶段，即使有些老年患者五种心理状态都存在，但其表现也不一定按照上述顺序进行，可能会有所颠倒。

临终老年人对医护人员特殊心理需求依次为希望医务人员尽到最大努力、得到最先进的医疗护理技术、渴望治愈疾病、盼望延长存活时间、希望减轻肉体痛苦、能有一个安静舒适的环境、采用医学手段加速死亡等。除有以上各种心理需求外，还具有个性的心理特征，如心理障碍加重，如暴躁、孤僻抑郁、意志薄弱、依赖性增强、自我调节和控制能力差等。表现为心情好时愿意和人交谈，心情不好时则沉默不语。遇到一些不顺心的小事就大发脾气，事后又后悔莫及再三道歉，甚至有的老年人固执己见，不能很好地配合治疗护理，擅自拔掉输液管和监护仪。当进入临终时期，身心日益衰竭，精神和肉体上忍受着双重折磨，感到求生不能，求死不得，这时心理特点以忧郁、绝望为主要特征；思虑后事，留恋亲友，关心身后的遗体处理方式，思考是否器官捐献等；考虑家庭安排，遗产分配；担心配偶生活及儿孙的工作、学业等。

（二）临终老年人的心理干预

1. 亲情护理　像亲人一样重视和问候，发自内心的关心安慰是重点。耐心倾听老人诉说，鼓励说出已有的恐惧与不安，然后给予触摸、适当解释和诱导使其得到解脱。

2. 宽容理解　不要把老人的发怒看成是针对某人，不辩解老人盛怒之下的批评，充分表示理解、关心其痛苦，多进行床边交谈和倾听，包容老人的批评。将老人最喜欢的人或最喜欢的物品请出来，转移情感情绪，因势利导，创造温馨场面，共同克服心理障碍。

3. 心理支持　尊重老年人的民族习惯和宗教信仰。根据老人不同的职业、心理反应、性格等，在适当的时机，用同情和婉转的方法解释，谨言慎语地与老人及其家属共同探讨生与死的意义，使老人理解医护人员和家属都在尽最大可能提高其生活质量，但生命是有限的，死亡是个体的最终归宿，谁都逃不出这种自然规律，帮助老年人正确认识和对待生命，从对死亡的恐惧与不安中解脱出来，既然死亡来临了，就坦然接受，平静地离去，有尊严地走。

4. 尊严护理　给予老人清洁皮肤、会阴部时先征求老人意见，在尽可能保护老年人隐私环境下，小心护理增加其舒适感。与其子女商量如何安排照顾老人；协助老人完成未尽事宜，向亲朋好友道别。尽可能将老人打扮得体，居室空气新鲜，光线适宜，播放优雅轻松的音乐，布置老人喜爱的花卉和画作等。使老人享有被爱、安全感和尊严感以达到心理上的稳定，让其在安详中死亡。

5. 耐心倾听和诚恳交谈　认真、仔细地听老年人诉说，使其感到支持和理解。对虚弱无法用言语交谈或听力障碍的老年人，通过表情、眼神、手势表达理解和爱，并以熟悉的护理技术操作取得老年人的信赖和配合。通过交谈，及时了解老年人真实的想法和临终前的心愿，尽量照顾老年人的自尊心、尊重他们的权利，满足他们的各种需求，减轻他们的焦虑、抑郁和恐惧，使其没有遗憾地离开人世。

第三节　老年人的死亡教育

死亡教育可以帮助人们正确地面对和理解生与死，是人类自然生命历程的必然组成部分，从而树立科学、合理、健康的死亡观。在护理临终患者过程中，实施安宁疗护的先决条件是死亡教育。

一、濒死及死亡的概念

（一）濒死的概念

濒死（dying）即临终，指患者接受治疗性或缓和性治疗后，虽意识清醒，但病情迅速恶化，各种现象显示生命即将终结。是生命活动的最后阶段。

（二）死亡的概念

死亡（death）是个体生命活动和新陈代谢的永久终止。

呼吸、心跳停止是传统判断死亡的标准，该传统标准更注重于人的生物属性，比较容易被民众接受，但心肺死亡，并非会引起脑、肾、肝等组织和器官的衰竭死亡，尤其是人工器官移植技术和替代技术，还可以挽救心肺死亡的患者。可见，传统的死亡标准已经失去了诊断死亡的权威性。因此，医学界人士提出新的较为客观的判断标准，就是脑死亡标准。

脑死亡（brain death）又称全脑死亡，包括大脑、中脑、小脑和脑干的不可逆死亡，是生命活动结束的象征。1968 年，在世界第 22 次医学大会上，美国哈佛医学院脑死亡定义审查特别委员会提出"脑功能不可逆性丧失"，并制定了世界上第一个脑死亡诊断标准：

1. 不可逆的深度昏迷　对刺激完全无反应，即使剧痛刺激也不能引出反应。

2. 自发呼吸停止　观察 1h 后撤去人工呼吸机 3min 仍无自主呼吸。

3. 脑干反射消失　瞳孔散大、固定，对光反射消失；无吞咽反射；无角膜反射；无咽反射和跟腱反射。

4. 脑电波消失（平坦）　凡符合以上标准，并在 24h 内反复测试，多次检查，结果无变化，即可宣告死亡。但需排除体温过低（<32.2℃）或刚服用过巴比妥类药物等中枢神经系统抑制剂两种情况，即可作出脑死亡的诊断。

二、死亡教育的内容

对死亡的恐惧是人类最常见、最深刻的恐惧之一。人类为什么会恐惧死亡，最重要的原因是不了解死亡。

死亡教育（death education）又称优死教育，是指向社会大众传达适当的死亡相关知识，并因此造成人们在态度和行为上有所转变的一种持续的过程。死亡不应该是人们恐惧的对象，它存在于我们的生命之中，是人类生命中不可缺少的一个组成部分，没有死亡，生命也就不是一个完整的生命。人的全优生命质量系统工程，不仅需要优生、优育、优活，而且还要优死。优死关注人最后时刻的生活质量，使临终者不仅能在临终护理服务中维持其应有的尊严，还能安宁、平静、无痛苦地走完人生的最后阶段。

死亡教育起源于美国，在 20 世纪中后期正式兴起、推广。1963 年，Robert Fulton 在美国明尼苏达州立大学首设死亡教育课程，随后逐渐成为美国高等教育的重要内容。目前，国外的死亡教育已经相当成熟，而且开展得比较全面，荷兰、美国等国家甚至把死亡教育引入学生教育的每一个阶段。在我国，现代的临终关怀教育是从 20 世纪 80 年代初开始的。医学伦理学界的学者开展安乐死和死亡伦理等研究，揭开了当代中国安宁疗护教育的序幕。

（一）死亡教育的作用

对临终老年人及其家属的死亡教育，不仅可以帮助老年人树立正确的生死观，帮助人们认清生命的本质，接受生命的自然规律，缓解其心理压力和心理上的痛苦，减轻、消除其对失落或自我丧失感的恐惧，同时能够减轻临终老年人亲属的精神痛苦，保持身心健康。还可以打破谈论死亡的禁忌，促进社会的文明进步。

（二）老年人面对死亡的心理

老年人对待死亡的态度受到许多因素的影响，如文化程度、社会地位、宗教信仰、心理成熟程度、年龄、性格、身体状况、经济情况和身边重要人物的态度等。

1. 理智型　老年人当意识到死亡即将来临时，能从容面对，并在临终前安排好自己的工作、家庭事务及后事。这类老年人一般文化程度和心理成熟程度比较高，能够比较镇定地对待死亡，能意识到死亡对配偶、孩子和朋友是最大的生活事件，因而总是尽量避免自己的死亡给亲友带来太多的痛苦和影响。他们往往在精神状态尚好时，就已经认真地写好了遗嘱，交代身后的财产分配、遗体处理或器官捐赠等事宜。

2. 积极应对型　老年人有强烈的生存意识，能从人的自然属性来认识死亡，也能意识到意志对死亡的作用。因此，能用顽强的意志与病魔作斗争，如忍受着病痛的折磨和诊治带来的痛苦，寻找各种治疗方法以赢得生机。这大多是低龄老人，有很强的斗志和毅力。

3. 接受型　这类老年人分为两种表现，一种是无可奈何地接受死亡的事实，如在农村，有些老年人到了 60 岁，子女就开始为其准备后事，做寿衣、做棺木、修坟墓等。对此，老年人常私下议论说："儿女们已开始准备送我们下世了"，但也只能沉默，无可奈何地接受。另一种老年人把此事看得很正常，多数是属于信仰某一种宗教的，认为死亡是到天国去、是到另一个世界去。因此，自己要亲自过问后事准备，甚至做棺木的寿材要亲自看着买、坟地也要亲自看着修，担心别人办不好。

4. 恐惧型 这类老年人极端害怕死亡，十分留恋人生。一般都有较好的社会地位、经济条件和良好的家庭关系，期望能在老年享受天伦之乐，看到儿女成家立业、兴旺发达。表现为往往会不惜代价，冥思苦想，寻找起死回生的药方，全神贯注于自身机体的功能上，如喜欢服用一些滋补、保健药品，千方百计延长生命。

5. 解脱型 此类老年人大多有着极大的生理、心理问题。可能与家境贫苦、饥寒交迫、衣食无着，缺乏子女的关爱，或者身患绝症、病魔缠身极度痛苦等有关。他们对生活已毫无兴趣，觉得活着是一种痛苦，因而希望早些了结人生。

6. 无所谓型 有的老年人不理会死亡，对死亡持无所谓的态度。

(三) 老年人死亡教育的实施

死亡教育是有关死亡知识的社会化、大众化的过程，是引导人们科学、人道地认识死亡及对待死亡的过程。死亡教育可以提高老年人及其家属对死亡的认识，以建立合理的心理适应机制，从而坦然地面对死亡。安宁疗护是帮助老年人树立正确死亡观的一个很好的途径，而进行死亡教育是实施安宁疗护的先决条件。对老年人进行死亡教育包括以下内容：

1. 引导老年人正确认识和面对死亡 死亡是人及生物生命的停止，是人生旅途中不可避免、不可逆转的生物学现象。凡有生命者，都会经过孕育期，然后出生、成长，再进入衰老期，最后死亡。生与死虽然截然不同，但生的瞬间就蕴含着死的因素，两者是互渗而浑然一体。可是，谁都只愿永远地活下去，谁都害怕死亡的降临。因为，在人们的眼中，"生"是盈满着生机，充溢着温暖、活力、光明、拥有；而死则是生机尽失，是冰冷、枯竭、黑暗、丧失，但人是一种生物，无论接受与否，死亡都会来临，也会随时发生，不可预知。

传统意义的死亡是呼吸、心跳停止，生命迹象消失。但进入 ICU 病房者可借助胸外按压、气管切开、气管插管、机械呼吸、体外循环等抢救措施维持心跳和呼吸，使死亡过程极大延长，濒死者深感痛苦。在儒家的死亡哲学里"死"被包容在"生生不息"之中，认为一个人只要生前之事处理好了，死的问题便自然解决。孔子曰"士不可以不弘毅，任重而道远，仁以为己任，不亦重乎？死而后已，不亦远乎？"，强调通过求仁，在死上体现人格的力量，通过死来完善道德，成就道德，超越生命极限，达到不朽。道家具有"齐生死"的浪漫情怀。死亡观是让生命从狭窄、困苦中突破，从喧嚣、纷争的尘世中脱身，在心灵与天地之道凝聚成共同的永恒存在。认为生死存亡实为一体，是大道演化的不同形式而已，因此不必悦生，不必恶死，顺其自然。

马丁·海德格尔是 20 世纪西方世界影响最大的哲学流派——存在主义的代表人物之一。死亡哲学对存在主义的中心问题是面对死亡的不可避免性和终极性，我们在今生今世怎么办？正是基于这一层面认识，要求人们直面死亡，向死而生，并把死亡同整个人生规划和人的自由联系起来，从而把西方死亡哲学提升到了一个新的高度。人类为何有许多潜能无法发挥？就是认为永远有下一秒、永远有明天、永远有明年。

> **知识链接**
>
> #### 马丁·海德格尔简介
>
> 马丁·海德格尔（Martin Heidegger，1889—1976 年），德国哲学家，20 世纪存在主义哲学的创始人和主要代表人物之一，因代表作《存在与时间》（*Sein und Zeit*，1927 年）而声誉鹊起。

1933年当选为弗赖堡大学校长。一生著书颇多，极具演讲能力。他认为死亡是对现实世界生活的否定。当人面对死亡时，才会停止对世界的忧虑和担心，从陷落中孤立出自己，成为真正的存在。死亡是属于个人的事，他人无法替代，只能靠你自己体验死亡。死亡是任何时候都可能发生的，人在什么时候死亡，都是合理的，没有规定你该活多久。人应随时准备死亡。因此，海德格尔指出，人必须正视死亡，从恐惧中明白自己活着的重要性。为自己计划未来时，必须包括死亡。人不该只接受生命，而拒绝接受死亡。

人生自古谁无死，但要做到很安定地对待死亡，从心理上接受和战胜死亡并不容易。古希腊的圣哲指出：死是人无法体验的对象，当人还活着时，死似乎非常遥远；当死真的降临时，已体会不到什么是死。人们对死的害怕、焦虑、恐惧等，是一种活着时才有的感受，而死亡一旦降临，人所有的知觉、心理反应都消失了，何来恐惧害怕之说？既然不存在，活着时就没有必要去恐惧。也就是说，当人活着时，死亡是不可能存在的；而当人死亡时，根本就无法害怕。因此，活着的人又何苦要怕死呢？可见，人们对死亡的恐惧根本不是起于死亡本身，而是人们从棺材、死尸等死亡的现象中获得的一些恐怖的观念。仅仅是观念而已，并不是一种实在的对象。

2. 帮助老年人发现生命中有价值的闪光点　医护人员要善于发现老年人生活中的事业、亲情、友情、爱情、人情的闪光之点，有系统地协助老人以一种崭新的观点回忆其一生经历的痛苦或快乐，寻找生命回顾过程中诸多经历的意义，如工作的辉煌与艰辛，创造过的精神财富和物质财富，亲情、友情的美好片段，生活的柳暗花明，最高兴的事和最波折的经历，探讨人生价值另一种诠释，来体验生命的丰富意义。称赞老人的善心善为，点明老人已品尝了种种人生百味，告诉老人能在死亡来临之际，没有遗憾，向亲朋好友告别，向人世间的烦恼告别，毫无恐惧，心安理得，并为自己即将永久地安息和为别的生命诞生做基础而欣喜，这就达到了生死两相安的最佳境界。

3. 做好跨文化的死亡教育　宗教信仰者在面临死亡时，内心能够拥有较多安全感、毅力和稳定性。他们对待生命和死亡更为通达，可以平静而较少害怕死亡的来临。对有宗教信仰的临终者可允许接收法师、牧师指导，作为护士重要的是用一颗温暖的心来面对临终者，使其感到温馨和安全。

第四节　老年丧亲家属的哀伤辅导

临终不仅给患者带来痛苦，也会引起患者家属痛苦。作为一种全方位的安宁疗护，对临终老人家属的安抚也是必不可少的。老人临终前后，一方面，护理人员要通过对老人的关怀照顾，使家属的心理得到安慰；另一方面也要使家属尽早对老人的病情进展及预后有一个正确的了解和认识，在有充分心理准备的基础上，积极主动地配合，完成对老人的安宁疗护。护理人员对待家属仅有理解和同情是不够的，还要有疏导和劝慰的技巧，并尽早疏导哀伤，使他们度过心理危机，恢复对生活的信心。

一、哀伤辅导的概述

（一）哀伤辅导的概念

哀伤辅导（grief counseling）是针对近期丧失亲人的人，在合理的时间内引发正常的哀伤，协助他们完成哀悼的任务。

（二）哀伤辅导的意义

1. 精神科门诊处的统计数据：10%~15% 的精神科门诊患者认为自己有未解决的哀伤。

2. 大多数丧亲者在头一年内都有忧郁症状，许多人头痛、心悸、颤抖及各种胃肠疾病的症状会加重。

3. 有的丧偶者会复制疾病。

4. 男性丧偶者病死率显著比婚姻中男性高。

二、哀伤反应与过程

1. 麻木　很多老年人在得知配偶亡故的消息后,都会表现出麻木不仁,呆若木鸡。这种表现并不意味情感淡漠,而是情感休克的表现。麻木可以看作是对噩耗的排斥,也是对自己无力驾驭的强烈情感的制服。这个阶段可能维持几个小时至 1 周时间。

2. 自责　与老伴洒泪告别之后,总觉得对不起逝者,甚至认为对方的死自己负有主要责任,于是心理负担沉重,过度伤感,可引起食欲下降、失眠、精神恍惚、免疫力下降,诱发原有病情,强烈地感到死亡在不可抗拒地靠近。

3. 怀念　亲人逝世后,生者在剧烈的情感波动稍稍平息之后,会进入一个深沉的回忆和思念阶段,不知如何安排自己的生活,回忆过去成为丧偶老人主要的生活内容,在头脑中经常出现老伴的身影,感到失去之后,自己是多么的无助、凄凉和孤寂。

4. 恢复　在亲朋好友的关怀和帮助下,终于领悟了"生老病死乃无法抗拒的自然规律"这个道理。于是,理智战胜了感情,身心渐渐恢复了常态,从而以坚强的毅力面对现实,开始新生活。

三、哀伤辅导过程与技术

1. 心理调适　首先,帮助老人尽快地从悲痛的氛围中解脱,可采用各种方式尽情地宣泄,如在亲人挚友面前号啕大哭;或将自己的眷恋之情,用诗文、书信、日记等形式写出来,以抒发胸怀并作为永久的纪念。从心理学角度来看,尽管宣泄对于维护身心健康有益,但无休止的悲哀必然造成人为的精神消耗。

2. 转移环境　面对和老伴共同生活的房子、老伴的衣服和用品,常常睹物思人,哀伤很难自行纠正,加重情绪上的不稳定。因而子女可将老人接来同住,为其换个生活环境,或者带老人外出旅游散心,细心关怀照顾,鼓励老人振作,多接触外面的世界,多参加有益的文娱活动,只要生活的视野开阔,便不再感觉孤单,精神上的痛苦也就会随之淡化和消失。

3. 建立新的生活方式　把注意力转移到现实生活中来,找老朋友、老同事或同样经历的老人交流,参加晨练,购物,到老年大学学习,参加街道社区组织的活动,以充实的生活,淡化精神上的痛苦;也可根据个人兴趣爱好,种花、养鸟、书法、绘画、摄影等,外出旅游,甚至从事一些家务活动,含饴弄孙,这样可以缓解悲伤的情绪,有助于心身健康。

4. 提倡老人再婚　大量事实证明,丧偶老人再婚,对社会、家庭和老年人的健康长寿均有益,故应从法律上予以保护,道义上给予支持。再婚老人可以相互照应,相互依托,也会让儿女们在繁忙中多一些放心。

5. 做好追踪随访　一年内丧偶老人在生理和心理上都极度虚弱、极易患病。因而应定期家访或电话随访,了解老人身体心理情况,理解老人的各种想法,鼓励其宣泄感情,认真倾听,及时做好心理疏导。安慰老人面对现实,尽力提供生活指导与建议,帮助老人缩短悲痛过程,降低悲痛程度,顺利度过悲伤期。

四、丧偶老年人的照护

丧偶是生活中最震撼心灵的事件之一,尤其对老年人来说更是沉重的打击。一旦配偶亡故,常会悲痛欲绝、不知所措,持续下去可能引发包括抑郁症在内的各种精神疾患,加重原有的躯体疾病,甚至导致死亡。有资料报道,在近期内失去配偶的老年人因心理失衡而导致死亡的人数是一般老年人死亡的 7 倍。丧偶老年人的心理承受能力、夫妻关系等都可能影响丧偶老年人的心理。丧偶老年人的心理反应一般要经历麻木（这个阶段可能持续几个小时至1周）、内疚、怀念（这种状态可能持续几周甚至几年）、恢复4个阶段。

1. 加强对丧偶老年人的关怀　给予安慰与支持，比如陪伴在老年人身旁，轻轻握住他（她）的手或扶住他（她）的肩。

2. 及时帮助老年人料理家务、处理后事　提醒老年人的饮食起居，保证充分的休息。

3. 诱导发泄　允许并鼓励丧偶的老年人痛哭、诉说和回忆，或鼓励用写日记的形式寄托自己的哀思。应该告诉老年人，哭泣是一种很自然的情感表现，不是软弱，而是一种很好的疏解内心忧伤情绪的方法，诱导老年人把悲哀宣泄出来。同时，鼓励老年人说出自己的内疚感和引起内疚感的想法、事件等，并帮助他（她）分析，学会原谅自己，避免自责。

4. 转移注意力　老年人易睹物思人，可让老年人把已故的配偶的遗物暂时收藏起来，这样可以减轻精神上的痛苦。心理学家认为，利他行为可以有效地减轻丧偶者的悲哀，从而缓解紧张、焦虑的情绪，使自己尽早摆脱孤独和抑郁，增进健康。建议老年人多参与外界交往，多与子孙交谈，或到亲戚朋友家小住一段时间，或到外面走一走；鼓励老年人培养一些业余爱好，如书法、绘画、垂钓等，或做一些有利于他人的力所能及的事，以转移注意力，减轻悲伤情绪。

5. 建立新的生活方式　心理学研究表明，老年人最怕的就是孤独。丧偶后，老年人需要在家庭生活中寻找一种新的依恋关系，这种依恋关系可补偿丧偶后的心理失落感。应该帮助老年人调整生活方式，使之与子女、亲友重新建立和谐的依恋关系，使老年人感受到虽然失去了一个亲人，但家庭成员间的温暖与关怀依旧。

安宁疗护是一门新学科，对照护人员来说是护理观念和护理方式上新的变革和发展。照护工作被视为是对"生命的守候"，更应当在安宁疗护这一生命的最终关怀领域当中大有作为，进一步推动我国安宁疗护事业的发展和完善。

第五节　老年人死亡后照护技术

死亡后照护技术包括遗物处理、遗体照护及终末处理。照护人员应尊重死者和家属的民族习惯和要求，以唯物主义死亡观和严肃认真的态度尽职尽责地做好遗体照护，同时应及时准确地对遗物进行处理并做好老年人床单位的终末处理，这些工作不仅仅是对死者的尊重，也是对其家属的支持和安慰。

一、遗物处理原则及法律规范

（一）整理遗物的原则

1. 物品经两名照护人员清点后交予家属。

2. 贵重物品由家属直接保管。

3. 若为传染病老年患者，应将物品单独放置，按相关规定对其进行消毒处理。

（二）整理遗物的方法

1. 整理遗物的时机　整理遗物最好在家属在场的情况下进行，若家属不在场应由两名照护人员同时清点并登记。

2. 清点遗物　先将遗物整理归类，再清点记录。衣物类：清洁衣物，叠放整齐，污染衣物打包；书籍类：书籍码放整齐，放入纸箱中；贵重物品类：遗嘱、钱财或首饰等贵重物品应直接由家属整理，若家属不在场，由两人清理后登记，暂时交予主管领导保管。

3. 登记　两人清点记录老年人遗物的名称数量，并签全名交予家属，核对无误后家属签全名领取遗物，记录单留下，给家属拍照保存。

（三）整理遗物的要求

1. 整理遗物要认真，易损物品轻拿轻放。

2. 登记要准确全面，并由两名照护人员分别签全名。

（四）整理遗物的注意事项

1. 老年人遗物需两人同时在场清点。贵重物品先行记录并由主管领导妥善保管。

2. 遗物清单至少保存一年。

二、遗体照护技术

（一）遗体照护基本知识

遗体照护是对临终患者实施整体护理的最后步骤，也是安宁疗护的重要内容之一。遗体照护应在确认老年患者死亡，医生开具死亡诊断证明书后尽快进行，既可减少对家属的影响，又可防止尸体僵硬。遗体照护，不仅是一种必要的专业操作手段，也是涉及死者、亲属、家庭、医院，以及心理学、社会学、宗教学、民俗学、伦理学等多方面的问题。

要仔细、严谨、肃穆，注意遮挡，保护死者的隐私，使其有尊严地、干净整洁地离开人世间，并认真做好记录。要有同理心，能充分体会死者家属的内心感受，从安宁疗护的角度对死亡老年人的家属进行有效的丧亲辅导，认真听取死者家属的哭诉，力所能及帮助家属解决合理问题，让其配合遗体照护。整个遗体照护过程中，操作过程应熟练，与死者家属进行沟通语言要得当，将敬老、爱老、尊重死者、安慰生者的职业素养融入举手投足之中。

（二）遗体照护技术

【操作目的】

1. 尊重生命价值，保持容貌端正安详，肢体舒展，清洁无臭味、无渗液，易于辨认。

2. 安慰家属，减少哀痛。

【操作程序】

1. 评估

（1）老年患者经抢救无效，由医生证明，确已死亡，方可进行遗体料理。

（2）评估老年患者的诊断，治疗抢救过程，死亡原因及时间。

（3）评估遗体清洁程度，有无伤口，引流管等。

（4）评估死者家属对死亡的态度。

2. 计划

（1）**环境准备**：整洁、安静、肃穆、屏风遮挡。

（2）**老年人家属准备**：能配合遗体护理，了解遗体护理的目的、方法、注意事项。

（3）**照护人员准备**：着装整洁，洗手，戴医用外科防护口罩，必要时穿防护服、护目镜、隔离衣。

（4）**用物准备**

1）治疗车上层：血管钳、剪刀、松节油、绷带、不脱脂肪棉球、梳子、大单、清洁衣裤、治疗碗、毛巾、记录单、擦洗用具、手消毒液等；有伤口者备换药敷料；必要时备隔离衣、防护服、护目镜。

2）治疗车下层：热水瓶、水盆、生活垃圾桶、医用垃圾桶。

3）其他：酌情准备屏风1个。

3. 实施　遗体照护技术操作步骤见表9-1。

4. 评价

（1）家属了解遗体照护的相关知识，配合遗体照护。

（2）照护人员做到人文、尊重、肃穆，无差错，记录完整。

表 9-1　遗体照护技术操作步骤

操作流程	操作步骤	要点说明
1. 准备工作	核对死亡医嘱，核对姓名、诊断、治疗抢救过程、死亡原因及时间，备齐用物携至老年人遗体旁，与家属进行充分沟通，劝其离开房间，用屏风遮挡	• 严格核对死亡医嘱，给患者家属做好沟通解释，维护死者隐私，减少对同病室其他患者情绪的影响
2. 操作过程	(1) 撤去一切治疗用品，如输液管、胃管、氧气管、导尿管及各种引流管，拔出前应抽尽管内容物，拔除后告知医护人员必要时予以缝合伤口，覆盖纱布，有伤口者需更换敷料，用松节油或者酒精擦净胶布痕迹 (2) 体位：将床放平，使遗体仰卧，头下垫一软枕 (3) 清洁面部，整理遗容。洗脸，有义齿者代为装上，闭合口、眼，若眼睑不能闭合，可用毛巾湿敷，或于上眼睑下垫少许棉花，使上眼睑下垂闭合。嘴不能紧闭者，轻揉下颌或用四头带固定 (4) 堵塞孔道。用血管钳将纱布或消毒棉球依次塞于七窍：口咽、双鼻孔、双耳孔、肛门及阴道 (5) 清洁全身。脱去衣裤，用温水毛巾擦净全身，用梳子顺着头发自然梳理，长发可梳理后扎成辫子，头发整齐，无打结，更换清洁衣裤 (6) 覆盖大单。将大单盖于遗体上，露出头部	• 便于遗体护理，尊重死者，擦浸胶痕迹，以使遗体清洁 • 防止面部淤血变色；避免面部变形，使面部稍显丰满 • 口眼闭合以维持机体外观，符合习俗；防止体液外溢，注意棉花勿外露 • 保持遗体的清洁，维持良好的遗体外观 • 别上尸体识别卡便于辨识遗体
3. 整理用物	整理用物，清洗消毒双手，请家属向遗体告别	
4. 洗手记录	(1) 按七步洗手法洗手 (2) 记录死者姓名、遗体照护时间、照护者签名	• 预防交叉感染 • 死者有遗物或遗嘱时，应及时报告并做好记录

【注意事项】

1. 必须先由医生开出死亡医嘱，并得到家属许可后，方可进行遗体护理。

2. 老年患者死亡后应及时进行遗体护理，以防遗体僵硬。

3. 照护人员应以严肃认真的态度做好遗体料理工作，尊重老年人的遗愿，满足家属的合理要求。

4. 传染病老年患者的遗体应使用消毒液擦洗，并用消毒液浸泡的棉球填塞孔道，遗体用尸单包裹后装入不透水的袋中，并作出传染标志。

5. 注意安全风险因素

(1) **照护质量问题**：未跟家属进行有效沟通和疏导，使家属误解不充分配合，造成满意度不高的后果。

(2) **记录差错**：未核对死者信息，漏填、错填遗体照料记录，遗物清单记录不全或未及时记录，产生相应严重后果；

(3) **感染**：照护人员进行传染病老年患者遗体照护时，未按照相关规定进行自我防护，造成交叉感染。

三、终末消毒

老年患者死亡后需要对其所住的房间和用物进行终末消毒，这是照护工作中重要的一项工作。

1. 准备工作　照护人员穿着工作服，衣帽整齐，戴口罩、手套，必要时穿隔离衣；物品准备：紫外线灯、消毒液、抹布、水桶、医疗垃圾袋、生活垃圾袋、衣物袋。

2. 消毒工作　照护人员撤掉被服；一次性口杯、便盆、脸盆等，按感染性废物处理；打开各种柜门、抽屉、翻转床垫，关闭门窗；选用熏蒸、紫外线灯等不同的方法首先对房间空气、物体表面消毒,然后用消毒液擦拭家具、床具、地面等;患者的遗物经两人清点无误后,交与家属带出;消毒处理后打开门窗通风,铺好床单位,整理用物。

3. 注意事项 操作过程中注意个人防护。根据消毒剂的说明按要求配比,合理使用消毒剂。如果是传染病老年患者按传染患者消毒隔离制度进行消毒。房间内所有的物品需要经过终末消毒后方可进行清洁、处理。

(付志华)

思考题

1. 李爷爷,65岁,因咳嗽、痰中带血伴肝区胀痛、日渐消瘦,在县医院检查,胸片显示两肺有占位病变,家人大惊失色,儿子立即带他去省肿瘤医院检查,肝 CT 发现一个 3cm×6cm 占位病变,PET-CT 报告肺部两侧均有多发转移性结节,腹腔种植,腰椎也有一处转移病灶。医生初步诊断是肝癌晚期(伴广泛转移),告诉家属诊疗方案及预后,也提醒家属存活时间。虽然儿子说只是肺炎,住院治疗就好了。但儿子沮丧、焦虑的表情及突然细心的照顾还是让李爷爷猜疑了,何况又是在肿瘤医院住院,便一天到晚唉声叹气,食欲缺乏,辗转难眠,一点小事就大发雷霆。

请思考:

(1) 怎样和李爷爷解释病情?

(2) 通常临终老人心理发展大致经历哪几个阶段?李爷爷的心理状态属于哪一阶段?

(3) 李爷爷的护理问题有哪些?请制订护理计划。

2. 王奶奶,62岁,与她共同生活了40年的老伴,在帮她买西瓜时突发心肌梗死而去世了。王奶奶的精神当即崩溃,她和老伴非常恩爱、感情甚笃,如今人去屋空,使她失去了继续生活下去的信心。她原有多种慢性疾病,以前总害怕治不好,现在却企盼病情急剧恶化,好早日到另一个世界与老伴团聚。

练习题

请思考:

(1) 王奶奶目前发生了何种健康问题?

(2) 针对王奶奶应给予哪些哀伤指导?

第十章 | 老年人被虐待问题与权益保障

ER 10-1 ER 10-2

教学课件　　思维导图

学习目标

1. 掌握对老年人被虐待问题的预防及干预方法。
2. 熟悉虐待老年人的概念及形式。
3. 熟悉虐待老年人的原因、影响及理论研究。
4. 熟悉我国老年人权益保障的状况。
5. 了解国外老年人权益保障的状况。
6. 学会依照我国相关法律法规对受虐待老年人采取必要的干预措施。
7. 具有尊老敬老的精神以及理解、关爱和帮助老年人的意识和观念。

第一节　老年人被虐待问题

情景导入

张阿姨，76岁，患有糖尿病和风湿性关节炎，生活不能自理，与儿子李某一起居住，退休金仅能维持基本生活。李某无固定工作，且嗜好赌博，经常向张阿姨索取钱财，如未能索取到便会对其进行谩骂，甚至殴打。医生建议张阿姨应以粗粮为主，但李某以不好吃为由，不给张阿姨提供，导致张阿姨血糖控制不良，身体状况越来越差，邻居劝张阿姨去医院就诊，但考虑到经济原因未就诊。李某还经常将自家门反锁，不让邻居与张阿姨来往。某次，李某未及时为张阿姨买降血糖药，导致张阿姨出现糖尿病酮症酸中毒，被邻居送至医院救治。住院期间，李某不顾他人在场，经常裸露张阿姨身体。

请思考：
1. 张阿姨是否受到虐待？
2. 张阿姨受到了哪种类型的虐待？
3. 张阿姨受到虐待的原因有哪些？
4. 老年人虐待给张阿姨造成了哪些不良结局？

随着全球老年人口激增，虐待老年人的问题成为全球公共健康议题。虐待老年人会导致老年人患病率增加，额外占用医疗卫生资源，进而导致卫生保健系统成本增加，对老年人的家庭以及社会产生负面影响。因此，有必要提高对虐待老年人问题的认识。作为护士，在工作中可能会遇到虐待老年人问题，因此，明确虐待老年人的各种形式，了解虐待老年人的原因，才能依靠相应的法律法规帮助老年人维护其权益，预防虐待发生或者虐待的再发生。

一、虐待老年人的概念及形式

(一) 虐待老年人的概念

世界卫生组织将虐待老年人(elder abuse, elder mistreatment)界定为在任何关系中发生的一次或多次致使老年人受到伤害或处境困难的行为,或以不采取适当行动的方式致使老年人受到伤害或处境困难的行为。美国疾病控制和预防中心将老年人虐待定义为照顾者或另一个人在涉及信任预期的关系中的故意行为或不作为,此类行为会增加对老年人造成伤害的风险。不同国家由于其经济发展水平及文化背景差异,对虐待老年人定义有所不同,未来我们应该思考如何结合我国国情从不同角度定义虐待老年人这一概念。目前,国际上广泛采用WHO发布的虐待老年人定义。

(二) 虐待老年人的形式

虐待老年人是一个社会问题,应当结合当时的文化背景和文化环境加以讨论。老年人虐待涉及多个学科领域,结合不同时期和不同领域对老年人虐待的界定,经过反复比较、综合、归纳,老年人虐待通常表现为以下5种形式。

1. **身体虐待**　身体虐待一般指通过暴力或不适当的监禁等手段,造成老年人身体疼痛或健康受损。身体虐待是目前测量老年人虐待最一致的一种类型。由于身体虐待会造成身体功能状况恶化、逐渐依赖和进一步的心理衰退等,故被认为是最恶劣的虐待类型。

2. **精神虐待**　精神虐待又称心理虐待、情感虐待,是指言语或行为造成的精神痛苦,包括指责、折磨、胁迫、惩罚,或者剥夺老年人的行动、不理睬老年人或不尊重其隐私以及不为老年人提供友谊、信息等。精神虐待形式多样,其会使老年人处于无价值感、尴尬或羞耻等感觉状态,而这些情绪会导致进一步的社会孤立,其也是常见的虐待形式之一。

3. **经济虐待**　经济虐待指不合法地剥夺金钱和资源,包括滥用老年人收入或经济资源、剥夺老年人使用及控制个人资金的权利、盗取老年人钱财、胁迫老年人签订契约、更改遗嘱或授权代理人,以及不为老年人提供维持基本健康和生活所需的资金和资源等。

4. **性虐待**　性虐待指强迫与老年人发生性接触、实施性骚扰、强迫性暴露或拍摄相关照片或视频等。我国老年人遭受性虐待现象较少,与其他类型的老年人虐待不同,性虐待是最隐蔽、最不被承认和报告的老年人虐待形式。

5. **疏于照料**　疏于照料又称忽视,是指法律意义上老年人责任照顾者的不作为,包括躯体忽视、精神忽视、遗弃、不赡养老年人、有意或无意地剥夺食物、药品或其他生活必需品等不能满足老年人基本生活需要的行为。

知识链接

自我忽视和社会虐待

自我忽视指老年人没有能力或不愿意为自身提供一些必需品或服务来维持安全、独立的生存。与被动受虐不同,自我忽视是一种主动受虐,包括生活中不能保持自身清洁、在不适当的环境中忽视饮食、穿不适当的衣服、没有寻求必要的医疗护理、不能与他人互动、不能正确使用金钱或管理银行存款记录、无视环境或自己的财物。

社会虐待是指切断老年人与他人的社交联系,或限制老年人社交活动使其在社会上被孤立,感到被社会排斥。已有研究表明,老年人在几十年的社会生活中所建立的良好人际关系网会对其自身生活和精神解脱感产生重大影响。

通常情况下，老年人遭受的各种形式的虐待并不是单独发生的，而是相互诱发、互相联系的，具有多重性的特点。

二、虐待老年人的原因、影响与理论研究

（一）虐待老年人的原因

虐待老年人有许多不同的原因和危险因素，可归纳为内在因素和外在因素。

1. 内在因素　老年人的性别、年龄、功能依赖、身体健康状况不佳、认知障碍 / 痴呆症、心理健康状况不良、低收入等，是老年人虐待的内在危险因素，又称老年人特质。

（1）**老年人个人特征**：老年人的个人特征包括性别、年龄、职业、受教育程度、婚姻状况、家庭结构、收入状况等。老年人受虐待程度与性别有关，但不同地区发生状况不同，这与不同国家和地区的现实情况有关；老年人受虐待倾向比例与年龄呈正相关，随着年龄增长，老年人更加需要他人的照护，照顾者压力增大更容易产生虐待倾向；老年人受虐倾向亦与其文化程度有关，老年人文化程度增高，可能享有更多的福利政策，对他人依赖减少，照顾者虐待倾向也降低。

（2）**老年人身体心理状况**：老年人的自身情况也会影响照顾者的虐待倾向。随着老年人自理能力的降低，其遭受虐待的风险增高。有些老年人还保留着家长的权威，对子女横加干涉和指责；还有些老年人由于身体虚弱、对死亡恐惧等，对照顾者提出无理的要求，这些不良的行为因素常常会导致虐待老年人行为的发生。

（3）**老年人社会支持**：社会支持是指个人能够从社会各方面获得的帮助，反映了个人与社会的密切关系。老年人得到的社会支持减少，情感更加脆弱，情绪也较易受到影响。社会关系越差，其照顾者的虐待倾向越大；反之，老年人得到更多的社会支持，照顾者得到多方面的监督的同时，老年人的生理和心理需求也得到满足，幸福感也不断增加。

2. 外在因素　照顾者是配偶或成年子女，其患有精神疾病、存在药物滥用、社会孤立、失业，或经济问题以及承受重大压力是发生老年人虐待的外在危险因素。

（1）**照顾者的人格特质**：照顾者的人格特质与老年人虐待具有密切联系。人格特质在人的思维和行为中起着重要的作用，照顾者越有亲和力，具有更强的同理心，其虐待的倾向也越小。

（2）**照顾者性别**：照顾者的性别可能影响照顾者的虐待倾向，男性照顾者更容易产生施虐行为，女性照顾者更容易对老年人进行语言攻击和口头虐待。

（3）**照顾者受教育程度**：照顾者接受教育的程度越低，对老年人的认识越不足及误解，越容易发生虐待的风险；这些照顾者在遇到困难和面对压力事件时，往往采取消极的应对方式，因而更容易产生消极情绪，不能用正确的方式处理老年人发生的情况，则会导致虐待的产生。

（4）**照顾者身体心理状况**：照顾者虐待倾向与照顾者疲劳程度呈正相关；照顾者照顾时间越长，疲劳程度越高。另外，照顾者心理健康是其虐待行为的重要预测因素，照顾者不良的心理状况也可能使老年人面临虐待的风险。

（5）**照顾者负担**：照顾者负担是一个非常重要的影响因素，照顾者照顾负担越重，虐待老年人的可能性越大；照顾者生理性负担、时间依赖性负担、情感性负担、社交性负担、经济负担、发展受限性负担与虐待老年人之间都存在相关性。

（6）**照顾者的社会支持**：照顾者的主观支持、客观支持和社会支持利用度等对照顾者的虐待倾向都会产生影响。良好的社会支持有益于照顾者的身心健康，照顾者若没有得到有效的社会支持，其对老年人的虐待倾向就会更大。对照顾者进行心理干预，并给予社会支持，能够减少虐待的发生，维护老年人的尊严与生存质量。

此外，社会因素，如年龄歧视、社会文化生活规范、种族、民族等对老年人虐待也有影响。如社会福利保障制度和法律制度不够完善、对老年人虐待的概念和类型界定不清晰，都会导致难以在法

律上对老年人虐待行为量刑定罪；老年人本身被描述为脆弱、具有依赖性的群体以及照护形式的转变等一些社会文化因素也可能会增加老年人虐待的风险。

(二) 虐待对老年人的影响

1. 虐待对老年人身体健康的影响 虐待可造成老年人的身体创伤，表现为皮肤软组织淤血、肿胀、出血，甚至骨折。首先，老年人虐待最常见的损伤部位为头部、上肢及胸部；其次，长期遭受虐待的老年人发生代谢综合征的风险增高，导致蛋白质、脂肪、碳水化合物等发生代谢紊乱，进而增加糖尿病及心脑血管疾病的发生风险，这可能与虐待引起炎症标志物释放升高，进而导致代谢异常有关。再次，虐待可加剧老年人的慢性疼痛，虐待造成的不良情绪降低了老年人的疼痛耐受阈值，导致其对疼痛更加敏感；最后，虐待会导致老年人躯体功能下降，相比言语虐待，身体虐待对躯体功能的影响更加显著。

2. 虐待对老年人心理健康的影响 虐待与老年人的心理健康及情绪改变息息相关。殴打、恐吓、辱骂、威胁、冷漠、忽视等虐待行为会对老年人造成不同程度的心理影响。初期老年人表现为紧张、恐惧、缺乏安全感等，长此以往导致抑郁、焦虑、孤独等不良情绪及心理创伤，甚至增加老年人自伤、自杀风险。与此同时，抑郁也是虐待的危险因素，抑郁的老年人容易出现负面情绪，性格固执，与照顾者相处时易出现摩擦，进而诱发虐待事件，形成恶性循环。

(三) 与虐待老年人相关的理论研究

国内外相关学者在总结所发现的虐待原因的基础上，对不同原因的深层次的理论基础也进行了探究，试图从不同角度来解释老年人虐待发生的真正原因。对虐待老年人原因的理论分析有很多，目前比较得到共识的理论有四个，即压力论、社会交换论、个人行为论和暴力循环论。

1. 压力论 强调施虐者的个人心理因素，照顾老年人是一项困难和充满压力的活动，在老年人伴有精神或身体疾病的情况下，如果照顾者对所承担的责任和义务缺乏必要的知识和心理准备，就会感到压力或劳累。照顾者由于要花很多的时间来满足老年人的需要，而忽略了自身需要，而且他们的照护工作往往不被注意和认可。当老年人需要更加复杂的身体和心理照护，或者伴发老年疾病等令人烦恼的行为时，都会进一步增加照顾者的照护压力。这些照顾者在面对巨大的照顾压力和生活工作压力的背景下，很可能于某些特殊时刻会将这些压力发泄到老年人身上，将压力转化为虐待行为予以释放。因此该理论认为，随着照顾者所承担的照顾老年人压力的加大，极有可能导致老年人受到身体虐待或疏于照顾。

2. 社会交换论 社会交换论是 20 世纪 60 年代兴起于美国进而全球广泛传播的一种社会学理论。该理论以经济学分析方法来解释内在原因，但其理论基础显得理想化。主张人类的一切行为是在衡量可能的报酬与成本后进行的。每个人都有异于他人的自我需求和资源，社会互动就是通过资源互换来满足自我需求的复杂交换网络。因此，虐待之所以发生，是因为大多数老年人将财产等赠予子女后，缺乏可以用来交换的资源和价值存在，失去了社会互动可能带给对方的收益，导致老年人被家庭及社会孤立，最终导致老年人受虐及被忽视行为的发生。

3. 个人行为论 亦强调施虐者的个人心理因素，施虐者多数有酗酒、吸毒、精神疾病或心理不健康等个人行为和心理问题。这些子女由于平时对其父母有一定的依赖性，特别是在经济或情感上对老年人有依赖，一旦年老的父母不能向他们提供支持或不能满足他们的需求时，对于父母的施虐行为就会频繁发生。

4. 暴力循环论 暴力是一种可习得行为，很容易代代相传，所以在有暴力倾向的家庭中，父母间的暴力行为及成年子女对老年父母的虐待，会给家庭内其他未成年人带来影响，导致他们成年后常常也以暴力的态度对待父母、配偶、子女，甚至发生虐待行为。

三、对老年人被虐待问题的预防及干预

要预防老年人受虐，关键在于去除危险因素，早期干预老年人，防止他们再次受到虐待。预防和干预的总体目标是：①老年人、家属及其照顾者能正确认识什么是虐待老年人的行为，并积极预防，远离虐待；②老年人受到虐待时，能被及时发现，并得到合理的处理。

（一）老年人被虐待的预防

对虐待老年人问题的预防，关键在于赋予老年人更多的权利和自主性，以及保障老年人得到适宜的照护，具体可以从以下几个方面进行努力。

1. 指导老年人

（1）**融入社会，广交朋友**：积极参与社区或社会组织的各项活动，经常邀请朋友、亲属来家做客。寻找一个可靠者，与其建立互助关系、以便发生问题时相互帮助。

（2）**慎重选择同住者或照顾者**：不与酗酒、药物成瘾、性格暴虐或严重精神病等有施虐危险因素的人同住。

（3）**处理好钱财**：记录所拥有的钱财和贵重物品，不随意签署未经信任者检查阅读过的文件。

（4）**积极寻求帮助**：寻求帮助是受虐老年人摆脱困境的有效方法之一，老年人要增强维护自我权益的意识，受到虐待时寻求政府和法律的帮助。

2. 教育家属及照顾者

（1）能够意识到自身有赡养、照顾老年人的义务和责任，关心老年人的精神需求，不得忽视、冷落老年人。

（2）正确评估自身照顾能力，遇到困难或问题时，向有关机构或专业人士求助；加强社会交往，与亲朋好友交流照顾老年人的心得体会，缓解照顾负担。

3. 呼吁全社会关注老年人受虐问题

（1）**正确认识受虐问题，健全各项保障措施**：对公众进行健康教育，普及法律知识，预防虐待的发生。完善社会保障体系，法律是防治机制的理论创设、运行监督和完善的保障，可以为虐待老年人防治工作带来公信力和权威性保证。通过倡导尊老养老的社会风气、强化老年人的自我保护意识等，形成尊老敬老的舆论风气，并使老年人自我保护意识深入内心。

（2）**向老年人及照顾者提供帮助**：鼓励更多的公众和机构直接或间接地为老年人服务。呼吁相关机构和政府向老年人提供足够的经济支持、医疗保健、社会服务，保证照护人员和老年人之间的人力配比，并对照护人员提供技能培训和心理疏导服务，向酒精和药物滥用的照顾者提供治疗，以减少老年人受虐的危险性。

（3）**社区建设防范体系**：目前缺乏对虐待问题作出反应的正式机构和机制，无法在老年人遭受虐待时作出反应，或者增强老年人的能力，以防止他们受到虐待。初级卫生保健和社会服务单位均有发现和处理社区虐待老年人的潜在能力。因此建设社区防范体系，建立起老年人虐待的识别与发现机制，加强对受虐老年人的监测，重视对虐待老年人案件处理过程中的调解作用，对于防止老年人受虐待能够起到很大的作用。

（4）**发挥医务人员的作用**：实际生活中老年人由于想要保护施虐者或害怕报复心理，很少主动报告自己的子女虐待自己。而目前的法律对虐待行为又处于"不告不理"的状态。因此要求医务人员发挥专业人员的作用，报告涉嫌虐待老年人、疏于照料或剥削老年人的案件。同时可以使用筛查工具及进行专业培训，提高对受虐者和施虐者的筛查和识别能力，为虐待老年人案件提供优质的介入服务和适当的解决技巧。

（二）老年人受虐的护理干预

在老年人虐待问题的干预过程中，重要的是详细评估、仔细记录，以及遵从相应的虐待报告程

序,获取到相关机构的帮助。

1. 上报　怀疑老年人受虐时,应认真了解情况,仔细评估老年人的身体健康、日常生活状况、居住环境、是否受到生命威胁等;做好记录,必要时拍摄照片作为证据,及时向公安部门或相关部门上报。

2. 干预　根据老年人受虐待的严重程度、老年人的各方面需求和法律条款帮助老年人选择合适的干预措施,鼓励老年人充分表达自己的想法,引导老年人用正确的态度面对和制止虐待。协调老年人与照顾者的关系,引导照顾者正视老年人照顾需求增多与照顾者面临多重压力的矛盾。为老年人提供一个安全的环境,保护老年人免受伤害和威胁,同时要注意保护老年人的隐私,对每一个病例都应做好随访工作。

虐待老年人是一种社会现象,涉及社会工作、社会学、老年学、心理学、医学等多个学科和领域。虐待不仅会对老年人身体、心理及社会功能造成不良影响甚至直接导致死亡,还会导致卫生保健和医疗服务需求及医疗支出增加,因此虐待老年人问题越来越受到关注,但是如何妥善处置受虐老年人等相关问题仍有待更深入地探讨,未来仍需要各专家学者对此运用多种研究方法进行深入的研究。

第二节　老年人的权益保障

一、我国老年人权益保障的状况

维护老年人的合法权益,是弘扬中华民族尊老敬老传统美德的重要内容,同时,老年人权益保障也是衡量社会文明发展程度的重要标志。党中央、国务院高度重视老年人的生活保障和权益保护,通过立法保障、完善相关制度、制定优待政策等一系列措施,为老年人权益提供了全面的保障。

(一) 老年人权益的立法保障

老年人权益保障中的法律保障是其他保障方式的基础。随着我国法律体系的不断完善,老年人权益保障立法也逐渐形成规范化体系,逐步建立了以宪法为核心,以相关基本法律为基础的保护老年人权益的法律框架。范围涵盖了居家养老、保健和福利以及老年社会参与等多个方面。

1.《中华人民共和国老年人权益保障法》　本法是为保障老年人合法权益,发展老龄事业,弘扬中华民族敬老、养老、助老的美德,根据宪法而制定的法律。该法是我国历史上第一部专门保护老年人权益的法律,于1996年8月29日第八届全国人民代表大会常务委员会第21次会议通过。《中华人民共和国老年人权益保障法》经过了第三次修正,目前使用的现行新版本是由第十三届全国人民代表大会常务委员会第七次会议于2018年12月29日审议通过,是我国保障老年人权益的主要法律依据。最新版本的老年人权益保障法包括总则、家庭赡养与抚养、社会保障、社会服务、社会优待、宜居环境、参与社会发展、法律责任、附则共九章八十五条。

这一专门立法的出台,初步形成了我国对特定人群权益保障的法律体系,标志着老年人的权益保障不再仅限于人权公约和权利法案,而是具体细化到老年人应享有的各项权益,将国家、社会与老年人的权益保障紧密结合,明确了各级政府应承担的责任与应主导的作用,成为我国老年人权益保障立法体系中的重要一环。

2. 其他法律法规及规范性文件　作为我国根本大法的《宪法》以及具有普遍适用性的基本法律中都包含保护老年人权益的相关条款。《宪法》中规定当公民年老的时候,可以从国家和社会获得物质援助,老年人有获得儿女等义务人赡养的权利,不得对老年人进行虐待。作为我国基本法律的《中华人民共和国民法典》中同样也作出了保护老年人合法权益的原则规定,例如规定了儿女应当赡养扶助父母,给付父母赡养费;规定了对父母不尽赡养义务情节严重的继承人将丧失继承权,以此保护老年人的被赡养权；也规定了丧偶儿媳对公、婆，丧偶女婿对岳父、岳母，尽主要赡养义务者作为第一顺序继承人，以此鼓励积极履行赡养义务的行为。此外，作为司法保障最后一道防线的《中华人民共和国刑法》对于虐待、遗弃家庭成员等严重犯罪行为规定了明确的刑事责任，通过刑事手段打击侵害老年人权益的行为。

（二）老年人权益的社会保障

老年人权益保障的落脚点在于社会力量的广泛参与。首先，在社会文化层面营造尊老、敬老、爱老的社会文化氛围，大力弘扬尊老敬老的道德传统，加强社会环境建设，塑造敬老爱老的和谐风尚。其次，应加大社会宣传力度，让老年人清楚自身合法权益，在自己的权益遭到侵犯时，知道如何联系相关部门寻求帮助。再者，需加快完善养老和医疗保险等基本制度，建立多元化、多层次的养老、医疗保健服务体系，保证老年人的基本生活和医疗需要。最后，积极发展福利性公共养老设施，扩大服务对象范围，提高服务质量，拓展服务内容，满足老年人服务需求。在不断健全社会保障体系的过程中，不应忽视老年人对自身社会角色的认同感，积极引导、帮助老年人提升自我认同感，提倡老年人参与社会活动，帮助有参与意愿的老年人获得展示自己的机会，增强其幸福感和主观获得感。

二、国外老年人权益保障的状况

人口老龄化已成为全世界所面临的严峻的社会问题。世界各国都制定了相应的法律法规，以保护老年人的合法权益。由于各国的文化传统、风俗习惯以及国情等方面的差别，不同国家对老年人的权益保护各有特色。

（一）美国

美国是有关老年人法律和法规最多的国家之一。美国构建防治虐待老年人的主要措施是确保老年人福利制度、优先立法、建立虐待老年人强制报告制度。1935 年，美国制定的《社会保障法》开始关注老年人立法问题。1965 年，美国通过了第一部针对老年人的具有划时代意义的《美国老年人法》，该法为老年福利而制定，其除了保障老年人经济安全外，还提出要满足老年人精神、文化需求，全方位保障老年人的权益。1985 年，美国各州均建立了保护制度，通过这一制度进行审查发现，提高公众意识可以增加虐待老年人事件的报告率。2010 年，美国颁布了《老年人司法法》，并陆续颁布《防治家庭暴力法》《医疗保险法案》《住房与社区服务法》等一系列法律法规，协调了医疗、司法和社会等不同领域，为防止虐待老年人问题提供了法律支持和资源保障。此外，美国还建立了关于虐待老年人的长期照护监察员制度。同时，美国的强制性报告制度也为及时发现、识别和干预虐待老年人提供了制度保障，大大提高了虐待老年人报案率，使老年人权益得到及时的保障，虐待老年人问题得到一定程度的缓解。另外，美国还建立了成年人保护服务机构，主要调查老年人和无行为能力的成年人的虐待事件，以及为受虐者提供法律、健康照顾等方面的援助和服务。

（二）日本

日本是老龄化程度最高的国家，同时也是平均寿命最高的国家。在老年人社会权利和福利保障方面，1997 年，日本制定了为特殊老年人提供照护服务的独具特色的《护理保险法》以减轻照顾者的压力。2006 年，日本在虐待老年人问题日益严重的背景下制定了《虐待老年人防止法》，同时开始调查老年人受虐情况。该法首先明确了虐待老年人的类型，并赋予国家权力介入虐待老年人事件，以及暂时保护受虐老年人和给予其护理的权利；最后，规定了邻居的举报义务。东京都副社保监局制定了《东京都虐待老年人对应手册》，确立了评估支援机制以及"二次对应机制"。该机制大致流程为：先让专业人士对虐待老年人行为进行评估并提出咨询或支援看护的解决办法，如果支援机制没有成功，那么会启动后一套措施，让成人监护中心和警察等专门机构介入解决问题。

（三）德国

德国是欧盟的核心发达国家，很早便进入了老龄化社会。德国在推动老年人权利保障和救济制度发展的过程中，形成了自身富有特色的法律和保障制度体系。首先，德国形成了较为完备的老年人权利保障和救济法律体系，构建起从国际公约到国内立法、从老年人权利保障和救济基本法到部门法的各层次法律保障体系。从法律层面形成了较为完备的社会保障体系，对推动老年人权益保障和生活救济十分有效。其次，在社会保障制度方面，德国养老保险制度的建立致力于保障公民在面临老龄化、收入减少等状况时获得没有经济顾虑的晚年生活。最后，在微观制度上，德国建立了弹性退休制度，确保老年人劳动权利有充分释放的途径。

（四）澳大利亚

20世纪80年代，澳大利亚政府创建了国家战略级的虐待老年人防治响应制度，制定了虐待老年人干预原则和应对流程。其响应机制分为紧急响应机制和非紧急响应机制。如出现明显的生命危险、严重的身体伤害或财产损失，应当立即启动紧急响应机制。如情况不紧急，响应方式则取决于老年人的自决能力，以采取不同的方案。1997年澳大利亚成立了"防止虐待长者网络"以提供虐待老年人的识别、防治、教育和专业人员培训等，构筑了防止虐待老年人的第一道防线。

（五）韩国

韩国强调以孝为核心的儒家思想，注重在孝文化的传承和维护方面立法及制定政策，韩国政府制定了世界上第一部奖励孝行的法律《孝行奖励资助法》。韩国的养老政策坚持"优先家庭照顾，社会保障替补"，通过优惠税收政策来保证家庭养老。1982年2月开始实施《老年福利法》，此法主要包含老年人医疗、休闲等福利措施；机构中对痴呆、独身等特殊老年人的保护制度等规范；对虐待老年人事件的反应措施、保护机构和处罚办法等。通过该法来保障老年人参与社会活动、老年人的福利救济、护理等服务的落实，进而保证老年人的权益和身心健康。韩国政府还出台了《高龄者就业促进法》，在这部法律中明确规定工作场所禁止对65周岁以上的老年人进行年龄歧视，该法律实施一段时间后，出台了实施细则，老年人的就业权益得到了更好的保护。

（孙 超）

思考题

孙爷爷，95岁，由于高龄伴多种慢性病，自理能力严重受限，儿女身体状况不好，平时与保姆生活在一起。某次，儿子因事回家，未事先告知保姆，发现孙爷爷躺在床上，被尿便浸渍，浑身散发着一股异味，老人屋内凌乱不堪。

ER 10-3

练习题

请思考：
(1) 孙爷爷遭遇什么样的问题？
(2) 孙爷爷的儿子应该如何解决这样的问题？

附录一　Katz 日常生活能力评定量表

生活能力	项目	得分
进餐 （使用餐具、咀嚼、吞咽等）	独立完成，无须帮助	2
	需要帮助备餐，能自己进食	1
	进食或经静脉给营养时需要帮助	0
更衣 （取衣、穿衣、扣纽扣、系带）	独立完成	2
	仅需要帮助系鞋带	1
	取衣、穿衣需要协助	0
控制大小便	大、小便能自控	2
	偶尔大小便失禁	1
	排尿、排便需帮助，需用导尿管或失禁	0
移动 （行走、变换体位、上下楼等）	独立完成（可以使用手杖等辅助器具）	2
	需要帮助	1
	不能起床	0
如厕 （如厕大小便自如，便后自洁及整理衣裤）	无须帮助，或能借助辅助器具进出厕所	2
	需帮助进出厕所、便后清洁或整理衣裤	1
	不能自行进出厕所完成排泄	0
沐浴 （擦浴、淋浴或盆浴）	独立完成	2
	需要部分帮助（如擦背）	1
	需要帮助（不能自行沐浴）	0

附录二 Lawton 功能性日常生活能力评定量表

生活能力	项目	得分
您能自己做饭吗?	不需要帮助	2
	需要一些帮助	1
	完全不能自己做饭	0
您能打电话吗?	不需要帮助	2
	需要一些帮助	1
	完全不能自己打电话	0
您能出去购物吗?	不需要帮助	2
	需要一些帮助	1
	完全不能自己出去购物	0
您能自己服药吗?	不需要帮助(准时服药、剂量准确)	2
	需要一些帮助(帮助备药或提醒)	1
	完全不能自己服药	0
您能自己理财吗?	不需要帮助	2
	需要一些帮助	1
	完全不能自己理财	0
您能去超过步行距离的地方吗?	不需要帮助	2
	需要一些帮助	1
	除非做特别安排,否则完全不能去旅行	0
您能自己做家务或勤杂工工作吗?	不需要帮助	2
	需要一些帮助	1
	完全不能自己做家务	0

附录三　简易智力状态检查

项目

定向力

1. 今年的年份?	1	0
2. 现在是什么季节?	1	0
3. 现在是几月份?	1	0
4. 今天是几号?	1	0
5. 今天是星期几?	1	0
6. 现在我们在哪个省、直辖市?	1	0
7. 你住什么区(县)?	1	0
8. 住在什么街道? 街道(乡)	1	0
9. 这是第几层楼? 楼层	1	0
10. 这是什么地方? 地址(名称)	1	0

(共 10 分)小计:＿＿＿＿分

记忆力

11. 现在我告诉您 3 种东西的名称,我说完后请您重复一遍。请您记住这 3 种东西,过一会儿我还要问您:"皮球、国旗、树木"。(请仔细说清楚,每样东西 1s)。

(告诉)皮球　1　0　国旗　1　0　树木　1　0　(以第一次答案计分)

(共 3 分)小计:＿＿＿＿分

注意力和计算力

12. 现在请你从 100 中减去 7,然后从所得的数目再减去 7,如此一直计算下去,把每一个答案都告诉我,直到我说 "停" 为止。(若错了,但下一个答案都是对的,那么只记一次错误)

100−7=93(1　0)　93−7=86(1　0)　86−7=79(1　0)　79−7=72(1　0)　72−7=65(1　0)

(共 5 分)小计:＿＿＿＿分

回忆力

13. 现在请您说出刚才我让您记住的是哪 3 种东西?

皮球　1　0　国旗　1　0　树木　1　0　(以第一次答案计分)

(共 3 分)小计:＿＿＿＿分

语言能力

14.(访问员拿出手表)请问这是什么? 手表　1　0

(拿出铅笔)请问这是什么? 笔　1　0

(共 2 分)小计:＿＿＿＿分

语言能力

15. 现在我要说一句话,请清楚地重复一遍,这句话是:"四十四只石狮子"(只说一遍,只有正确、咬字清楚的才记1分)

     1   0

(共1分)小计:_____分

16.(访问员把写有"闭上你的眼睛"大字卡片交给受访者)请照着这卡片所写的去做。

1   0(如果他闭上眼睛记1分)

(共1分)小计:_____分

执行能力

17.(访问员说出下面一段话,并给他一张空白纸,不要重复说明,也不要示范)

用右手拿这张纸   1   0   再用双手把纸对折   1   0   将纸放在大腿上   1   0

(共3分)小计:_____分

语言能力

18. 请你说一句完整的、有意义的句子(句子必须有主语、动词)

记下句子   1   0

(共1分)小计:_____分

19. 请你照样子画图

(只有绘出两个五边形的图案,交叉处形成1个小四边形,才算对,计1分)

(共1分)小计:_____分

得分总计:_____

附录四 蒙特利尔认知评估

Montreal Cognitive Assessment (MoCA) Beijing Version
蒙特利尔认知评估北京版

出生日期：
教育水平：   姓名：
性 别：   检查日期：

视空间与执行功能		复制立方体	画钟表（11点过10分）（3分）	得分
戊 结束 甲 ⑤ 乙 ② ①开始 丁 ④ ③ 丙 [ ]		[ ]	轮廓 数字 指针 [ ] [ ] [ ]	__/5

命名		
[ ]	[ ]	[ ] __/3

记忆	读出下列词语,而后由患者重复 上述过程重复2次 5分钟后回忆		面孔	天鹅绒	教堂	菊花	红色	不计分
		第一次						
		第二次						

注意	读出下列数字,请患者重复 （每秒1个）	顺背 [ ] 2 1 8 5 4 倒背 [ ] 7 4 2	__/2

读出下列数字,每当数字1出现时,患者必须用手敲打一下桌面,错误数大于或等于2个不给分
[ ] 5 2 1 3 9 4 1 1 8 0 6 2 1 5 1 9 4 5 1 1 1 4 1 9 0 5 1 1 2   __/1

100连续减7	[ ] 93 [ ] 86 [ ] 79 [ ] 72 [ ] 65	__/3
	4-5个正确给3分,2-3个正确给2分,1个正确给1分,全都错误为0分	

语言	重复: 我只知道今天张亮是来帮过忙的人 [ ] 狗在房间的时候，猫总是躲在沙发下面 [ ]	__/2
流畅性: 在1分钟内尽可多的说出动物的名字	[ ]____ (N≥11 名称)	__/1

抽象	词语相似性:如香蕉-桔子=水果 [ ]火车-自行车 [ ]手表-尺子	__/2

延迟回忆	回忆时不能提示	面孔 [ ]	天鹅绒 [ ]	教堂 [ ]	菊花 [ ]	红色 [ ]	仅根据非提示回忆计分	__/5
选 项	分类提示							
	多选提示							

定向	[ ] 日期 [ ] 月份 [ ] 年代 [ ] 星期几 [ ] 地点 [ ] 城市	__/6

© Z.Nasreddine MD   Version November 7, 2004

Beijing version 26 August , 2006 translated by Wei Wang & Hengge Xie

www.mocatest.org

总分 __/30

附录五　汉密尔顿焦虑量表

圈出最适合患者情况的分数	
1. 焦虑心境	0 1 2 3 4
2. 紧张	0 1 2 3 4
3. 害怕	0 1 2 3 4
4. 失眠	0 1 2 3 4
5. 认知功能	0 1 2 3 4
6. 抑郁心境	0 1 2 3 4
7. 躯体性焦虑:肌肉系统	0 1 2 3 4
8. 躯体性焦虑:感觉系统	0 1 2 3 4
9. 心血管系统症状	0 1 2 3 4
10. 呼吸系统症状	0 1 2 3 4
11. 胃肠道症状	0 1 2 3 4
12. 生殖泌尿系统症状	0 1 2 3 4
13. 自主神经症状	0 1 2 3 4
14. 会谈时行为表现	0 1 2 3 4

备注:0.无症状,1.轻微,2.中等,3.较重,4.严重。

附录六 状态－特质焦虑问卷

项目	完全没有	有些	中等程度	非常明显

指导语：下面列出的是一些人们常常用来描述他们自己的陈述，请阅读每一个陈述，然后在右边适当的圈上打勾来表示你现在最恰当的感觉，也就是你此时此刻最恰当的感觉。没有对或错的回答，不要对任何一个陈述花太多的时间去考虑，但所给的回答应该是你现在最恰当的感觉。

项目	完全没有	有些	中等程度	非常明显
1. 我感到心情平静	①	②	③	④
*2. 我感到安全	①	②	③	④
3. 我是紧张的	①	②	③	④
4. 我感到紧张束缚	①	②	③	④
*5. 我感到安逸	①	②	③	④
6. 我感到烦乱	①	②	③	④
7. 我现在正烦恼，感到这种烦恼超过了可能的不幸	①	②	③	④
*8. 我感到满意	①	②	③	④
9. 我感到害怕	①	②	③	④
*10. 我感到舒适	①	②	③	④
*11. 我有自信心	①	②	③	④
12. 我觉得神经过敏	①	②	③	④
13. 我极度紧张不安	①	②	③	④
14. 我优柔寡断	①	②	③	④
*15. 我是轻松的	①	②	③	④
*16. 我感到心满意足	①	②	③	④
17. 我是烦恼的	①	②	③	④
18. 我感到慌乱	①	②	③	④
*19. 我感觉镇定	①	②	③	④
*20. 我感到愉快	①	②	③	④

项目	完全没有	有些	中等程度	非常明显

指导语：下面列出的是人们常常用来描述他们自己的一些陈述，请阅读每一个陈述后，然后在右边适当的圈上打勾，来表示你经常的感觉。没有对或错的回答。不要对任何一个陈述花太多的时间去考虑，但所给均回答应该是你平常所感觉到的。

项目	完全没有	有些	中等程度	非常明显
21. 我感到愉快	①	②	③	④
22. 我感到神经过敏和不安	①	②	③	④
*23. 我感到自我满足	①	②	③	④
*24. 我希望能像别人那样高兴	①	②	③	④
25. 我感到我像衰竭一样	①	②	③	④
*26. 我感到很宁静	①	②	③	④
*27. 我是平静的、冷静的和泰然自若的	①	②	③	④
28. 我感到困难——堆集起来，因此无法克服	①	②	③	④
29. 我过分忧虑一些事，实际这些事无关紧要	①	②	③	④
*30. 我是高兴的	①	②	③	④
31. 我的思想处于混乱状态	①	②	③	④
32. 我缺乏自信心	①	②	③	④
*33. 我感到安全	①	②	③	④
*34. 我容易作出决断	①	②	③	④
35. 我感到不合适	①	②	③	④
*36. 我是满足的	①	②	③	④
37. 一些不重要的思想总缠绕着我，并打扰我	①	②	③	④
38. 我产生的沮丧是如此强烈，以致我不能从思想中排除它们	①	②	③	④
*39. 我是一个镇定的人	①	②	③	④
40. 当我考虑我目前的事情和利益时，我就陷入紧张状态	①	②	③	④

注：*该项反序计分。

附录七　汉密尔顿抑郁量表

圈出最适合患者情况的分数			
1. 抑郁情绪	0　1　2　3　4	2. 有罪感	0　1　2　3　4
3. 自杀	0　1　2　3　4	4. 入睡困难	0　1　2
5. 睡眠不深	0　1　2	6. 早醒	0　1　2
7. 工作和兴趣	0　1　2　3　4	8. 迟缓	0　1　2　3　4
9. 激越	0　1　2　3　4	10. 精神性焦虑	0　1　2　3　4
11. 躯体性焦虑	0　1　2　3　4	12. 胃肠道症状	0　1　2
13. 全身症状	0　1　2	14. 性症状	0　1　2
15. 疑病	0　1　2　3　4	16. 体重减轻	0　1　2
17. 自知力	0　1　2　3　4	18. 日夜变化 A. 早　B. 晚	0　1　2
19. 人格或现实解体	0　1　2　3　4	20. 偏执症状	0　1　2　3　4
21. 强迫症状	0　1　2	22. 能力减退感	0　1　2　3　4
23. 绝望感	0　1　2　3　4	24. 自卑感	0　1　2　3　4

附录八　老年抑郁量表

题目	选项	
1. 你对生活基本上满意吗?*	1) 是	2) 否
2. 你是否已放弃了许多活动与兴趣?	1) 是	2) 否
3. 你是否觉得生活空虚?	1) 是	2) 否
4. 你是否常感到厌倦?	1) 是	2) 否
5. 你觉得未来有希望吗?*	1) 是	2) 否
6. 你是否因为脑子里一些想法摆脱不掉而烦恼?	1) 是	2) 否
7. 你是否大部分时间精力充沛?*	1) 是	2) 否
8. 你是否害怕会有不幸的事落到你头上?	1) 是	2) 否
9. 你是否大部分时间感到幸福?*	1) 是	2) 否
10. 你是否常感到孤立无援?	1) 是	2) 否
11. 你是否经常坐立不安,心烦意乱?	1) 是	2) 否
12. 你是否希望待在家里而不愿去做些新鲜事?	1) 是	2) 否
13. 你是否常常担心将来?	1) 是	2) 否
14. 你是否觉得记忆力比以前差?	1) 是	2) 否
15. 你觉得现在活着很惬意吗?*	1) 是	2) 否
16. 你是否常感到心情沉重、郁闷?	1) 是	2) 否
17. 你是否觉得像现在这样活着毫无意义?	1) 是	2) 否
18. 你是否总为过去的事忧愁?	1) 是	2) 否
19. 你觉得生活很令人兴奋吗?*	1) 是	2) 否
20. 你开始一件新的工作很困难吗?	1) 是	2) 否
21. 你觉得生活充满活力吗?*	1) 是	2) 否
22. 你是否觉得你的处境已毫无希望?	1) 是	2) 否
23. 你是否觉得大多数人比你强得多?	1) 是	2) 否
24. 你是否常为些小事伤心?	1) 是	2) 否
25. 你是否常觉得想哭?	1) 是	2) 否
26. 你集中精力有困难吗?	1) 是	2) 否
27. 你早晨起来很快活吗?*	1) 是	2) 否
28. 你希望避开聚会吗?	1) 是	2) 否
29. 你做决定很容易吗?*	1) 是	2) 否
30. 你的头脑像往常一样清晰吗?*	1) 是	2) 否

注:*该项反序计分。

附录九 抑郁自评量表

项目	没有或很少时间	小部分时间	相当多时间	绝大部分或全部时间		工作人员评定
1. 我觉得闷闷不乐, 情绪低沉	☐	☐	☐	☐	1	☐
2. 我觉得一天之中早晨最好	☐	☐	☐	☐	2	☐
3. 我一阵阵哭出来或觉得想哭	☐	☐	☐	☐	3	☐
4. 我晚上睡眠不好	☐	☐	☐	☐	4	☐
5. 我吃得跟平常一样多	☐	☐	☐	☐	5	☐
6. 我与异性密切接触时和以往一样感到愉快	☐	☐	☐	☐	6	☐
7. 我发觉我的体重在下降	☐	☐	☐	☐	7	☐
8. 我有便秘的苦恼	☐	☐	☐	☐	8	☐
9. 我心跳比平时快	☐	☐	☐	☐	9	☐
10. 我无缘无故地感到疲乏	☐	☐	☐	☐	10	☐
11. 我的头脑跟平常一样清醒	☐	☐	☐	☐	11	☐
12. 我觉得经常做的事情并没有困难	☐	☐	☐	☐	12	☐
13. 我觉得不安而平静不下来	☐	☐	☐	☐	13	☐
14. 我对将来抱有希望	☐	☐	☐	☐	14	☐
15. 我比平常容易生气激动	☐	☐	☐	☐	15	☐
16. 我觉得作出决定是容易的	☐	☐	☐	☐	16	☐
17. 我觉得自己是个有用的人, 有人需要我	☐	☐	☐	☐	17	☐
18. 我的生活过得很有意思	☐	☐	☐	☐	18	☐
19. 我认为如果我死了别人会生活得好些	☐	☐	☐	☐	19	☐
20. 常感兴趣的事我仍然照样感兴趣	☐	☐	☐	☐	20	☐

附录十　Morse 跌倒风险评估量表

评估内容	评分（分）	日期	日期	日期
近 3 个月有无跌倒 / 视觉障碍	☑0 = 无　□25 = 有			
超过 1 个医学诊断	□0 = 无　□15 = 有			
使用助行器具	□0 = 否　没有需要 □0 = 完全卧床 □0 = 照护人员扶持 □15 = 使用拐杖、手杖、助行器 □30 = 扶家具行走			
静脉输液 / 置管 / 使用药物治疗	□0 = 无　□20 = 有			
步态 / 移动	□0 = 正常、卧床、轮椅代步 □10 = 乏力 /≥65 岁 / 直立性低血压 □20 = 失调及不平衡			
精神状态	□0 = 了解自己能力 □15 = 忘记自己限制 / 意识障碍 / 躁动不安 / 沟通障碍 / 睡眠障碍			
总分：125 分	得分：			

注：具体评分细则

1. 有无跌倒史　0 分：指 3 个月内无跌倒；15 分：老年人已跌倒入院或入院后发生过跌倒？如没有，近 3 个月内有无跌倒发生？
2. 医学诊断个数　0 分：一个医学诊断；15 分：超过一个医学诊断。
3. 使用助行器　0 分：没有需要，卧床，照护人员扶持；15 分：使用辅助行走工具（拐杖、手杖、助行器等）行走；30 分：扶靠家具行走。
4. 静脉输液 / 置管 / 使用药物治疗　0 分：无；20 分：有，药物治疗（镇静剂、抗高血压药等药物）。
5. 步态 / 移动　0 分：正常、卧床、轮椅代步；10 分：乏力 /≥65 岁 / 直立性低血压；20 分：失调、不平衡（双下肢残疾或功能障碍）。
6. 精神状态　0 分：了解自己能力；15 分：忘记自己限制 / 意识障碍 / 躁动不安 / 沟通障碍 / 睡眠障碍。

附录十一　谵妄评定方法中文修订版

项目	选项
1. 急性起病：（判断从前驱期到疾病发展期的时间）老年人的精神状况有疾病变化的证据吗？	1分：不存在 2分：较轻，3d 至 1 周 3分：中度，1~3d 4分：严重，1d 之内
2. 注意障碍：请老年人按顺序说出 21 到 1 之间所有单数，老年人的注意力难以集中吗？如容易注意涣散或难以交流吗？	1分：不存在 2分：轻度，1~2 个错误 3分：中度，3~4 个错误 4分：严重，5 个或 5 个以上错误
3. 思维混乱：老年人的思维是凌乱或不连贯的吗？例如，谈话主题散漫或不中肯，思维不清晰或不合逻辑，或从一个话题突然转到另一个话题。	1分：不存在 2分：轻度，偶尔或短暂的言语模糊或不可理解，但尚能顺利交谈 3分：中度，经常短暂的言语不可理解，对交谈有明显的影响 4分：严重，大多数的时间言语不可理解，难以进行有效的交谈
4. 意识水平的改变：总体上看，您如何评估该老年人的意识水平？	1分：不存在 2分：轻度，警觉（对环境刺激高度警惕、过度敏感） 3分：中度，嗜睡（瞌睡，但易于唤醒）或昏睡（难以唤醒） 4分：严重，昏迷（不能唤醒）
5. 定向障碍：在会面的任何时间老年人存在定向障碍吗？例如，他认为自己是在其他地方而不是在医院，使用错的床位，或错误的时间，或错误地判断以 MMSE 为基础的有关时间或空间定向。	1分：不存在 2分：轻度，偶尔短暂地存在时间或地点的定向错误（接近正确），但可自行纠正 3分：中度，经常存在时间或地点的定向错误，但自我定向好 4分：严重，时间、地点及自我定向均差
6. 记忆力减退：（以回忆 MMSE 中的 3 个词为主）在面谈时老年人表现出记忆方面的问题吗？例如，不能回忆医院里发生的事情，或难以回忆指令（包括回忆 MMSE 中的 3 个词）。	1分：不存在 2分：轻度，有一个词不能回忆或者回忆错误 3分：中度，有两个词不能回忆或者回忆错误 4分：严重，有三个词不能回忆或者回忆错误
7. 知觉障碍：老年人有知觉障碍的证据吗？例如，幻觉、错觉或对事物的曲解（如当某一东西未移动，而老年人认为它在移动）。	1分：不存在 2分：轻度，只存在幻听 3分：中度，存在幻视，有或没有幻听 4分：严重，存在幻触、幻嗅或幻味，有或没有幻听
8. 精神运动性兴奋：面谈时，老年人有行为活动不正常的增加吗？例如，坐立不安、轻敲手指或突然变换位置。	1分：不存在 2分：轻度，偶有坐立不安、焦虑、轻敲手指及抖动 3分：中度，反复无目的的走动，激越明显 4分：严重，行为杂乱无章，需要约束
9. 精神运动性迟缓：面谈时，老年人有运动行为水平的异常减少吗？例如，常慵懒、缓慢进入某一空间、停留某一位置时间过长或移动很慢	1分：不存在 2分：轻度，偶尔比先前的活动、行为及动作缓慢 3分：中度，经常保持一种姿势 4分：严重，木僵状态
10. 波动性：老年人的精神状态（注意力、思维、定向、记忆力）在面谈前或面谈中有波动吗？	1分：不存在 2分：轻度，一天之中偶尔的波动 3分：中度，症状在夜间加重 4分：严重，症状在一天中剧烈波动
11. 睡眠 – 觉醒周期的改变：（老年人日间过度睡眠而夜间未眠）老年人有睡眠 – 觉醒周期紊乱的证据吗？例如，日间过度睡眠而夜间失眠。	1分：不存在 2分：轻度，日间偶有瞌睡，且夜间时睡时醒 3分：中度，日间经常瞌睡，且夜间时睡时醒或不能入睡 4分：严重，日间经常昏睡而影响交谈，且夜间不能入睡

附录十二　匹兹堡睡眠质量指数量表

指导语：下面一些问题与您最近一个月的睡眠状况有关，请选择或填写最符合您实际情况的答案。

条目	项目	评分			
		0分	1分	2分	3分
1	近1个月，晚上上床睡觉通常在_____点				
2	近1个月，从上床到入睡通常需要_____min	□≤15min	□16~30min	□31~60min	□>60min
3	近1个月，通常早上_____点起床				
4	近1个月，每夜通常实际睡眠_____h（不等于卧床时间）				
5	近1个月，因下列情况影响睡眠而烦恼				
	a. 入睡困难（30min内不能入睡）	□无	□<1次/周	□1~2次/周	□≥3次/周
	b. 夜间易醒或早醒	□无	□<1次/周	□1~2次/周	□≥3次/周
	c. 夜间去厕所	□无	□<1次/周	□1~2次/周	□≥3次/周
	d. 呼吸不畅	□无	□<1次/周	□1~2次/周	□≥3次/周
	e. 咳嗽或鼾声高	□无	□<1次/周	□1~2次/周	□≥3次/周
	f. 感觉冷	□无	□<1次/周	□1~2次/周	□≥3次/周
	g. 感觉热	□无	□<1次/周	□1~2次/周	□≥3次/周
	h. 做噩梦	□无	□<1次/周	□1~2次/周	□≥3次/周
	i. 疼痛不适	□无	□<1次/周	□1~2次/周	□≥3次/周
	j. 其他影响睡眠的事情	□无	□<1次/周	□1~2次/周	□≥3次/周
	如有，请说明：				
6	近1个月，总的来说，您认为自己的睡眠质量：	□很好	□较好	□较差	□很差
7	近1个月，您用药物催眠的情况：	□无	□<1次/周	□1~2次/周	□≥3次/周
8	近1个月，您常感到困倦吗？	□无	□<1次/周	□1~2次/周	□≥3次/周
9	近1个月，您做事时是否感到精力不足？	□没有	□偶尔有	□有时有	□经常有

注：如果回答30~60min，填入平均值45（30~60）min。

计分方法：_____总分：_____

成分	内容	评分			
		0分	1分	2分	3分
A. 睡眠质量	条目6计分	□很好	□较好	□较差	□很差
B. 入睡时间	条目2和5a计分累计	□0分	□1~2分	□3~4分	□5~6分
C. 睡眠时间	条目4计分	□>7h	□6~7h（含6h）	□5~6h（含5h）	□<5h
D. 睡眠效率	以条目1、3、4的应答计算睡眠效率*	□>85%	□75%~84%	□65%~74%	□<65%
E. 睡眠障碍	条目5b~5j计分累计	□0分	□1~9分	□10~18分	□19~27分
F. 睡眠药物	条目7计分	□无	□<1次/周	□1~2次/周	□≥3次/周
G. 日间功能障碍	条目8和9的计分累计	□0分	□1~2分	□3~4分	□5~6分

注：睡眠效率计算方法：

$$睡眠效率 = \frac{条目4（睡眠时间）}{条目3（起床时间）-条目1（上床时间）} \times 100\%。$$

附录十三　APGAR 家庭功能评估表

　　填写下列问题，您就能对您的家庭有更好的了解，如果您对您的家庭或者本项目还有其他的补充，请写在补充说明处。"家庭"是指平常和您住在一起的成员，如果您是一个人居住，请将目前与您最密切的人当作您的家人。

项目	经常	有时	很少
1. 当我遇到困难时，可以从家人处得到满意的帮助 补充说明			
2. 我很满意家人与我讨论各种事情以及分担问题的方式 补充说明			
3. 当我希望从事新的活动或发展时，家人能接受并给予支持 补充说明			
4. 我很满意家人对我表达情感时的方式以及对我情绪的反映 补充说明			
5. 我很满意家人与我共度美好时光的方式 补充说明			

注: 1. "经常"得 2 分, "有时"得 1 分, "很少"得 0 分;
　　2. 总分在 7~10 分为家庭功能无障碍, 4~6 分家庭功能中度障碍, 0~3 分为重度家庭功能不足。

附录十四　阿森斯失眠量表

对于以下列出的问题，如果在最近一个月内，每周至少发生3次，就请您在相应的项目上打"√"。

序号	项目	选项		评分	得分
1	入睡时间（关灯后到睡着的时间）	A	没问题	0	
		B	轻微延迟	1	
		C	显著延迟	2	
		D	延迟严重或没有睡觉	3	
2	夜间苏醒	A	没问题	0	
		B	轻微影响	1	
		C	显著影响	2	
		D	严重影响或没有睡觉	3	
3	比期望的时间早醒	A	没问题	0	
		B	轻微提早	1	
		C	显著提早	2	
		D	严重提早或没有睡觉	3	
4	总睡眠时间	A	足够	0	
		B	轻微不足	1	
		C	显著不足	2	
		D	严重不足或没有睡觉	3	
5	总睡眠质量（无论睡多长）	A	满意	0	
		B	轻微不满	1	
		C	显著不满	2	
		D	严重不满或没有睡觉	3	
6	白天情绪	A	正常	0	
		B	轻微低落	1	
		C	显著低落	2	
		D	严重低落	3	
7	白天身体功能（体力或精神：如记忆力、认知力或注意力）	A	足够	0	
		B	轻微影响	1	
		C	显著影响	2	
		D	严重影响	3	
8	白天思睡	A	无思睡	0	
		B	轻微思睡	1	
		C	显著思睡	2	
		D	严重思睡	3	

注：总分为0~24分，总分越高，表示睡眠质量越差，得分＜4分，表示无睡眠障碍，得分4~6分，表示可疑失眠，得分＞6分，表示失眠。

附录十五　艾普沃斯嗜睡量表

序号	条目	瞌睡的可能			
1	坐着阅读书刊	0	1	2	3
2	看电视	0	1	2	3
3	在公共场所坐着不动（例如在剧场或开会）	0	1	2	3
4	作为乘客在汽车中坐 1h，中间不休息	0	1	2	3
5	在环境许可时，下午躺下休息	0	1	2	3
6	坐下与人谈话	0	1	2	3
7	午餐不喝酒，餐后安静地坐着	0	1	2	3
8	遇堵车时停车数分钟	0	1	2	3

注：1. 采用 0~3 分 4 级评定法，各级评定标准：0 = "没有任何机会感到瞌睡"，1 = "有轻微机会感到瞌睡"，2 = "有中等机会感到瞌睡"，3 = "有很高机会感到瞌睡"。

2. 总分为 0~24 分，得分越高表示瞌睡问题越严重。得分 >6 分，表示瞌睡，得分 >10 分，表示存在过度瞌睡问题，得分 >16 分，表示存在危险性的瞌睡问题。

[1] 赵文星. 老年人综合能力评估 [M]. 北京：人民卫生出版社，2022.

[2] 宋岳涛. 老年综合评估 [M]. 2 版. 北京：中国协和医科大学出版社，2019.

[3] 冯辉. 养老服务评估 [M]. 长沙：中南大学出版社，2018.

[4] 胡亦新. 中国老年医疗照护技能篇（常见疾病和老年综合征）[M]. 北京：人民卫生出版社，2017.

[5] 尚少梅. 老年护理服务需求评估（中级）[M]. 北京：国家开放大学出版社，2021.

[6] 刘萍，刘希宁. 老年人膳食指南 [M]. 北京：中国医药科技出版社，2019.

[7] 胡秀英，肖惠敏. 老年护理学 [M]. 5 版. 北京：人民卫生出版社，2022.

[8] 杨俊卿，陈立. 药理学 [M]. 5 版. 北京：人民卫生出版社，2022.

[9] 单伟颖，息淑娟. 老年护理 [M]. 北京：人民卫生出版社，2022.

[10] 周春美，陈焕芬. 基础护理技术 [M]. 2 版. 北京：人民卫生出版社，2019.

[11] 刘哲宁，杨芳宇. 精神科护理学 [M]. 5 版. 北京：人民卫生出版社，2022.

[12] 王建业. 老年医学 [M]. 北京：人民卫生出版社，2022.

[13] 杨莘，程云. 老年专科护理 [M]. 北京：人民卫生出版社，2022.

[14] 姜丽萍. 社区护理学 [M]. 5 版. 北京：人民卫生出版社，2022.